Differential Diagnosis in
Neuroimaging：Spine

神经影像鉴别诊断：脊柱

Steven P. Meyers

著

梁宗辉　朱　珍

译

上海科学技术出版社

图书在版编目(CIP)数据

神经影像鉴别诊断：脊柱／（美）史蒂文·P.迈耶斯(Steven P. Meyers)著；
梁宗辉，朱珍译.—上海：上海科学技术出版社，2020.1
  ISBN 978-7-5478-4507-3

  Ⅰ.①神… Ⅱ.①史…②梁…③朱… Ⅲ.①脊髓疾病—影象诊断
Ⅳ.①R744.04

  中国版本图书馆 CIP 数据核字(2019)第 133918 号

上海市版权局著作权合同登记号 图字：09-2017-1088 号

神经影像鉴别诊断：脊柱
Steven P. Meyers　著

梁宗辉　朱　珍　译

上海世纪出版(集团)有限公司
上海科学技术出版社　出版、发行
(上海钦州南路 71 号　邮政编码 200235　www.sstp.cn)
上海盛通时代印刷有限公司印刷

开本 889×1194　1/16　印张 15
字数：300 千字
2020 年 1 月第 1 版　2020 年 1 月第 1 次印刷
ISBN 978-7-5478-4507-3/R·1874
定价：168.00 元

本书如有缺页、错装或坏损等严重质量问题，
请向工厂联系调换

感谢我的父母,感谢他们坚定不移的鼓励和支持,伴随我走过漫长的求学旅程。

感谢我的妻子 Barbara 和儿子 Noah,感谢他们持续不断的爱、支持和耐心。

Steven P. Meyers

内容提要

　　本书图文对照(643 幅图),按照解剖部位进行分类,以表格的形式阐述了脊柱相关病变的影像学诊断与鉴别诊断,表格中列出的每个征象都有相对应的影像学配图及文字说明,并对关键临床要点进行点评。这种独特的编排形式可以提高学习效率,方便读者记忆,为放射科、神经科医学生和临床医生的学习及考试提供指南,并有利于培养一线临床医生的临床思维。

　　本书内容包括先天性和发育异常、硬膜下髓内病变(脊髓病变)、硬膜和硬膜下髓外病变、硬膜外病变、涉及脊椎的单发骨病变、涉及脊椎的多灶性病变和/或边界模糊的信号异常、外伤性病变以及涉及骶骨的病变等的影像学诊断与鉴别诊断及相关解剖学知识。

著者简介

Steven P. Meyers：MD，PhD，FACR。罗彻斯特大学医学和牙科学学院放射学/影像学、神经外科学和耳鼻喉科学教授，放射学住院医生培训项目主任。

译者简介

梁宗辉，上海市静安区中心医院（复旦大学附属华山医院静安分院）放射科主任、介入科主任，博士，教授，主任医师。

1993年毕业于上海医科大学后进入华山医院放射科工作；1998年师从冯晓源教授开展腹部影像学研究，2005年获得博士学位。2012年被人才引进到上海市静安区中心医院，同年晋升主任医师。2014年12月南加州大学访问学者。

主要从事影像诊断及影像新技术临床应用工作，尤其擅长神经系统和腹部疑难疾病的影像诊断，开展胰腺、小肠疾病的影像学研究，脑血管病和脑肿瘤的磁共振研究，腕关节和臂丛神经的磁共振研究等，主持国家自然科学基金、上海市卫生健康委员会、上海市静安区科委和上海市静安区卫生健康委员会等科研项目研究。发表论文130多篇，其中中华系列和SCI收录文章10多篇。参编专著10本。

担任中华放射学会腹部专业委员会委员，中国医师协会放射学分会消化专委会委员，上海放射学会委员，上海市中西医结合学会影像医学专业委员会副主任委员，上海市社会医疗机构协会影像医学专业委员会副主任委员，中国研究型医院学会感染与炎症放射学专业委员会委员、上海协作组副主任委员，上海市放射诊断质量控制中心专家委员会委员等学会委员，以及多本杂志编委及审稿专家。

朱珍，上海市普陀区人民医院放射科副主任，博士，主任医师，上海市普陀区卫生系统第三批学科带头人。

1996年毕业于上海医科大学临床医学系后进入复旦大学附属儿科医院放射科工作；硕士就读于复旦大学附属华山医院放射科，师从耿道颖教授，研究帕金森病的磁共振成像和磁共振波谱研究；博士就读于复旦大学附属儿科医院，师从邵肖梅教授，研究新生儿神经系统MRI。2011年获得博士学位，同年被引进到上海市儿童医院担任放射科主任。2015年11月—2016年4月南加州大学访问学者。2016年被人才引进到上海市普陀区人民医院。

主要从事影像诊断及影像新技术的临床应用，尤其擅长儿童和成人神经系统影像诊断，主要研究成人神经退变性疾病的MRI成像研究、全身MRI和类PET技术在临床的应用、3D打印在临床的应用等。主持上海市卫生健康委员会、上海交通大学医工交叉课题，参与市级医院新兴前沿技术联合攻关项目。以第一作者发表论文10多篇，参编专著6本。

上海市中西医结合学会影像医学专业委员会委员，中国研究型医院学会感染与炎症放射学专业委员会上海协作专委会委员。

译者前言

影像医学成为近年来发展最快的医学学科之一,随着 CT、MRI 等医疗设备的普及,临床诊断和治疗对影像医学提出了更高的要求,不管是术前明确诊断、确定治疗方案还是疗效的监测,都离不开医学影像检查。国内外有关影像医学诊断的书籍大量涌现且各具特色,对提高影像诊断水平做出了重大的贡献。

《神经影像鉴别诊断》(*Differential Diagnosis in Neuroimaging*)丛书是近年来涌现的优秀图书之一。该书的作者 Steven P. Meyers 教授是罗彻斯特大学医学和牙科学学院放射学/影像学、神经外科学和耳鼻喉科学教授,担任放射学住院医生培训项目主任,在长期的临床实践和教学活动之中,积累了大量的经验,收集了大量的病例,而一个优秀的影像医生和临床医生需要不断学习前辈的经验,需要从大量临床病例研习中提高水平。作者将这些优秀的病例和经验进行总结分享,不但为影像医生和医学生提供了学习的机会,也为相关学科的临床医生提供了重要的参考资料。

本书具有鲜明的特色。一是按照解剖部位进行分类,符合临床工作的特点,满足了影像科医生的需求。临床工作中,影像诊断首先看到的是位于某一部位的病变,而本书将同一部位的病变进行汇总,有助于影像科医生进行全面分析。二是对疾病的影像学表现进行汇总,并针对关键点进行点评。与常见影像医学书籍不同的是,本书采用列表的方式,非常简洁地总结疾病的影像学特点,点评则关注疾病的关键点,强调不同疾病的鉴别诊断要点,有助于年轻医生、医学生和相关学科的医生快速掌握重要知识点。三是采用大量的图像来说明不同疾病的影像学特征,有助于读者理解和掌握。对于影像医学图书而言,好的图像远比文字更容易让读者理解和接受,而本书针对不同疾病选取最具特征性的图像来进行说明,让读者产生过目不忘的效果,对未来的工作非常有益。

我在复旦大学附属华山医院工作二十年,对神经影像学具有浓厚的兴趣,也积累了一定的经验,一直希望有一本按照解剖部位的图书作为工具书。上海科学技术出版社引进本书并邀请我翻译,让我倍感荣幸,我也在本书的翻译中学到了很多的知识。希望本书能够带给从事影像诊断和鉴别诊断工作的读者更多的帮助,让读者有更多的收获。这是我们翻译本书的心愿。

在本书的翻译过程中,译者尽量尊重原文表述并照顾中文表达习惯进行翻译,以保证原汁原味展现本书的特色。限于译者的水平,本书翻译中定有不足之处,尤其是对医学术语、解剖学专业词汇、影像征象的翻译未必准确,恳请读者在阅读中不吝指出。

梁宗辉

2018 年 11 月于上海

英文版前言

作为一名大学附属医院的神经放射学家,我在过去二十五年中有幸在大学医疗中心工作,有很多机会不断学习并参与医学生以及放射科、神经外科、神经内科、耳鼻喉科和骨科的住院医生和研究生的教育。在培训期间,我有机会与杰出的教授们一起工作,他们在教学和研究上成为我的榜样。我从他们身上知道优秀的教学案例对我们的专业教育是无价的。在过去的三十年里,我一直在收集资料,建立一个大型的教学档案以及一个可以在工作站上使用的教育资源库。正是基于这个庞大的数据库,十年前我开始编写神经放射学专业的这三卷丛书。

本套丛书的目标是在易于使用的资源中展示神经放射学的异常影像特征,并广泛利用图像来进行说明。《神经影像鉴别诊断:脊柱》包括以下病变的鉴别诊断表:先天性和发育异常、硬膜下髓内病变(脊髓病变)、硬膜和硬膜下髓外病变、硬膜外病变、涉及脊柱的孤立性骨病变、涉及脊柱的多灶性病变和/或边界模糊的信号异常、外伤性病变以及涉及骶骨的病变。

本套丛书是基于解剖位置并以表格形式阐述的病变鉴别诊断。在大多数章节的开头有带插图的简短概述,以便提供相关解剖学知识,然后列出表格,表格中列出的每个病灶都有总结相关影像学表现的专栏并配图说明,还有总结关键临床数据的点评专栏。参考文献在章节后按字母顺序提供。为了方便读者,有些诊断列于两个或多个表中。这样做的目的是为了在寻找所需的信息时,最大限度地减少或消除回到其他表中查找相同条目的需求。

本套丛书独特的编排形式可以帮助读者高效快速地获取知识。本书高度重视提供说明性图像而非文字,其基于病变部位和影像表现的编排格式,可以为鉴别诊断提供有效的指导。

本套丛书的其他图书包括:《神经影像鉴别诊断:脑和脑膜》,涵盖儿童和成人脑部、脑室、脑膜和神经血管系统的病变;《神经影像鉴别诊断:头颈》,包含描述位于颅骨和颞骨、眼眶、鼻旁窦和鼻腔、舌骨上颈部、舌骨下颈部及臂丛病变的章节。

我希望本套丛书能成为培训放射科医生、神经外科医生、神经内科医生、物理治疗医生和整形脊柱外科医生的宝贵资源。本套丛书旨在成为PACS工作站和诊所的"点赞书"。本套丛书为放射学、神经外科学、神经病学、骨科学、耳鼻喉科学和其他准备考试的医学专业生提供有用的复习和教学指南。

Steven P. Meyers, MD, PhD, FACR

致 谢

我要感谢 Thieme 出版社的编辑,尤其是 J. Owen Zurhellen Ⅳ、William Lamsback、Judith Tomat 和 Kenny Chumbley,感谢他们的付出、辛勤工作以及对细节的关注。感谢 Colleen Cottrell 女士为本项目所做的优秀秘书工作。也要感谢艺术硕士(MFA) Gwendolyn Mack 和艺术学士(BFA) Nadezhda D. Kiriyak 为此套图书制作插图的卓越贡献。感谢 Sarah Klingenberger 和 Margaret Kowaluk 帮助我优化 CT 和 MRI 图像。

此外,我要感谢提供优秀病例的下列医生:Allan Bernstein,Daniel Ginat,Gary M. Hollenberg,Peter Rosella,David Shrier,Eric P. Weinberg,Andrea Zynda-Weiss。

我要向我在罗彻斯特大学医学影像科、门诊影像诊断科的合作者和同事(Drs. Bernstein,Hollenberg,Rosella,Shrier,Weinberg 和 Zynda-Weiss)致以敬意和感谢,为在教学和临床工作中所创造的美好合作氛围。

最后,我要将我的感谢给予我从前的老师和导师,为他们的指导、鼓励和友谊。

缩略语	英文全称	中文名称
ABC	aneurysmal bone cyst	动脉瘤样骨囊肿
ADC	apparent diffusion coefficient	相对扩散系数
ADEM	acute disseminated encephalomyelitis	急性播散性脑脊髓炎
AML	acute myelogenous leukemia	急性髓细胞性白血病
ANA	antinuclear antibodies	抗核抗体
ANCA	anti-neutrophil cytoplasmic antibody	抗中性粒细胞胞浆抗体
AP	anteroposterior	前后位
AQP	aquaporin	水通道蛋白
AS	ankylosing spondulitis	强直性脊柱炎
AVF	arteriovenous fistula	动静脉瘘
AVM	arteriovenous malformation	动静脉畸形
Ca	calcium/calcification	钙/钙化
CAPNON	calcifying pseudoneoplasm of the neuraxis	神经轴突钙化性假瘤
CIDP	chronic inflammatory demyelinating polyneuropathy	慢性炎性脱髓鞘神经病变
CISS	constructive interference steady state	稳态进动结构相关序列
CLL	chronic lymphocytic leukemia	慢性淋巴细胞性白血病
CML	chronic myelogenous leukemia	慢性粒细胞性白血病
CMPD	chronic myeloproliferative disease	慢性骨髓增殖性疾病
CMV	human cytomegalovirus	人巨细胞病毒
CNS	central nervous system	中枢神经系统
CPPD	calcium pyrophosphate dihydrate deposition	焦磷酸钙沉积病
CSF	cerebrospinal fluid	脑脊液
CT	computed tomography	计算机断层扫描
DISH	diffuse idiopathic skeletal hyperostosis	弥漫性特发性骨质增生症
DTI	diffusion tensor imaging	扩散张量成像
EG	eosinophilic granuloma	嗜酸性肉芽肿
EMA	epithelial membrane antigen	上皮膜抗原
FIESTA	fast imaging employing steady state acquisition	快速成像稳态采集
FGFR	fibroblast growth factor receptor	纤维细胞生长因子受体

FLAIR	fluid attenuation inversion recovery	液体衰减反转恢复
FS	frequency selective fat signal suppression	频率选择脂肪信号抑制
FSE	fast spin echo	快速自旋回波
FS-PDWI	fat-suppressed proton density weighted imaging	脂肪抑制质子密度加权成像
FSPGR	fast spoiled gradient echo imaging	快速扰相梯度回波成像
FS-T1WI	fat-suppressed T1-weighted imaging	脂肪抑制 T1 加权成像
FS-T2WI	fat-suppressed T2-weighted imaging	脂肪抑制 T2 加权成像
GAG	glycosaminoglycan	黏多糖
G-CSF	granulocyte colony stimulating factor	粒细胞集落刺激因子
Gd-contrast	gadolinium-chelate contrast	钆螯合物增强
GRE	gradient echo imaging	梯度回波成像
HD	Hodgkin's disease	霍奇金病
HIV	human immunodeficiency virus	人免疫缺陷病毒
HMB-45	human melanoma black monoclonal antibody	人黑色素瘤单克隆抗体
HPF	high power field	高倍视野
HSV	herpes simplex virus	单纯疱疹病毒
HU	hounsfield unit	CT 值单位
ICA	internal carotid artery	颈内动脉
JIA	juvenile idiopathic arthritis	青少年特发性关节炎
LCH	Langerhans cell histiocytosis	朗格汉斯细胞组织细胞增生症
MDS	myelodysplastic syndromes	骨髓异常增生综合征
MFH	malignant fibrous histiocytoma	恶性纤维组织细胞瘤
MIP	maximum intensity projection	最大密度投影
MPNST	malignant peripheral nerve sheath tumor	恶性周围神经鞘瘤
MPS	mucopolysaccharidosis	黏多糖病
MRA	MR angiography	MR 动脉成像
MRV	MR venography	MR 静脉成像
MS	multiple sclerosis	多发性硬化
NF1	neurofibromatosis 1	神经纤维瘤病 I 型
NF2	neurofibromatosis 2	神经纤维瘤病 II 型
NSAID	non-steroidal anti-inflammatory drug	非甾体抗炎药
NSE	Neuron specific enloase	神经元特异性烯醇化酶
OI	Osteogenesis imperfecta	成骨不全症
PC	Phase contrast	相位对比
PDWI	Proton density weighted imaging	质子密度加权成像
PLL	Posterior longitudinal ligament	后纵韧带
PNET	Primitive neuroectodermal tumor	
RF	Radiofrequency	射频
SFT	Solitary fibrous tumor	孤立性纤维瘤
SLE	Systemic lupus erythematosus	系统性红斑狼疮

SMA	Smooth muscle actin antibodies	平滑肌肌动蛋白抗体
SMD	Spondylometaphyseal dysplasia	脊椎干骺端发育不良
STIR	Short TI inversion recovery imaging	短 T1 反转恢复成像
SWI	Susceptibility weighted imaging	磁敏感加权成像
S-100	Cellular calcium binding protein in cytoplasm and/or nuceus	细胞浆和/或细胞核内的细胞钙结合蛋白
T1	Spin-lattice or longitudinal relaxation time（coefficient）	自旋晶格或纵向弛豫时间（系数）
T2	Spin-spin or transverse relaxation time（coeffic）	自旋或横向弛豫时间（系数）
T2*	Effective spin-spin relaxation time using GRE sequence	GRE 脉冲序列的有效自旋弛豫时间
T2-PRE	T2-proton relaxation enhancement	T2-质子弛豫增强
T1WI	T1-weighted imaging	T1 加权成像
T2WI	T2-weighted imaging	T2 加权成像
TE	Time to echo	回波时间
TR	Pulse repetition time interval	脉冲重复时间间隔
TOF	Time of flight	时间飞跃
2D	2 dimensional	二维
3D	3 dimensional	三维
UBC	Unicameral bone cyst	单房性骨囊肿
WHO	World Health Organization	世界卫生组织

本书参考文献和索引见上海科学技术出版社官网。

目录

概述

脊柱和脊髓

通常用于评估脊柱异常的成像技术包括 MRI、MRA、CT、CT 脊髓造影、CTA、常规血管造影和 X 线片。MRI 是评估正常脊柱解剖学以及累及脊柱和骶骨病理状况的有效成像工具。由于 MRI 的高软组织对比分辨率和多平面成像能力，病理学异常（例如肿瘤、炎性疾病等）、硬膜外软组织、椎间盘、硬膜囊、脊髓、硬膜内和硬膜外的神经、韧带、小关节以及椎旁结构比 CT 在更大程度上更容易辨识。

正常的脊柱由 7 个颈椎、12 个胸椎和 5 个腰椎骨组成（**图 1.1**）。上部两个颈椎与其他椎骨不同。寰椎（C1）具有横向环状结构，侧块与上方枕骨髁和下方 C2 上方小关节连接（**图 1.2**）。通过横韧带将齿状突上部的背侧边缘相对于 C1 前弓固定。颅-颈交界处的韧带包括翼状韧带、横韧带和尖韧带（**图 1.50 和图 1.51**）。翼状韧带连接齿状突侧缘与 C1 侧块和枕骨大孔内侧缘。翼状韧带限制了寰枢椎旋转。横向韧带从齿状突后方 C1 侧向关节突内侧的结节向内延伸，使齿状突与 C1 前弓保持稳定。横韧带是十字形韧带的水平部分，其也具有从横韧带向上延伸至斜坡且向下延伸至齿状突后面的纤维。

尖韧带（齿状突韧带）从齿状突上缘延伸至枕骨大孔前缘。覆膜是从连接 C2 体部和枕骨（颈静脉结节和颅底）的后纵韧带向上延伸。其他与中、下颈椎稳定相关的韧带包括前后纵韧带、黄韧带和项韧带（**图 1.3**）。该区域可出现各种异常，如寰枕同化、分

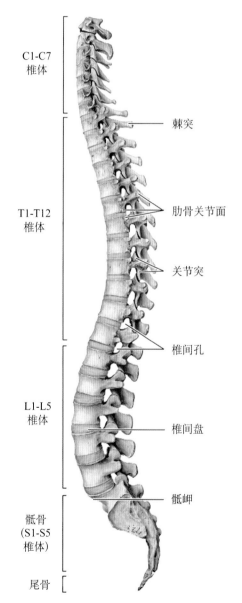

图 1.1　脊柱正常骨解剖和排列的侧面观

（From THIEME Atlas of Anatomy：General Anatomy and Musculoskeletal System，© Thieme 2005，Illustration by Karl Wesker.）

块(块状椎骨等)、斜坡发育不全、第三枕骨髁、游离齿状突等。下 5 个颈椎体更具有矩形形状,且下面逐渐增大。来自颈椎椎体上方的突起在侧面形成钩椎关节。横突位于椎体前外侧且包含横突孔,其中有椎体的动脉和静脉。后部结构由成对的椎弓根、关节柱、椎板和棘突构成。正常颈椎是前凸的。

12 个胸椎椎体和 5 个腰椎椎体的尺寸向下逐渐增大(**图 1.1,图 1.2,图 1.4 和图 1.5**)。

后部结构包括椎弓根、横突、椎板和棘突。胸椎横突也有与肋骨咬合的位置。正常胸椎是后凸的,正常腰椎是前凸的。前后纵韧带连接椎骨,棘间韧带和黄韧带提供后部结构的稳定性(**图 1.6**)。

椎体皮质边缘的致密骨结构在 T1WI 和 T2WI 上呈低信号。椎骨的髓质成分由骨髓和骨小梁组成。髓质成分的信号强度主要取决于红骨髓和黄骨髓的比例。随着年龄的增长,黄骨髓相对于红骨髓的比例逐渐增加,导致 T1WI 上骨髓信号增高。在接受脊柱照射的患者中也有类似改变。病理过程

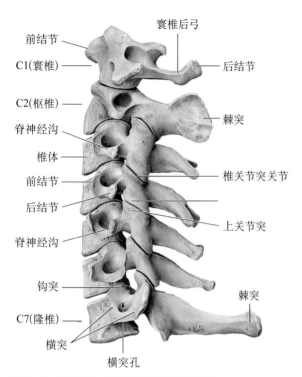

图 1.2 颈椎正常骨解剖和排列的侧面观

(From THIEME Atlas of Anatomy: General Anatomy and Musculoskeletal System, © Thieme 2005, Illustration by Karl Wesker.)

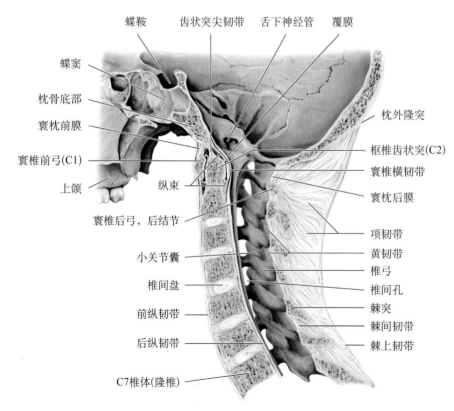

图 1.3 颈椎正常骨和韧带解剖的侧面观

(From THIEME Atlas of Anatomy: General Anatomy and Musculoskeletal System, © Thieme 2005, Illustration by Karl Wesker.)

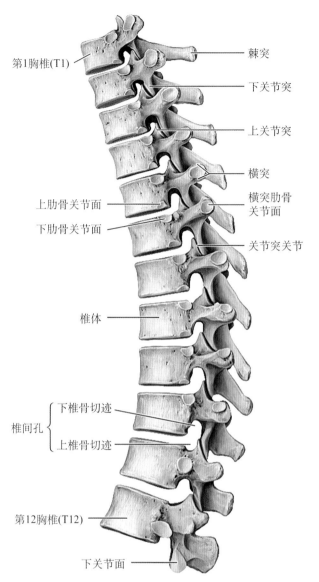

第1胸椎(T1)

棘突

下关节突

上关节突

横突

横突肋骨关节面

上肋骨关节面

下肋骨关节面

关节突关节

椎体

椎间孔 { 下椎骨切迹 上椎骨切迹

第12胸椎(T12)

下关节面

图 1.4 胸椎正常骨解剖和排列的侧面观

(From THIEME Atlas of Anatomy: General Anatomy and Musculoskeletal System, © Thieme 2005, Illustration by Karl Wesker.)

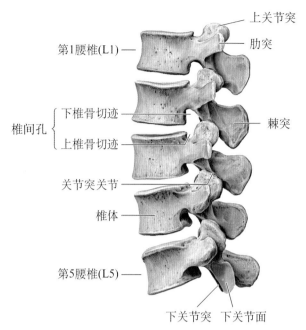

第1腰椎(L1)

上关节突

肋突

椎间孔 { 下椎骨切迹 上椎骨切迹

棘突

关节突关节

椎体

第5腰椎(L5)

下关节突 下关节面

图 1.5 腰椎正常骨解剖和排列的侧面观

(From THIEME Atlas of Anatomy: General Anatomy and Musculoskeletal System, © Thieme 2005, Illustration by Karl Wesker.)

（如肿瘤，炎症或感染）引起 T1 和 T2 弛豫系数增加，导致 T1 信号降低与 T2 信号增高。具有脂肪信号抑制技术的 MRI（短回波时间的反转恢复 STIR 序列，以及脂肪频率饱和的 T1 和 T2 加权序列）提供了正常和病理性骨髓之间的最佳对比。相应的异常强化通常也见于病理部位，可使用脂肪频率饱和的 T1 加权序列来优化。因为可以直接观察骨髓中的这些病理过程，所以 MRI 常比 CT 更快地检测到异常，这依赖于后续小梁破坏的间接征象来确认疾病。

椎间盘使脊柱具有灵活性。正常椎间盘的两种主要成分（髓核和纤维环）通常可在 MRI 中很好地观察到。外面的纤维环由致密的纤维软骨组成，在 T1WI 和 T2WI 上呈低信号。中央的髓核由凝胶状物质组成，通常在 T2WI 上呈高信号。各种因素的结合，例如髓核膨胀性降低以及纤维环弹性丧失，无论是否有撕裂，都会导致椎间盘退行性改变。椎间盘退化的 MRI 表现包括椎间盘高度降低、T2WI 上髓核信号减弱，椎间盘膨出及相关椎体后缘的骨赘。纤维环撕裂通常在损伤部位呈 T2WI 上的高信号。环形撕裂可为横向的，其走行平行于外部纤维环，且有时被称为环形裂缝。环形撕裂也可为径向的，从椎间盘的中心部分延伸到外围。径向撕裂通常在临床上很重要，并与椎间盘突出相关。椎间盘突出这一术语通常是指髓核通过环形撕裂向外延伸超出相邻椎体终板的边缘。椎间盘突出可进一步细分为突出（当突出物的头部与颈部大小相等时）、脱出（当突出物的头部比颈部大时）或脱出碎片（当椎间盘突出的碎片与原椎间盘分离时）。椎间盘突出可以发生在椎间盘的任何部分。后侧和后外侧突出可导致硬膜囊和内容物的压迫，以及侧隐窝或椎间孔内硬膜外神经根的压迫。外侧和前侧椎间盘突出不太常见，

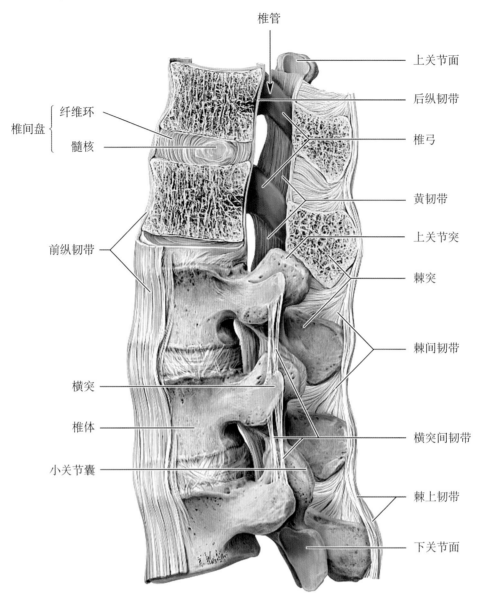

图 1.6　胸腰连接部正常韧带和骨解剖的侧面观

(From THIEME Atlas of Anatomy：General Anatomy and Musculoskeletal System，© Thieme 2005，Illustration by Karl Wesker.)

但可能导致邻近结构的血肿。椎间盘突出可发生于上面或下面，导致终板的局限性受压，即许莫结节。复发性椎间盘突出可与瘢痕或肉芽组织区分开来，因为使用钆对比剂后突出的椎间盘通常没有强化，而瘢痕/肉芽组织通常有强化。硬膜囊是脊膜覆盖的腔，其内含脑脊液(CSF)，与颅底蛛网膜下腔相连。硬膜囊从上颈部水平延伸至骶骨水平，且包含着脊髓和发出的神经根。成人脊髓圆锥的远端通常位于 T12~L1 水平。硬膜囊内的病变分为硬膜内、髓内或髓外。髓内病变直接累及脊髓，而髓外病变大多不累及脊髓。硬膜外病变是指硬膜囊外的脊柱病变。

MRI 的高软组织对比分辨率能够评估各种硬膜内的病理状况，如先天性畸形、肿瘤、良性占位病变(皮样囊肿、蛛网膜囊肿等)、炎症/感染过程、创伤性损伤(脊髓、挫伤、血肿)、血管畸形和脊髓缺血/梗死，以及邻近的 CSF 和神经根。通过静脉注射钆对比剂，MRI 可用于评估髓内病变以及硬膜囊内的肿瘤或炎性疾病。

脊髓的正常血液供应由七八根动脉组成，通过椎间孔进入椎管,分成前、后节段髓动脉,供应脊髓的三个主要血供区(颈胸段:颈部和上三个胸椎水平;中胸段:T4~T7 水平;胸腰段:T8 水平至腰骶丛)(**图 1.7** 和**图 1.8**)。颈胸段血管分布区由起源于椎动脉和肋颈干的脊髓支供应。中胸段区通常由 T7 水平的脊髓支提供。胸腰段区由单一动脉供应,起源于第 9、第 10、第 11 或第 12 肋间动脉(75%);起源于第 5、第 6、第 7 或第 8 肋间动脉(15%);或起源于第 1 或第 2 腰椎动脉(10%)。该动脉被称为 Adamkiewicz 动脉。前节段髓动脉供应纵向的脊髓

前动脉,其位于邻近脊髓前部的中线部位,并供应脊髓灰质和中央白质。后节段髓动脉也供应两条主要的纵向脊髓后动脉,沿脊髓后外侧沟道走行,并通过外周吻合支供应脊髓外缘的 1/3~1/2。累及脊髓的缺血或梗死是与动脉粥样硬化、糖尿病、高血压、腹主动脉瘤和腹主动脉手术相关的罕见疾病。脊髓静脉血流汇入前静脉丛和后静脉丛,通过椎间孔连接到奇静脉和半奇静脉(**图 1.9**)。硬膜囊内可见血管畸形,伴有或不伴有脊髓的累及。

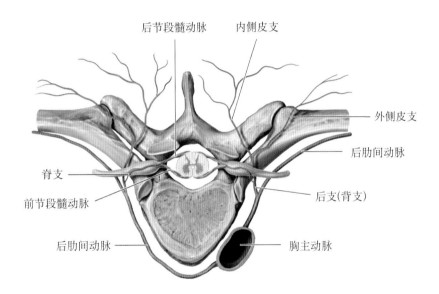

图 1.7 椎骨和椎管血液供应的轴面观

(From THIEME Atlas of Anatomy: General Anatomy and Musculoskeletal System, © Thieme 2005, Illustration by Karl Wesker.)

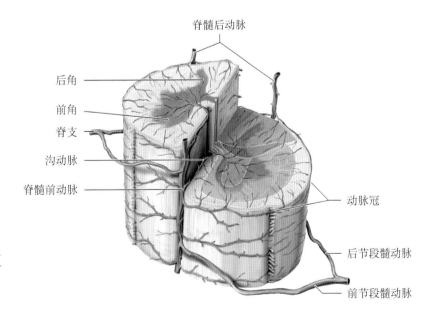

图 1.8 脊髓的血液供应

(From THIEME Atlas of Anatomy: General Anatomy and Musculoskeletal System, © Thieme 2005, Illustration by Karl Wesker.)

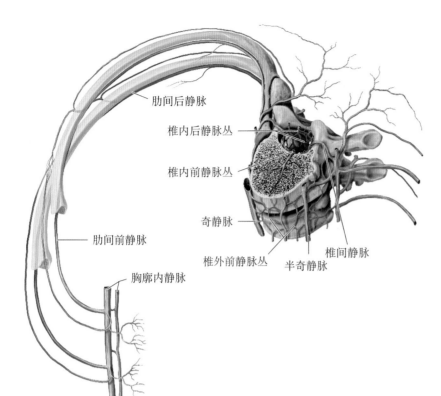

肋间后静脉

椎内后静脉丛

椎内前静脉丛

奇静脉

肋间前静脉

椎间静脉

胸廓内静脉

椎外前静脉丛　半奇静脉

图1.9　脊柱的静脉引流

（From THIEME Atlas of Anatomy：General Anatomy and Musculoskeletal System，© Thieme 2005，Illustration by Karl Wesker.）

临床上重要的硬膜外结构包括侧隐窝（位于硬膜囊与椎弓根之间的椎管前外侧部，内有神经根、血管和脂肪）、背侧硬膜外脂肪垫、后部结构和小关节以及后纵韧带和黄韧带。椎间孔是椎弓根之间神经穿过的骨性通道。

硬膜囊、侧隐窝和椎间孔狭窄可引起临床症状和体征。狭窄可由椎间盘突出、椎体后缘骨赘、黄韧带和小关节肥大、滑膜囊肿、硬膜外脂肪过多、硬膜外肿瘤、脓肿、血肿、脊柱骨折以及脊椎滑脱或脊椎峡部裂引起，MRI 可用于评估这些疾病并对硬膜囊狭窄以及侧隐窝和椎间孔内神经根的压迫程度进行分类。

脊髓的发育

在妊娠的第二周，发育中的胚胎由与卵黄囊相邻的单层细胞构成，称为内胚层，而邻近羊膜的单层细胞称为外胚层。位于胚胎中线的细胞形成原始结（Hensen 结）和相邻向后的原始纹。在第三周开始时，来自原始纹（Hensen 结）嘴部的细胞在内胚层和外胚层之间延伸，最终形成脊索。脊柱发育的原肠胚阶段在妊娠第三周开始，此时双层胚板分化成由

内胚层，中胚层和外胚层组成的三层胚板（**图1.10**）。在妊娠的第三周，脊索诱导上覆的外胚层形成神经板，神经板变厚并形成神经管（这个过程被称为原发神经管）（**图1.10**）。5 周后，胚胎尾部细胞团形成二级神经管，其将形成圆锥和终丝，这一过程称为二级神经管。

在妊娠的第四和第五周之间，脊索也会诱发相邻的轴旁中胚层（源自原始纹）形成双侧的体节，其所形成的肌节组织最终发育成椎旁肌肉和皮肤且生骨节将发展为脊柱的骨骼、软骨和韧带（**图1.10 和图1.11**）。在第 5 周时，每个生骨节分成上半部分和下半部分，与相邻生骨节相应的一半形成椎体（这个过程称为再分节），新形成椎体之间的脊索部分进化成椎间盘的髓核。6 周后发生椎骨的软骨化，9 周后接着发生骨化。除 C1 和 C2 之外，每个椎骨有两个骨化中心在椎体内融合，并在每一侧的椎弓都有单个骨化中心（**图1.12**），在 C1 中，单个骨化中心或两个或两个以上的骨化中心可发生于前弓。通常在 C2 中出现 6 个骨化中心和 4 个软骨融合（**图1.13**）。

任何这些发育过程的破坏都可能导致脊髓或椎骨的各种异常。

体节分化为肌节、生骨节和皮节：人胚胎断面

A. 19天

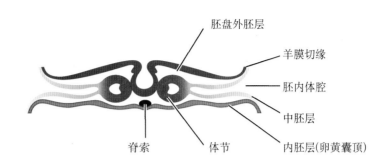

胚盘外胚层

羊膜切缘

胚内体腔

中胚层

内胚层(卵黄囊顶)

脊索

体节

B. 22天

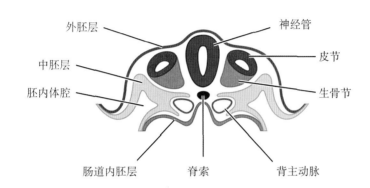

外胚层

中胚层

胚内体腔

神经管

皮节

生骨节

肠道内胚层

脊索

背主动脉

C. 27天

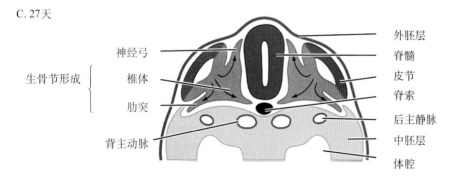

神经弓

生骨节形成 { 椎体

肋突

背主动脉

外胚层

脊髓

皮节

脊索

后主静脉

中胚层

体腔

图 1.10 妊娠 1 个月内脊髓、肌节、生骨节和皮节的早期胚胎发育

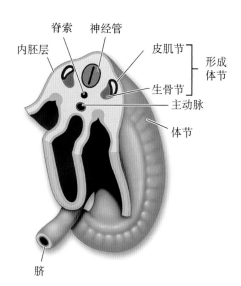

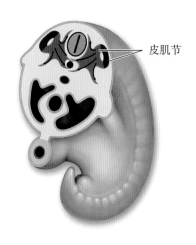

生骨节细胞移行
逐渐形成
1. 神经弓
2. 椎体
3. 肋突

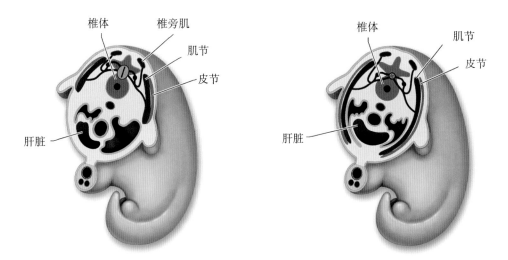

图 1.11 妊娠 4～5 周椎骨的早期胚胎发育

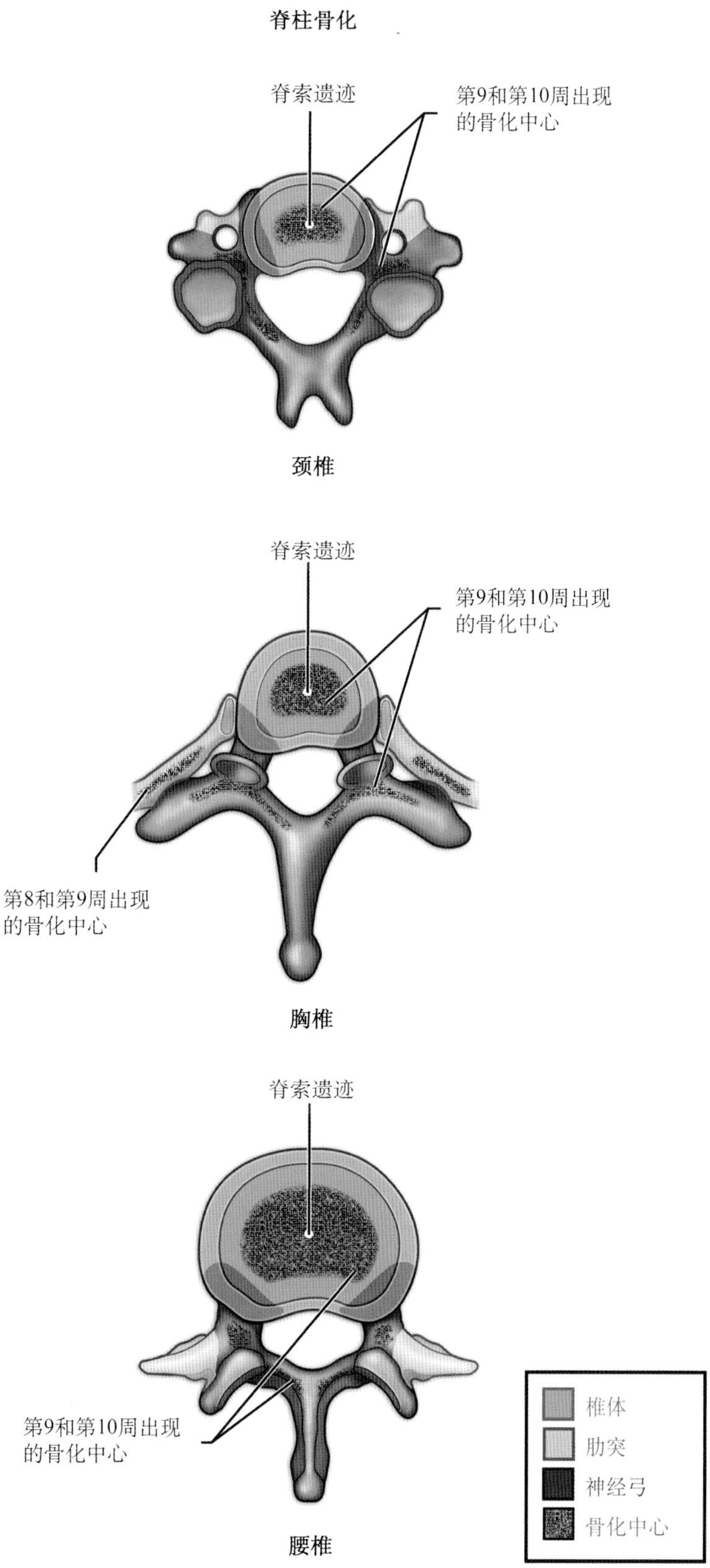

脊柱骨化

脊索遗迹

第9和第10周出现
的骨化中心

颈椎

脊索遗迹

第9和第10周出现
的骨化中心

第8和第9周出现
的骨化中心

胸椎

脊索遗迹

第9和第10周出现
的骨化中心

	椎体
	肋突
	神经弓
	骨化中心

腰椎

图 1.12　椎骨和骶骨内骨化中心的位置

寰椎骨化中心

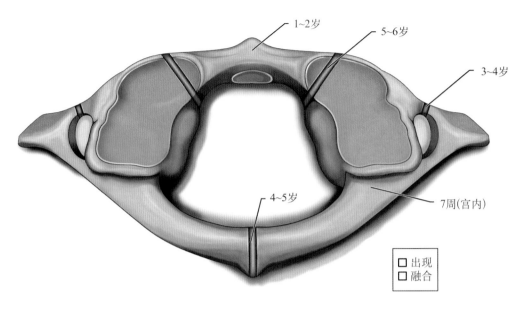

枢椎骨化中心

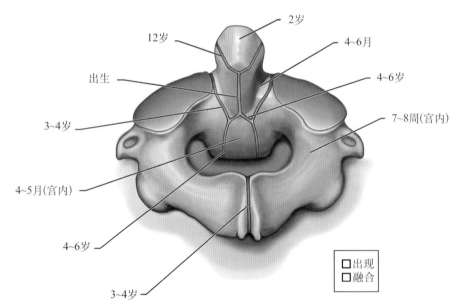

图 1.13 出生时 C1 和 C2 内的多个骨化中心

1.1 脊髓或椎骨的先天性和发育性异常

- 累及神经组织和脊膜的先天性和发育性异常
  - Chiari Ⅰ畸形
  - Chiari Ⅱ畸形(Arnold-Chiari 畸形)
  - Chiari Ⅲ畸形
  - 脊髓脊膜膨出/脊髓膨出
  - 脊髓囊状突出
  - 脂肪脊髓膨出/脂肪脊髓脊膜膨出
  - 硬膜内脂肪瘤
  - 背侧皮窦
  - 脊髓栓系,终丝增厚
  - 终丝纤维脂肪瘤
  - 脑膜膨出
  - 脊髓纵裂(分裂-脊髓畸形)
  - 脊髓圆锥终室
  - 神经肠源性囊肿
  - 表皮样囊肿
  - 皮样囊肿
- 累及椎骨的先天性和发育性异常
  - 寰枕同化/未分段
  - 寰椎异常
  - 齿状突小骨
  - Klippel-Feil 畸形
  - 高位肩胛(Sprengel 畸形)
  - 半椎体
  - 蝴蝶椎
  - 三椎弓根椎
  - 隐性脊柱裂
  - 显性脊柱裂(囊性脊柱裂)
  - 尾部退化综合征
  - 短椎弓根-先天性/发育性椎管狭窄
- 脊柱遗传性发育异常
  - 软骨发育不全
  - 神经纤维瘤病Ⅰ型
  - 马方综合征
  - 黏多糖贮积症
  - 脊椎干骺端发育不良

表 1.1 脊髓或椎骨的先天性和发育性异常

病变	影像学表现	点评
累及神经组织和脑膜的先天和发育性异常		
Chiari Ⅰ畸形 (**图 1.14**)	小脑扁桃体低于枕骨大孔,成人超过 5 mm 或<10 岁的儿童超过 6 mm。20%～40%的病例发生脊髓空洞积水症,25%发生脑积水,25%发生扁平颅底。少见的伴发畸形为 Klippel-Fei 畸形和寰枕同化	小脑扁桃体异位,CNS 最常见的异常,不伴发脊髓脊膜膨出
Chiari Ⅱ畸形(Arnold-Chiari 畸形) (**图 1.15**)	颅后窝缩小伴枕骨大孔扩张,通过枕骨大孔向下移位的小脑蚓部伴颈髓弯曲。中脑顶盖背侧呈鸟嘴样;几乎均伴发脊髓膨出或脊髓脊膜膨出,脑积水和脊髓空洞积水症常见,侧脑室后部扩张(空洞脑)	累及大脑、小脑、脑干、脊髓、侧脑室、头盖骨和硬脑膜的复杂畸形。胎儿神经褶皱正常的发育失败导致中枢神经系统多个位点发育受累

表 1.1(续) 脊髓或椎骨的先天性和发育性异常

病变	影像学表现	点评
Chiari Ⅲ 畸形	Chiari Ⅱ 畸形伴低位枕部或高位颈部的脑膨出	罕见畸形,高死亡率
脊髓脊膜膨出/脊髓膨出 **(图 1.15)**	MRI 通常在脊髓膨出或脊髓脊膜膨出修补术后进行检查。术前 MRI 显示经受累椎体或骶骨背侧骨缺损疝出的后部脊髓内容物和未折叠的神经管(神经基板)。神经基板通常位于低位腰骶区域,伴因而发生的脊髓栓系。如果神经基板邻近皮肤表面呈红色,这种异常被称为脊髓膨出。如果神经基板延伸超过邻近皮肤的表面,这种异常被称为脊髓脊膜膨出,±脊髓积水空洞征	尾侧神经管发育性闭合失败导致未折叠的神经管(神经基板)暴露在无皮肤覆盖的中线背侧表面。脊髓脊膜膨出和脊髓膨出的其他伴发特征包括背侧骨闭合不全、神经基板部位后方的硬脊膜缺损、Chiari Ⅱ 畸形。脊髓被定义为栓系。出生后这些异常通常很快被手术修复

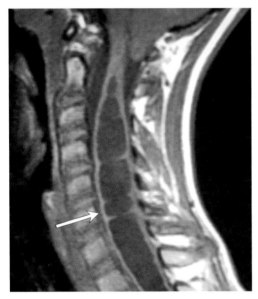

图 1.14 12 岁男孩,矢状位 T1WI 显示 Chiari Ⅰ 畸形伴延伸的小脑扁桃体低于枕骨大孔与 C1 后弓水平,并可见脊髓内较大的脊髓空洞

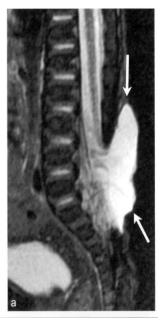

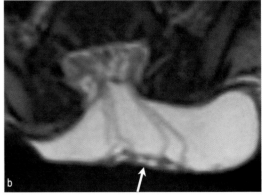

图 1.15 Chiari Ⅱ 畸形的新生儿。矢状面 T2WI(**a**) 和横断面 T2WI(**b**) 显示未被皮肤覆盖的神经管(神经基板)从闭合不全的低位椎管伸出,代表脊髓脊膜膨出(↑)。从神经基板发出的神经根向前延伸到椎管

表 1.1(续)　脊髓或椎骨的先天性和发育性异常

病变	影像学表现	点评
脊髓脊膜膨出 (**图 1.16** 和**图 1.17**)	终末脊髓脊膜膨出是疝出的低位脊髓栓系进入后部的脊膜膨出(包含脊髓中央管的局限性囊状扩张)。脊髓膨出的后部通过脊柱裂延伸至深部背侧皮下脂肪。由于脊髓脊膜膨出被皮肤覆盖,所以是隐性脊柱裂 非终末脊髓脊膜膨出是扩张的中央管通过脊柱裂向背侧疝出 非终末脊髓脊膜膨出被皮肤和皮下组织覆盖	终末脊髓脊膜膨出代表了 1%～5% 被皮肤覆盖的背侧腰骶部肿块 低位脊髓、脊椎、骶骨和脊膜的异常发育,±伴泌尿生殖道异常(尿道上裂,尾部退化综合征,生殖泌尿系统和后肠的异常)

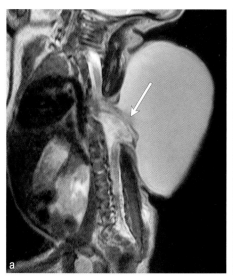
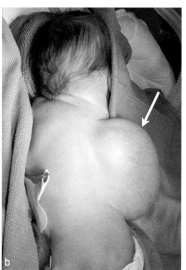

图 1.16　(**a**)4 天女孩,矢状面 T2WI 显示非终末脊髓脊膜膨出,中央管局限性囊状扩张的栓系胸髓疝入后部的脊髓膨出(↑)。(**b**)如此图所示,脊膜膨出被皮肤覆盖

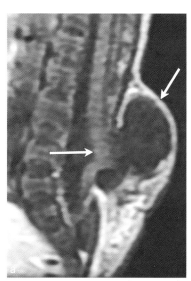
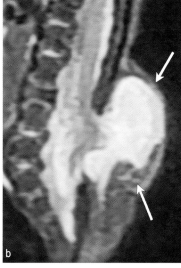
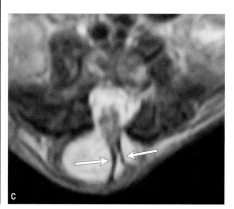

图 1.17　新生儿。矢状面 T1WI(**a**)和矢状面 T2WI(**b**)及横断面 T2WI(**c**)显示终末脊髓脊膜膨出,脊髓栓系包含了栓系的低位脊髓内局限性扩张的囊状中央管通过脊柱裂延伸入后部被皮肤和皮下脂肪覆盖的脊髓膨出(↑)

表 1.1(续) 脊髓或椎骨的先天性和发育性异常

病变	影像学表现	点评
脂肪脊髓膨出/脂肪脊髓脊膜膨出 （**图 1.18** 和**图 1.19**）	未折叠的尾端神经管（神经基板）被脂肪瘤所覆盖，通过累及背侧脊椎的骨性结构缺损（脊柱裂）与背侧皮下脂肪相连。神经基板通常位于低位的腰骶部区域，由此产生了脊髓栓系、脊髓空洞积水症。脂肪脊髓脊膜膨出，延伸入椎管的背侧脂肪瘤为不对称的，导致基板和脊膜膨出的旋转	尾端神经管发育性闭合障碍导致未折叠的神经管（神经基板）与皮下脂肪相连的脂肪瘤连接起来。上方覆盖的皮肤完整，但皮下脂肪瘤通常向背侧突出。神经根起源于基板。脂肪脊髓脊膜膨出和脂肪脊髓膨出伴发的特征包括脊髓栓系、背侧骨性神经管闭合不全和神经基板后部的脊膜缺损。不伴发 Chiari Ⅱ 型畸形。诊断常见于儿童，偶见于成人

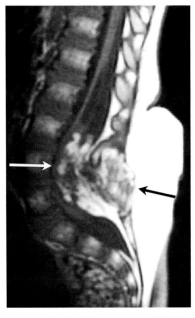

图 1.18 3 岁女孩，矢状面 T1WI 图像显示脂肪脊膜膨出（↑），被脂肪瘤覆盖的未折叠尾端神经管（神经基板），该脂肪瘤与通过背侧脊椎骨性结构缺损（脊柱裂）的背侧皮下脂肪瘤相连。导致伴脊髓空洞积水症的脊髓栓系

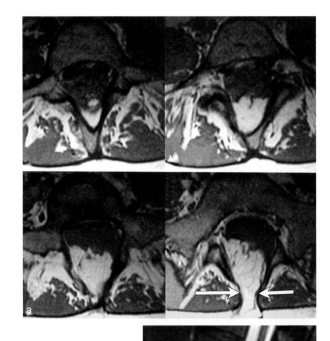

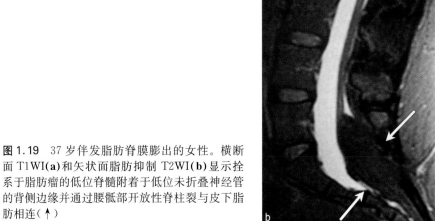

图 1.19 37 岁伴发脂肪脊膜膨出的女性。横断面 T1WI(a)和矢状面脂肪抑制 T2WI(b)显示拴系于脂肪瘤的低位脊髓附着于低位未折叠神经管的背侧边缘并通过腰骶部开放性脊柱裂与皮下脂肪相连（↑）

表 1.1(续) 脊髓或椎骨的先天性和发育性异常

病变	影像学表现	点评
硬膜内脂肪瘤 (图 1.20、图 1.21、图 1.22)	局灶背侧脊髓闭合不全伴 T1WI 上呈高信号的脂肪瘤。该脂肪瘤通常从脊髓中央管延伸至背侧的软脑膜表面,完整的背侧硬脊膜边缘及椎体后部结构	硬膜内脂肪瘤通常发生在颈部和胸部区域,可导致脊髓上部和中部固定或导致低位脊髓的栓系

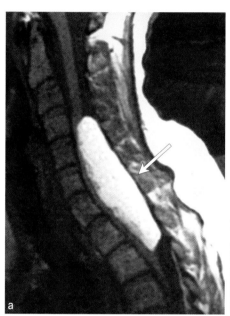
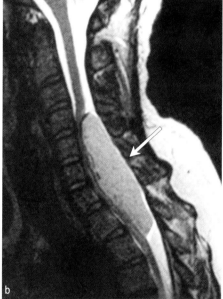

图 1.20 (a)矢状面 T1WI 和(b)矢状面 T2WI 显示硬膜内脂肪瘤(↑),紧贴于下颈段和上胸段脊髓闭合不全的局部背侧边缘。硬脊膜的边缘和椎体后部结构完整

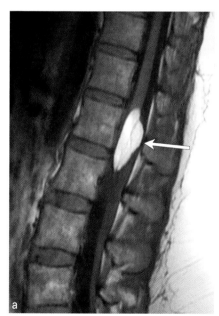
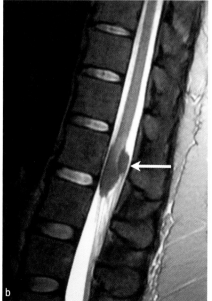
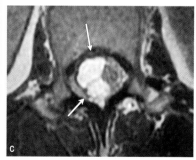

图 1.21 35 岁女性。(a)矢状面 T1WI 和(b)脂肪抑制 T2WI 显示硬膜内脂肪瘤(↑),紧贴于下胸髓闭合不全的局部背侧边缘。硬脊膜的边缘和椎体后部结构完整(c)横断面 T2WI 显示脊髓沿所附着的脂肪瘤顺时针旋转(↑)

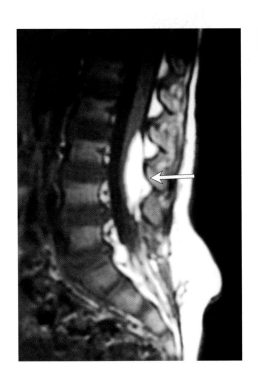

图 1.22　2 岁男孩。矢状面 T1WI 显示与脊髓栓系相连的硬膜内脂肪瘤（↑）

表 1.1(续)　脊髓或椎骨的先天性和发育性异常

病变	影像学表现	点评
背部皮毛窦 (图 1.23)	由下背部皮肤凹陷向内延伸的细管状结构,伴有或不伴有通过中缝或脊柱裂延伸入椎管,±伴椎管内皮样囊肿或表皮样囊肿(50%)	上皮细胞覆盖的瘘管,由位于下背部皮肤表明的凹陷(±毛痣、色素沉着斑、浅凹口的血管瘤的)通向和/或进入椎管。由缺乏浅表外胚层与神经外胚层之间正常发育的分隔所导致。腰椎＞胸椎＞枕区。累及脊柱和椎管的潜在感染源
脊髓栓系,增厚的终丝 (图 1.24 和图 1.25)	脊髓圆锥末端低于 L2～L3 水平,与纤维化或纤维和脂肪组织混合组成增厚的终丝有关	异常增厚的终丝能限制脊髓圆锥发育的正常上升,从而导致脊髓栓系。表现的症状包括下肢无力、后背和/或腿痛、脊柱侧弯、步态异常、肠和/或膀胱症状。可发生于 0.1% 的年轻儿童。脊髓的牵拉导致血流量下降,引起异常的代谢改变和神经病学的功能紊乱 　　有症状的患者,对终丝的处理可解决症状

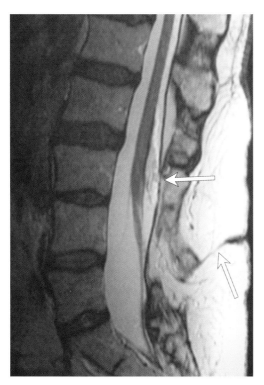

图 1.23 矢状面 T2WI 显示背部皮毛窦（下↑），于 L4～L5 水平通过闭合不全的后部组织延伸入椎管。并可见脊髓栓系附着于背侧脂肪瘤（上↑）

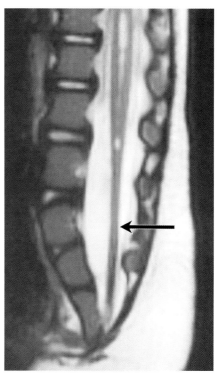

图 1.24 2 岁男孩。矢状面 T2WI 显示拴系于增厚终丝（↑）的低位脊髓，伴发尾部退化且仅 3 节骶椎

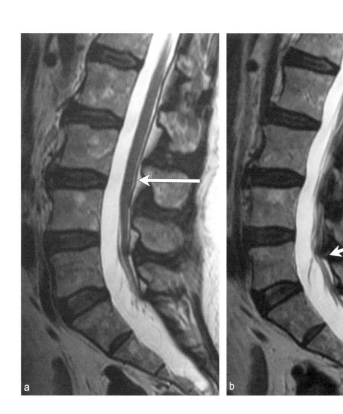

图 1.25 76 岁男性。矢状面 T2WI(**a** 和 **b**) 显示脊髓栓系，圆锥位于 L4 水平（**a** 图↑），附着于增厚的终丝（**b** 图↑）

表 1.1(续) 脊髓或椎骨的先天性和发育性异常

病变	影像学表现	点评
终丝纤维脂肪瘤 (**图 1.26**)	T1WI 上沿着终丝的细线样高信号带,直径通常小于 3 mm,脊髓圆锥位置如常(通常不伴脊髓栓系)	无症状偶然发现的发生率为 5%。圆锥远端的位置如常
脊膜膨出 (**图 1.27**)	硬膜、CSF 和脊膜从硬膜囊或背侧椎骨缺损向侧面突出,可由于外科椎板切除术或先天性骨性异常所致。另外,骶骨脊膜膨出可通过骶骨的缺损向前延伸,可伴发神经纤维瘤病Ⅰ型	获得性脊膜膨出较先天性背侧骨性神经管闭合不全或脊膜局限性薄弱所致的脊膜膨出更常见。创伤或伴发间充质发育不良(神经纤维瘤病Ⅰ型、马方综合征或尾部退化综合征)可导致骶部脊膜向前膨出。累及脊柱的多发侧向脊膜膨出可见于罕见的遗传性结缔组织疾病(侧脊膜膨出综合征),该病通常伴发面部畸形、张力减退、肌无力、脊柱侧凸、腹部疝和隐睾
脊髓纵裂(脊髓分裂畸形) (**图 1.28 和图 1.29**)	脊髓分成 2 条半脊髓,通常从 T9 到 S1,±部分或完全分隔 2 条半脊髓的纤维或骨性隔膜。半脊髓位于 2 个分开的硬脊膜管内,由纤维或骨性隔膜分开,跨越多个椎体水平,被称为 **Ⅰ型脊髓分裂畸形**,占比高达 70% 的病例。位于 1 个硬脊膜管的半脊髓被称为 **Ⅱ型脊髓分裂畸形**。±位于、高于或低于脊髓纵裂区的脊髓空洞积水症。通常伴发脊髓圆锥栓系、骨性异常(蝴蝶椎、半椎体、脊椎分节不全)。脊髓纵裂见于 15% 有 Chiari Ⅱ型畸形的患者	与胚胎脊索异常分裂有关的发育性异常,伴外胚层和内胚层间的异常粘连。可发生在畸形足的儿童,或神经源性膀胱的成人和儿童,下肢无力和慢性疼痛,±伴发痣或脂肪瘤

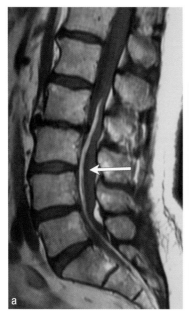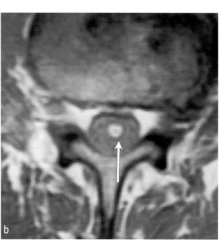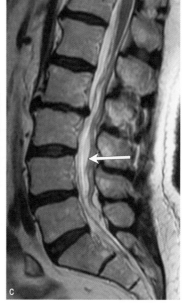

图 1.26 矢状面 T1WI(**a**)和横断面 T1WI(**b**)及矢状面 T2WI(**c**)显示与脂肪相等信号的终丝纤维脂肪瘤(↑),脊髓圆锥位置正常

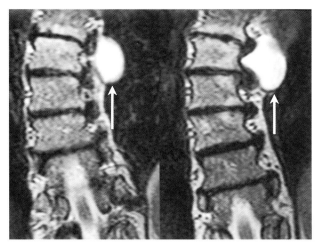

图 1.27 冠状面 T2WI 显示左外侧脑膜膨出

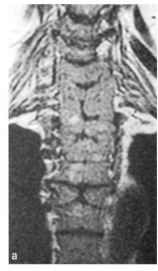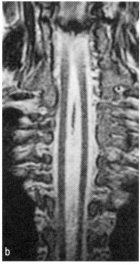

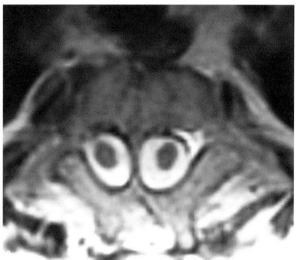

图 1.28 冠状面 T2WI(a、b)显示累及下颈椎和上胸椎的多发节段性异常,伴分裂脊髓(脊髓纵裂)。横断面 T2WI(c)显示被骨性隔膜分成 2 个硬膜囊,每个都含半脊髓

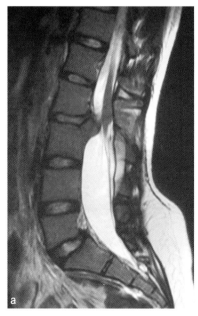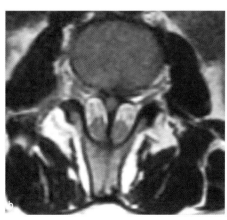

图 1.29 15 岁男孩。矢状面 T2WI(a)和横断面 T2WI(b)显示 L3 水平的脊髓纵裂,为骨性隔膜分成含半脊髓的 2 个硬膜囊

表 1.1(续)　脊髓或椎骨的先天性和发育性异常

病变	影像学表现	点评
脊髓圆锥终室 (图 1.30)	位于脊髓圆锥、边界清晰的纵向髓内 T1WI 低信号和 T2WI 高信号区(与 CSF 信号一致)。该髓内囊性区通常大小为(25～40)mm(头尾方向)×(17～25)mm(横断面方向)，为 2 mm 或更薄的脊髓边缘所包绕。无强化，通常在脊髓囊状区域上方的脊髓圆锥内无瘘管	终室是一种先天性异常，由位于脊髓圆锥内含脑脊液的、永存的、内衬室管膜的、扩张的管组成。管腔在脊髓胚胎发育的继发性神经胚形成期(孕周 5 周)时形成
神经肠源性囊肿 (图 1.31)	**MRI**：边界清晰、椭圆形的硬膜内轴外或髓外病变，T1WI(与蛋白质含量有关)和 T2WI 呈低-中等或高信号，通常无强化 **CT**：局限性的硬膜内轴外或髓外呈低-中等密度的结构，通常无强化	神经肠源性囊肿是一种畸形，是位于腹侧内胚层和背侧外胚层之间的永存交通，继发于脊索和前肠分离发育失败。背侧肠窦的部分闭塞可导致内衬内皮的囊肿、纤维束或窦道。见于<40 岁的患者。部位：胸椎>颈椎>颅后窝>颅颈交界>腰椎。通常位于中线部位，且通常位于脊髓或脑干的腹侧。可伴发邻近椎体和斜坡的异常

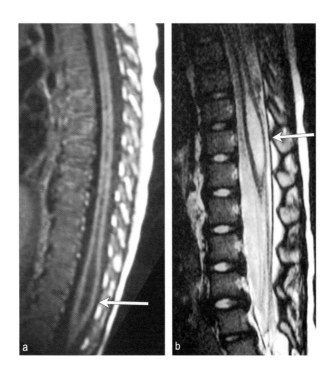

图 1.30　2 岁女孩。矢状面 T1WI(a)和矢状面 T2WI(b)显示位于脊髓圆锥边界清晰的髓内纵向脑脊液信号区(↑)，代表了脊髓圆锥的终室

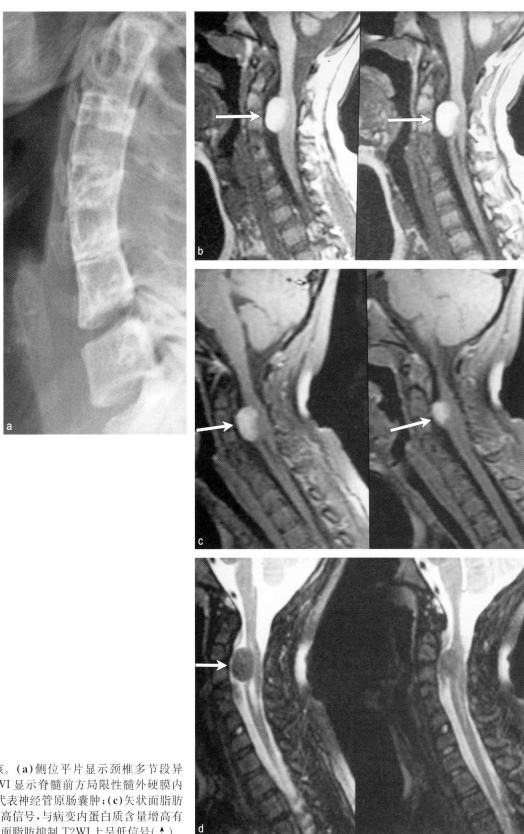

图 1.31 7 岁女孩。(**a**)侧位平片显示颈椎多节段异常;(**b**)矢状面 T1WI 显示脊髓前方局限性髓外硬膜内高信号病变(↑),代表神经管原肠囊肿;(**c**)矢状面脂肪抑制 T1WI 仍显示高信号,与病变内蛋白质含量增高有关;(**d**)病变在矢状面脂肪抑制 T2WI 上呈低信号(↑)

表 1.1(续) 脊髓或椎骨的先天性和发育性异常

病变	影像学表现	点评
表皮样囊肿	**MRI:**边界清晰的椭圆形或多分叶形硬膜内由外胚层包裹的囊性病变,T1WI 上呈低-中等信号,T2WI 上呈高信号,FLAIR 上呈混杂低-中等或高信号,无强化。可伴发背部皮毛窦 **CT:**边界清晰的椭圆形或多分叶形髓外由外胚层包裹的囊性病变,呈低-中等密度	非肿瘤性的先天性或获得性轴外或髓外病变,充满脱落细胞和角质碎片,对邻近脊髓和/或神经根有轻度占位效应,±相关临床症状。好发于成人且男性和女性发病率相等
皮样囊肿 (图 1.32)	**MRI:**边界清晰的椭圆形或多分叶形的硬膜内病变,通常 T1WI 上呈高信号,T2WI 上呈低、中等和/或高信号。无强化,±液-液或液-碎片平面 **CT:**边界清晰的椭圆形或多分叶形的髓外病变,通常呈低密度,±脂肪-液或液-碎片平面。可伴背部皮毛窦	非肿瘤性先天性或获得性由外胚层包裹的囊性病变,充满脂质物质、胆固醇、脱落细胞和角质碎片,通常对邻近的脑组织有轻度占位效应,±相关临床症状。好发于成人且男性较女性略更常见。皮样囊肿破裂入蛛网膜下腔可引起化学性脑膜炎

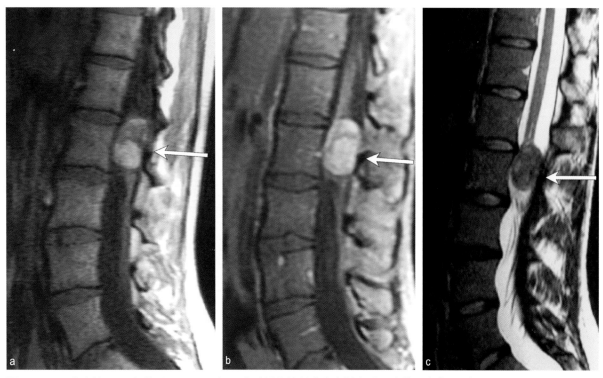

图1.32 27 岁女性。**(a)**矢状面 T1WI 显示 L2 水平局灶性硬膜内皮样囊肿呈中等和高信号(↑);**(b)**脂肪抑制 T1WI 上仍呈高信号(↑);**(c)**病变在脂肪抑制 T2WI 上呈低信号(↑)

表 1.1(续) 脊髓或椎骨的先天性和发育性异常

病变	影像学表现	点评
累及椎骨的先天性和发育性异常		
寰椎枕化/未分节 （**图 1.56**）	通常可见枕骨髁与 C1 的前弓、后弓或单侧或双侧的侧块融合，或在上方联合。20% 的病例伴发先天性异常，如外耳畸形、腭裂、C2～C3 未分节和/或颈肋	颅椎交界区最常见的先天性异常。枕骨髁（第四枕生骨节）和 C1 椎骨（第一颈生骨节）分节失败。可伴发 C1～C2 不稳
寰椎异常 （**图 1.57 和图 1.58**）	C1 单侧或双侧后弓的发育不良/不发育。C1 可见裂隙，在后弓中线最常见	脊柱第一生骨节形成寰椎椎骨，而前寰椎的尾部形成侧块和后弓的上部。此异常包括 C1 后弓不发育或部分不发育/发育不良，±寰枢椎半脱位。此外，累及 C1 更常见的异常是源于发育性软骨形成缺损所致的寰椎弓部裂隙（脊柱裂）。裂隙最常发生在后弓的中线（＞90%），其次为侧部裂隙和前部裂隙
游离齿状突 （**图 1.59 和图 1.60**）	孤立的、具皮质的骨性结构，低于颅底且高于 C2 椎体，位于正常齿状突的位置，通常伴发 C1 前弓的扩大（有时大于邻近游离的齿状突）。当游离齿状突与 C2 椎体的间隙高于上关节面且低于横韧带时可导致不稳	独立的骨性结构，位于正常齿状突中上部应该出现的位置，高于 C2 椎体和齿状突的下部，通常伴发 C1 前弓的肥大，±十字韧带机能不全/不稳（± T2WI 脊髓内高信号区）。游离齿状突可伴发 Klippel-Feil 畸形、脊椎骺发育不全、唐氏综合征和黏多糖贮积症Ⅳ。可能是正常的变异或儿童期（1～4 岁）的损伤所致，伴齿状突和枢椎体的骨折/软骨板分离
Klippel-Feil 畸形 （**图 1.33**）	累及邻近椎体的分节异常，前后位直径减小导致窄而高的形状，缺乏椎间盘或其间的椎间盘较小，±后部结构融合，±枕骨寰椎融合，±先天性脊柱侧弯，±脊柱后凸，±高位肩胛	代表体节分节失败（第 3～8 孕周）导致的两个或更多邻近椎骨的部分或完全融合的先天异常。发生于 1/40 000 的新生儿。可无症状，也可导致颈部运动范围受限。可伴发 Chiari Ⅰ 畸形、脊髓空洞积水症、脊髓纵裂、前部脊膜膨出或神经肠源性囊肿

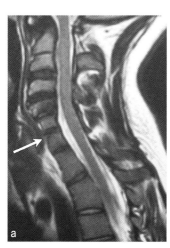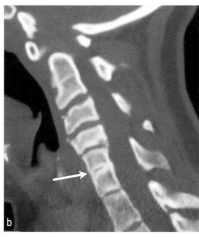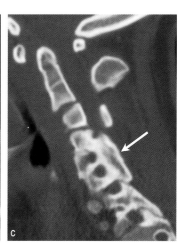

图 1.33 16 岁女性。矢状面 T2WI(**a**)和矢状面 CT(**b**)显示 Klippel-Feil 畸形累及 C5 和 C6 椎体(↑)，表现为前后径变窄、由未发育的小椎间盘分隔(↑)；(**c**)矢状面 CT 同样显示椎骨后部结构的融合(↑)

表 1.1(续) 脊髓或椎骨的先天性和发育性异常

病变	影像学表现	点评
Sprengel 畸形(高位肩胛畸形) (**图 1.34**)	肩胛骨畸形,伴位置异常高位、内收。通常肩胛骨内侧缘凸出,外侧缘凹,高/宽比降低,伴肩胛肌发育不良。高达 50% 的患者在肩胛骨内侧缘和颈椎间存在肩椎骨或纤维软骨结构。可伴发椎骨异常,如蝴蝶椎、Klippel-Feil 畸形、脊髓纵裂、隐性脊柱裂	出生时畸形高位的肩胛骨源于胚胎发育中肩胛骨缺乏正常向尾侧的移行。在第 5 孕周时,肩胛骨发育为 C4~C5 椎骨邻近的间质结构。从第 5 孕周至第 12 孕周,胎儿肩胛骨正常向下移行至正常位置,其下角位于 T6~T8 水平。高达 50% 的患者,在颈椎和肩胛骨之间存在纤维、软骨和/或骨结构(肩椎骨)。手术切除肩胛骨和脊柱间的结构可获益。高位肩胛畸形可伴发 Klippel-Feil 畸形、半椎体、脊髓纵裂、隐性脊柱裂、肋骨和锁骨的形态异常
半椎体 (**图 1.35**)	楔形椎体,±邻近椎体向半椎体缩短侧的变形	旁正中软骨化中心融合失败的胚胎发育异常,导致椎体一侧骨化中心的形成失败。可伴发脊柱侧弯
蝴蝶椎 (**图 1.36**)	成对的半椎体,伴椎体正中矢状部位的高度压缩,±邻近椎体向正中矢状部位的压缩变形	椎体双侧独立骨化中心持续存在的胚胎发育异常(融合失败)
三椎弓根椎 (**图 1.37**)	楔形椎体含有扩大侧 2 个椎弓根和缩短侧 1 个椎弓根。可多水平累及,±邻近半椎体,±邻近椎体向受累节段缩短侧的变形,±脊柱侧弯	超过 1 个水平的胚胎发育异常,伴不对称的分段异常,±脊柱侧弯

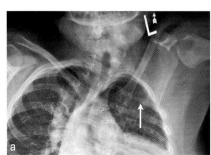
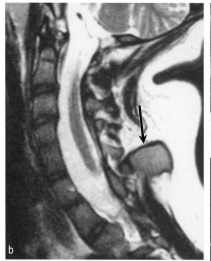
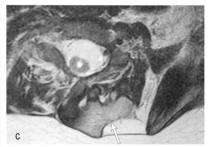
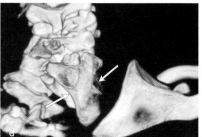

图 1.34 Klippel-Feil 畸形和 Sprengel 畸形(高位肩胛畸形)的 13 岁女孩。(**a**)AP 位平片显示畸形肩胛,肩胛呈异常高位内收位(↑);(**b**)矢状面 T2WI 和(**c**)横断面 T2WI 显示累及 C4~C7 椎体和肩胛骨内侧缘及脊椎棘突间肩椎骨的 Klippel-Feil 节段性异常(↑);(**d**)肩椎骨(↑)在 VR 重建的斜矢状位 CT 上呈三角形

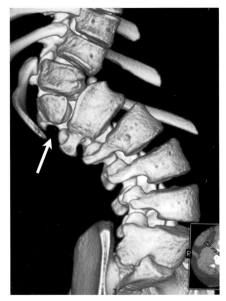

图 1.35 11 岁女孩。冠状位 VR 重建 CT 显示右侧半椎体(↑),伴旋转性脊柱侧弯

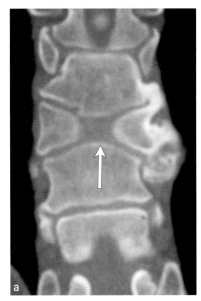
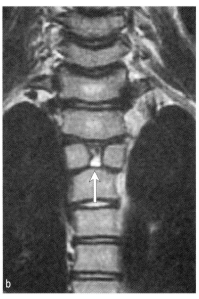

图 1.36 两例不同患者。(a)冠状面 CT 和(b)冠状面 T2WI 显示对称性半椎体,椎体正中矢状部分的高度压缩,伴邻近椎体正中矢状压缩变形(↑)-蝴蝶椎

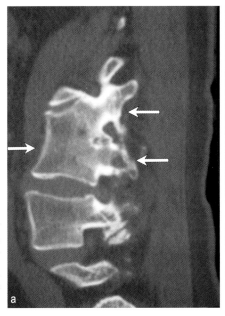
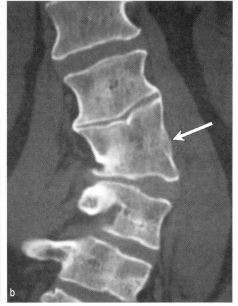

图 1.37 三椎弓根椎导致的脊柱侧弯患者。(a)矢状面和(b)冠状面 CT 可见楔形椎体含有扩大的左侧 2 个椎弓根(↑)及 1 个椎弓根位于缩短的一侧,伴缩短椎弓根侧的邻近椎体变形

表 1.1(续) 脊髓或椎骨的先天性和发育性异常

病变	影像学表现	点评
隐性脊柱裂 (图 1.38)	近中线椎板未融合的轻微缺损,无脊髓内容物通过缺损延伸出来。最常见于 S1 水平,其他部位包括 C1、C7、T1 和 L5	背侧椎弓(板)中线融合失败导致的轻度异常,通常是一种良性正常变异
开放性脊柱裂(囊肿性脊柱裂) (图 1.39)	椎弓板未融合区宽大的缺损,通过该缺损脊髓内容物向背侧延伸(脊髓膨出、脊髓脊膜膨出、脊膜膨出、脂肪脊髓膨出、脂肪脊髓脊膜膨出和脊髓囊肿)	通常伴发显著的临床表现,与神经管缺损严重度和类型相关

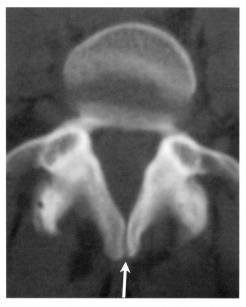

图 1.38　横断面 CT 显示椎板未融合形成中线缺损(↑)的隐性脊柱裂

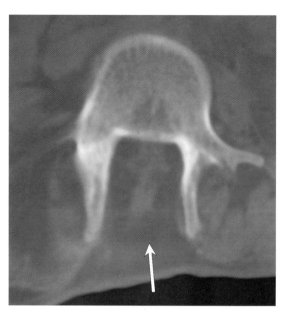

图 1.39　手术修复后脊髓突出患者横断面 CT 显示开放性脊柱裂,可见椎板未融合区较大的缺损(↑)

表 1.1(续)　脊髓或椎骨的先天性和发育性异常

病变	影像学表现	点评
尾部退化综合征 (图 1.40,图 1.41 和图 1.42)	骶骨/尾骨部分或完全的发育不良,±下段胸腰椎受累。对称性骶骨发育不全>腰椎发育不全>腰椎发育不全伴髂骨融合>单侧骶骨发育不全。最低正常椎体水平以下的硬脊膜和椎管显著狭窄,±脊髓脊膜膨出、脊髓纵裂、脊髓栓系、终丝增厚和脂肪瘤	与椎管形成和退化分化失败有关的先天畸形,导致部分骶骨发育不全和/或远端胸腰部发育不全,±伴发其他异常,如肛门闭锁、肛门直肠闭锁/狭窄、生殖器畸形和肾发育不良,±远端肌无力、瘫痪、下肢发育不良、感觉缺陷、括约肌松弛和神经源性膀胱。轻型可无临床相关性
椎弓根缩短-先天性/发育性椎管狭窄 (图 1.43)	狭窄的硬膜囊前后径小于 10 mm,主要是由于椎弓根发育性缩短所致。可发生于一个或多个椎体水平	发育性变异伴有潜在性倾向,易于发生脊髓创伤性损伤或椎间盘突出和变性改变导致的早期症状性椎管狭窄

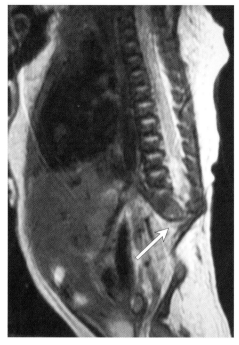

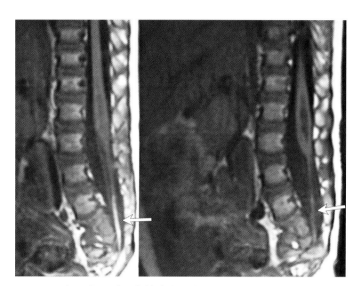

图 1.40 新生儿矢状面 T2WI 显示腰椎、骶骨和尾骨发育不全的严重尾端退化(↑)。显著狭窄的硬膜囊和椎管低于正常最低的椎体水平

图 1.41 新生儿尾端退化综合征的矢状面 T1WI 显示骶骨下段和尾骨发育不全,以及含有远端瘘管的脊髓栓系,与增厚的终丝脂肪相连

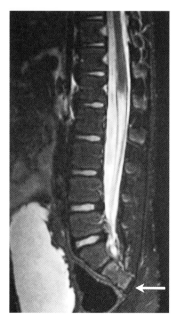

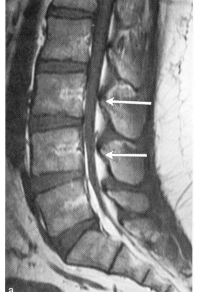

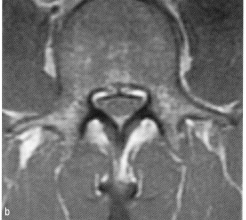

图 1.42 矢状面脂肪抑制 T2WI 显示尾部退化伴有下面 3 个骶椎和尾椎的发育不全(↑)。该患者低位脊髓未拴系

图 1.43 25 岁男性。矢状面 T1WI(a)和横断面 T1WI(b)显示 L3 和 L4 椎体发育性短椎弓根,导致该水平椎管狭窄(↑)

表 1.1(续) 脊髓或椎骨的先天性和发育性异常

病变	影像学表现	点评
脊柱遗传性发育异常		
软骨发育不全 (图 1.44)	**椎体异常**包括椎体的缩短和扁平,±一个或多个椎体前部楔形变,以及伴有椎管狭窄的椎弓根缩短 **颅椎交界处异常**包括小的枕骨大孔、枕骨基底部发育不全、牙形发育不全、颅底凹陷症、C1 后弓肥大、扁平颅底和寰枕关节脱位	常染色体显性软骨成骨形成减少的肢根型侏儒。最常见的非致死性骨发育不良和肢根型侏儒,发病率为 1/15 000 活婴。超过 80%~90% 的病例为染色体 4p16.3 上编码成纤维细胞生长因子受体 3 (FGFR3)基因的自发性突变所致。典型的突变发生在父系的染色体,并与父亲年龄的增长相关。突变基因削弱了软骨成骨形成和长骨的纵向延长
神经纤维瘤病 I 型 (图 1.45)	**CT:**神经纤维瘤为卵圆形或梭形的低-等密度病灶,增强可有强化。病变通常侵蚀邻近骨。硬膜发育不良/扩张,通常伴椎体背侧缘扇形变、椎间孔和骶孔神经鞘的扩张、侧向的脊膜膨出 **MRI:**神经纤维瘤为局限性或分叶状硬膜外、硬膜内或硬膜内外的病变,T1WI 上呈低-中等信号,T2WI 呈中等-高信号,有显著强化。大病灶显示 T2WI 高信号和不均匀强化。硬膜发育不良的表现包括含脑脊液的硬膜扩张侵蚀邻近椎体、侧向的脊膜膨出	常染色体显性遗传疾病(1/2 500 的新生儿)是由染色体 17q11.2 神经纤维瘤蛋白基因的突变所致。代表了最常见的神经皮肤综合征类型,伴发中枢和周围神经系统的肿瘤(视神经胶质瘤、星形细胞瘤、丛状和孤立的神经纤维瘤)及皮肤病变(牛奶咖啡班、腋窝和腹股沟的雀斑),也可伴发脑膜和颅骨发育不良、虹膜错构瘤(Lisch 结节)。硬膜发育不良/扩张可累及多节段椎体水平,也可发生马方综合征
马方综合征 (图 1.46)	**CT:**硬膜扩张,通常伴椎体背侧缘扇形变,椎间孔和骶孔神经鞘的扩张和侧向的脊膜膨出 **MRI:**表现为硬膜扩张,包括含脑脊液的硬膜扩张导致邻近椎体的侵蚀改变,前方和侧向的脊膜膨出	常染色体显性遗传疾病,是由染色体 15 上的原纤蛋白-1 基因突变引起,导致结缔组织异常。患病率为 1/10 000。临床表现包括主动脉根部扩张、主动脉夹层或破裂、眼球晶状体脱位和硬膜扩张。硬膜扩张被定义为硬膜囊扩大,通常伴发神经根袖通过椎间孔疝出。硬膜扩张除了发生在神经纤维瘤病 I 型和马方综合征,也可发生在 Ehlers-Danlos 综合征、强直性脊柱炎和创伤

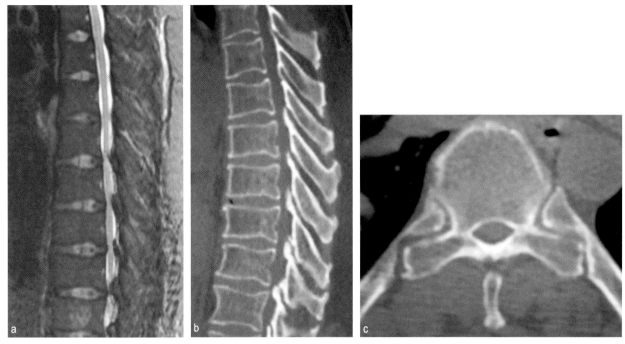

图 1.44 41 岁男性,软骨发育不良。矢状面脂肪抑制 T2WI(a)、矢状面(b)和横断面(c)CT 图像显示缩短和扁平的椎体及缩短的椎弓根,导致严重的多水平椎管狭窄

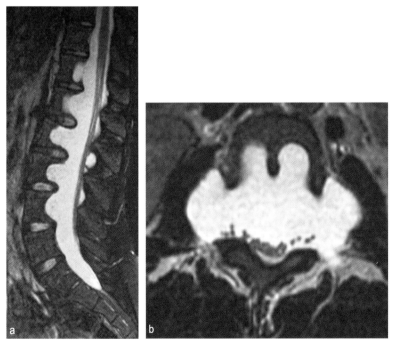

图 1.45 28 岁女性,神经纤维瘤病 I 型。矢状面脂肪抑制 T2WI(a)和横断面 T2WI(b)显示硬膜发育不良/扩张,表现为椎体背侧缘扇形变和侧向的脊膜膨出

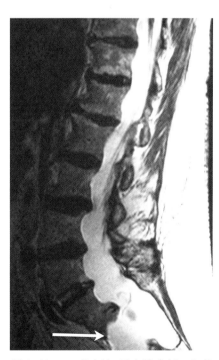

图 1.46 67 岁女性,马方综合征。矢状面 T2WI 显示骶骨前部的脊膜膨出(↑),伴腰椎椎体背侧轻度扇形变

表 1.1(续) 脊髓或椎骨的先天性和发育性异常

病变	影像学表现	点评
黏多糖病(MPS) (图 1.47 和图 1.48)	**MRI**:发育不全/发育不良的齿状突(高度减低,宽基底伴尖端扁平)和 C1~C2 水平邻近齿状突的软组织增厚,T1WI 显示低-中等信号。最常见于家族性骨营养不良(Morquio 综合征,MPS Ⅳ 型)和 Hurler 综合征(MPS Ⅰ 型),可导致椎管狭窄,楔形椎体伴前部鸟嘴样改变(中央=Morquio;前下=Hurler/ Hunter),椎体变短,椎间盘变宽,椎管狭窄,锁骨增厚,桨状肋骨,耻骨联合增宽,髂骨扩展,股骨颈增宽,股骨头缺失,髋外翻,掌骨缩短,马德隆畸形,以及长骨骨干扩大。骨髓的 MRI 信号可在正常范围内,或在 T1WI 上轻度降低和/或在 T2WI 上轻度升高	由特定溶酶体酶缺陷引起黏多糖(GAG)代谢的遗传性疾病。MPS Ⅰ(Hurler-Scheie 综合征)=α-L-艾杜糖苷酸酶缺陷;MPS Ⅱ(Hunter 综合征)=X 连锁艾杜糖醛酸-2-硫酸酯酶缺陷;MPS Ⅲ(Sanfilippo A、B、C、D)=常染色体隐性遗传的分解硫酸乙酰肝素酶缺陷;MPS Ⅳ(Morquio 综合征)=常染色体隐性遗传半乳糖 6-硫酸酯酶缺陷(A 型 Morquio 综合征)或 β-半乳糖苷缺陷(B 型 Morquio 综合征);MPS Ⅵ(Maroteaux-Lamy 综合征)=常染色体隐性遗传的 N-乙酰半乳糖胺-4-硫酸酯酶缺陷;MPS Ⅶ(Sly 综合征)=常染色体隐性遗传的 β-葡萄糖苷酸酶缺陷;MPS Ⅸ=透明质酸酶缺陷。这些疾病的特征是 GAGs 积聚于溶酶体、细胞外间质、关节液和结缔组织内,导致轴突丧失及脱髓鞘。治疗包括酶替代和骨髓移植
脊柱干骺端发育不良(SMD) (图 1.49)	**脊柱**:脊柱后突侧弯,寰枢椎不稳,椎体前缘呈圆形的扁平椎,椎体较椎弓根更宽("过度椎弓根"),下腰椎椎弓根间距变窄,+椎体后部无定形骨化 **管状骨**:干骺端发育不良发生于超过 5 岁的儿童,通常累及股骨近端,其他骨不定。股骨颈缩短,干骺端不规则和硬化,伴髋内翻,±股骨骨骺不规则,±干骺端连接处透亮带 **扁骨**:髂骨缩短呈正方形,髋臼呈水平形	SMD 是一种累及椎骨和四肢骨干骺端的多组骨发育不良。最常见的类型是 Kozlowski 型(SMD-K),通常是一种常染色体显性遗传型,包含 *TRPV*4 基因突变。*TRPV*4 基因正常编码成骨细胞和破骨细胞的钙-可渗透性阳离子通道。其他含 *TRPV*4 基因的突变与其他骨骼发育不良有关,如短脊柱畸形和变形性骨发育不良、扭伤性肢体骨发育不良、脊柱干骺端发育不良 Maroteaux 型、家族性手指关节病。SMD-K 型发生率为 1/100 000。导致侏儒症(成人身高<140 cm)。患者出生时表现正常,但在 1~4 岁时表现出鸭步。临床表现包括身材矮小、短躯干和短宽的胸部

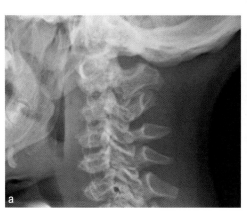

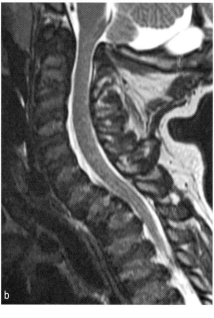

图 1.47 9 岁男孩,家族性骨营养不良。X 线侧位片(a)和矢状面 T2WI(b)显示楔形椎体前部中央鸟嘴样改变,椎体高度降低和椎间盘增宽

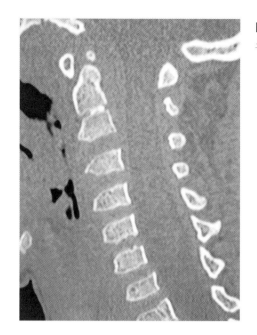

图 1.48　10 岁男孩，Hurler-Scheie 综合征（黏多糖累积病 Ⅰ 型）。矢状面 CT 显示楔形椎体伴前部鸟嘴样改变，椎体高度降低，椎间盘增宽

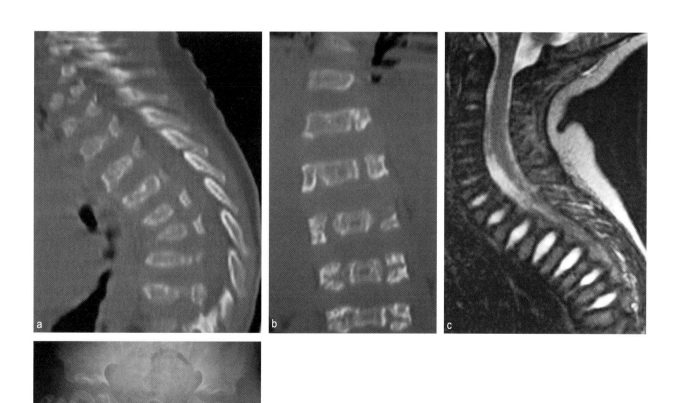

图 1.49　1 岁女孩，脊髓干骺端发育不良。矢状面(a)、冠状面 CT(b)和矢状面 T2WI(c)显示脊柱后凸侧弯和扁平椎。相对于椎体高度而言椎间盘较厚。(d)为同一患者 4 年后前后位平片显示双侧股骨近端干骺端发育不良（在 5 岁以上的儿童中可观察到）、股骨颈缩短、干骺端形态不规则和硬化、髋内翻和骨骺不规则

1.2 颅颈交界区异常

颅颈交界包含枕骨、C1 和 C2 椎体和连接韧带。枕骨-寰椎(C0～C1)连接和寰椎-枢椎(C1～C2)关节与下方的颈椎不同。由于有枕骨-寰椎连接,枕骨髁位于沿 C1 侧块的上关节面。这种结构允许 20°的屈伸运动而限制轴旋转和侧屈。由于有 C1～C2 关节,在 C1 关节前弓背面的小圆形关节(齿状突凹)位于齿状突前缘。这种结构允许颅骨和寰椎作为一体围绕齿状突的椎体轴做侧向旋转,位于颅颈交界部的韧带包括翼状韧带、横韧带和尖韧带(**图 1. 50** 和 **图 1.51**)。翼状韧带连接齿状突侧缘与 C1 侧块和枕骨大孔内侧缘,翼状韧带限制了寰枢椎旋转。横韧带从齿状突后方 C1 侧向关节突内侧的结节向内延伸,使齿状突与 C1 前弓保持稳定。横韧带是十字形韧带的水平部分,其也具有从横韧带向上延伸至斜坡且向下延伸至齿状突后面的纤维。尖韧带(齿状突韧带)从齿状突上缘延伸至枕骨大孔前缘。覆膜是从连接 C2 体部和枕骨(颈静脉结节和颅底)的后纵韧带向上延伸。在 C2 水平之上,腹膜与硬膜融合。前后寰枕膜是黄韧带向上的延伸。

寰枕联合

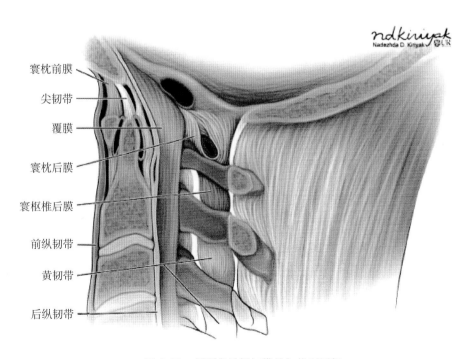

寰枕前膜
尖韧带
覆膜
寰枕后膜
寰枢椎后膜
前纵韧带
黄韧带
后纵韧带

图 1.50 颅颈交界部韧带的矢状观图解

内部颅颈韧带

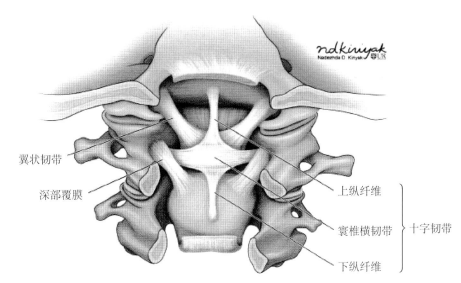

翼状韧带

深部覆膜

上纵纤维

寰椎横韧带 ⎫
⎬ 十字韧带
下纵纤维 ⎭

图 1.51 十字韧带、翼状韧带和覆膜背侧的后面观图解

- 先天性和发育性
  -枕骨基底发育不良
  - chiari Ⅰ畸形
  - chiari Ⅱ畸形
  - chiari Ⅲ畸形
  -第三髁
  -寰枕同化/未分段
  -寰椎畸形
  -游离齿状突
  -软骨发育不全
  -唐氏综合征(21-三体综合征)
  - Ehlers-Danlos 综合征
  -黏多糖病
  -成骨不全
  -神经肠源性囊肿
  -颅内脊索细胞瘤
- 骨软化症
  -肾性骨营养不良/继发性甲状旁腺功能亢进
  - Paget 病
  -骨纤维异常增殖症
  -造血系统疾病
- 外伤性损伤
  -颅底骨折
  -寰枕关节脱位
  - Jefferson 骨折(C1)

  - Hangman 骨折(C2)
  -齿状突骨折(C2)
- 炎症
  -骨髓炎/硬膜外脓肿
  -朗格汉斯细胞组织细胞增生症
  -风湿性关节炎
  -焦磷酸钙沉积病(CPPD)
- 恶性肿瘤
  -转移性肿瘤
  -骨髓瘤
  -脊索瘤
  -软骨肉瘤
  -鳞状细胞癌
  -鼻咽癌
  -腺样囊性癌
  -侵袭性垂体瘤
- 良性肿瘤
  -脑膜瘤
  -神经鞘瘤
  -神经纤维瘤
- 肿瘤样病变
  -表皮样囊肿
  -蛛网膜囊肿
  -大枕大池

表 1.2　颅颈交界区异常

病变	影像学表现	点评
先天性和发育性异常		
枕骨基底发育不良 （**图 1.52**）	斜坡下部发育不良导致原发性颅底凹陷症。导致齿状突超过 Chamberlains 线（MRI 矢状位上硬腭与枕骨大孔后缘之间的连线）5 mm。同时导致斜坡-椎管角的角度低于正常的 150°～180°,±脊髓瘘管形成	斜坡下部是枕骨（枕骨基底）的一部分,由 4 个融合的生骨节组成。一个或更多生骨节形成的失败导致斜坡缩短和原发性颅底凹陷（齿状突延伸超过 Chamberlains 线＞5 mm）,可伴发枕骨髁发育不良。枕骨髁从起源于第四枕骨生骨节的前寰椎腹侧段发育而来
Chiari Ⅰ畸形 （**图 1.53**）	成人小脑扁桃体低于枕骨大孔超过 5 mm,＜10 岁的儿童为 6 mm。20%～40%患者发生脊髓空洞积水症,25%发生脑积水,25%病例发生扁平颅底。少数伴发 Klippel-Feil 畸形和寰椎枕化	小脑扁桃体异位,中枢神经系统最常见的畸形,不伴发脊髓脊膜膨出
Chiari Ⅱ畸形 （**图 1.54**）	位置较低的小脑蚓部通过扩大的枕骨大孔,伴发颈髓的弯曲。几乎所有患者均伴有脊髓脊膜膨出,通常发生在腰骶部。常见脑积水和脊髓空洞症。侧脑室后部扩张（空洞脑）。颅骨内板可见多发扇形变（颅盖缺裂）,但通常在 6 月后退化	累及大脑、小脑、脑干、脊髓、侧脑室、颅骨和硬脑膜的复杂畸形 胎儿神经嵴正常发育的失败导致中枢神经系统多部位的发育变化。Chiari Ⅱ中可发生膜化颅骨/颅盖的发育不良（指颅盖缺裂、陷窝样颅骨或颅骨陷窝）,伴多灶性颅骨内板的变薄,源于异常胶原发育和骨化引起的非骨化性纤维骨
Chiari Ⅲ畸形	Chiari Ⅱ伴低位枕部或高位颈部的脑膨出	罕见畸形,死亡率高
第三髁 （**图 1.55**）	位于缩短的枕骨基底下部与齿状突/寰椎之间的小骨	第三髁,或第三枕骨髁,来源于最低的第四生骨节（前寰椎）与斜坡邻近部分的融合缺失。第三枕骨髁可与 C1 前弓和/或齿状突形成假关节,可伴发运动范围的减低

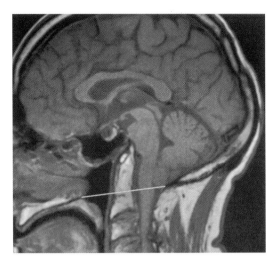

图 1.52　矢状面 T1WI 显示枕骨基底发育不良,齿状突向颅内延伸超过 Chamberlain 线 5 mm

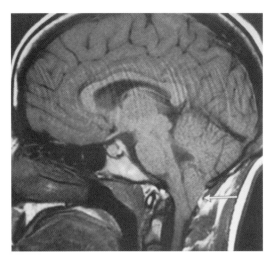

图 1.53　19 岁女性。矢状面 T1WI 显示 Chiari Ⅰ 畸形伴小脑扁桃体(↑)向下延伸低于枕骨大孔和 C1 椎体后弓水平。第四脑室正常

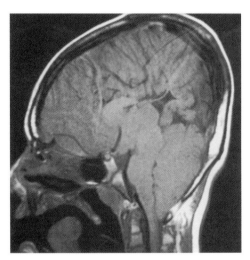

图 1.54　Chiari Ⅱ 畸形。矢状面 T1WI 显示缩小的后颅窝及扩大的枕骨大孔,小脑通过枕骨大孔向下延伸。第四脑室正常形态消失,亦可见胼胝体后部发育不良

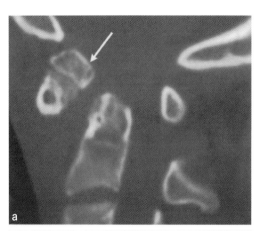

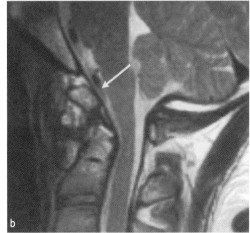

图 1.55　第三髁,16 岁男性。矢状位 CT(a)和矢状位 T2WI(b)显示缩短的枕骨基底下部与齿状突/寰椎之间的小骨(第三髁)(↑)

表 1.2(续) 颅颈交界区异常

病变	影像学表现	点评
寰枕同化/未分段 (图 1.56)	通常可见枕骨髁与 C1 前弓、后弓和单侧或双侧侧块的融合,或上述联合出现,±伴发先天异常,发生于 20% 的病例,如外耳畸形、腭裂、C2~C3 未分段和/或颈肋	累及颅颈交界区最常见的先天性骨异常。枕骨髁(第四枕骨生骨节)和 C1 椎骨(第一颈生骨节)分段失败,可伴发 C1~C2 不稳
寰椎畸形 (图 1.57 和图 1.58)	C1 后弓单侧或双侧发育不良/不发育。C1 亦可见裂隙,最常见于后弓的中线部位	脊柱的第一个生骨节形成寰椎,而前寰椎的尾侧部分形成侧块和后弓的上部。畸形包括 C1 不发育,或后弓部分不发育或发育不良,±寰枢椎半脱位。另一累及 C1 更常见的畸形为脊柱裂,软骨形成发育缺损导致的寰椎裂。裂隙最常发生在后弓中线部位(>90%),其次为侧裂和前裂
游离齿状突 (图 1.59 和图 1.60)	独立且具有皮质的骨结构,位于低于颅底并高于 C2 椎体且在正常齿状突预期的位置,通常伴发 C1 前弓扩大(有时大于邻近的游离齿状突)。当游离齿状突和 C2 椎体的间隙高于上关节面而低于横韧带时可导致不稳	独立且具有皮质的骨结构,位于低于颅底并高于 C2 椎体且在正常齿状突预期的位置,通常伴发 C1 前弓肥大,±十字韧带不全/不稳(± 脊髓内 T2WI 上高信号区)。游离齿状突可伴发 Klippel-Feil 畸形、脊椎骨骺发育不全、唐氏综合征和 Morquio 综合征。游离齿状突被认为是一种正常变异或来源于儿童期损伤(1~4 岁),伴齿状突和寰椎椎体之间软骨板的骨折/分离
软骨发育不全 (图 1.61)	颅盖、颅骨穹隆扩大,伴缩小的颅底和缩窄的枕骨大孔。颈髓性脊髓病和/或脑积水源于缩窄的枕骨大孔。颅后窝变浅,颅底孔发育不良。小颈静脉孔可限制脑的静脉血流。其他表现包括短宽的肋骨、正方形的髂骨、香槟酒瓶样骨盆入口以及累及多个椎骨的短椎弓根、先天性椎管狭窄	常染色体显性肢根侏儒导致软骨内骨形成异常减少。最常见的非致死性骨发育不良和短肢侏儒,发生率为 1/15 000 活婴。超过 80%~90% 为位于染色体 4p16.3、累及编码纤维母细胞生长因子受体 3(FGFR3)基因的自发性突变。典型的突变发生于父系染色体,并与父系年龄增加有关。突变基因损害软骨内骨形成和长骨的纵向生长

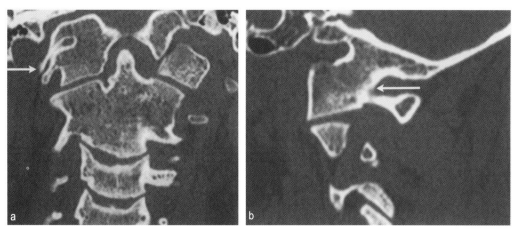

图 1.56 冠状面 CT(**a**)和矢状面 CT(**b**)显示累及右侧枕骨髁和 C1 椎骨右侧块的单侧未分段(同化)，亦可见累及 C2 和 C3 椎骨的未分段(Klippel-Feil 畸形)

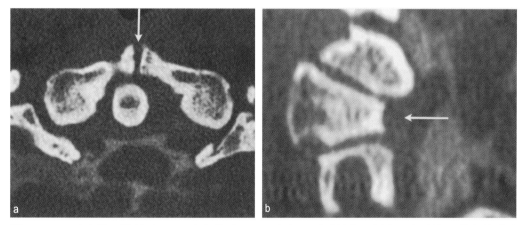

图 1.57 58 岁女性。横断面 CT(**a**)和矢状面 CT(**b**)显示 C1 后弓缺失(**b** 图↑);亦可见 C1 前部的裂隙(**a** 图↑)

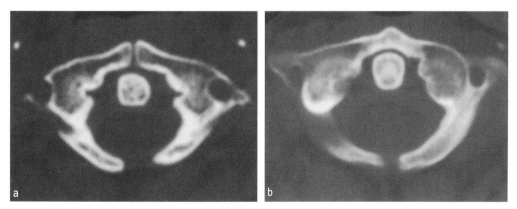

图 1.58 寰椎畸形。(**a**)13 岁女性，横断面 CT 显示 C1 后弓和前弓均受累及的裂隙;(**b**)30 岁女性，横断面 CT 显示 C1 后部的裂隙

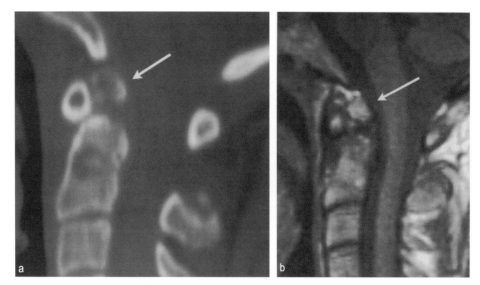

图 1.59 38 岁女性,游离齿状突。矢状面 CT(a)和矢状面 T1WI(b)显示位于颅底下方与 C2 椎体和齿状突下部之上的皮质骨结构。游离齿状突通常伴发 C1 前弓的增大(有时大于邻近的游离齿状突)

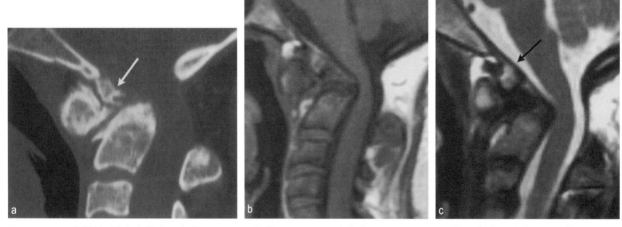

图 1.60 16 岁男性,游离齿状突。矢状面 CT(a)、矢状面 T1WI(b)和矢状面 T2WI(c)显示位于颅底下方与 C2 椎体上方的骨皮质结构(a 和 c 图↑)。增大的 C1 前弓大于邻近的游离齿状突,可见斜坡椎管角度异常减小

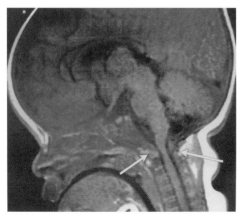

图 1.61 8 周女孩,软骨发育不全。矢状面 T1WI 显示严重狭窄的枕骨大孔使上颈髓凹陷(↑),颅后窝变浅

表 1.2(续)　颅颈交界区异常

病变	影像学表现	点评
唐氏综合征(21-三体综合征)（图 1.62）	C1 前弓和齿状突上部前缘的间隔超过 5 mm 且椎管狭窄,±脊髓凹陷	常见的遗传病,活产儿中发生率 1/733。可伴发寰枕不稳(高达 60%)或寰轴不稳(高达 30%)。可由于韧带松弛所致,±伴发永存软骨结合,C1 后部脊柱裂和游离齿状突(6%)
Ehlers-Danlos 综合征	C1 前弓和齿状突上部前缘的间隔超过 5 mm 且椎管狭窄,±脊髓凹陷	基因突变累及胶原蛋白的形成或处理,导致寰轴关节的韧带松弛

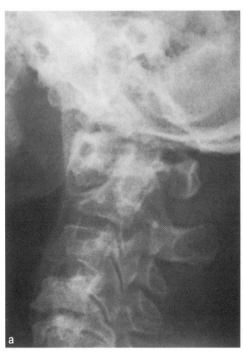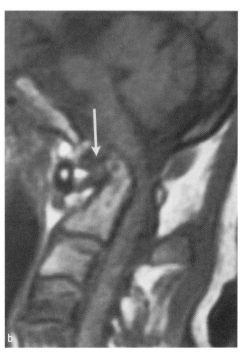

图 1.62　46 岁女性,唐氏综合征。侧位平片(a)和矢状面 T1WI(b)显示 C1 前弓和齿状突上部前缘的分隔(↑)超过 5 mm,导致椎管的狭窄和腹侧脊髓凹陷

表 1.2(续) 颅颈交界区异常

病变	影像学表现	点评
黏多糖病(MPS) (图 1.63)	**MRI**:发育不全/发育不良的齿状突(高度减低,宽基底伴尖端扁平),C1~C2 水平邻近齿状突的软组织增厚,在 T1WI 和 T2WI 上呈低-中等信号。最常见于 Morquio 综合征(IV 型)和 Hurler 综合征(I 型)。可导致椎管狭窄。表现包括楔形变的椎体伴有前缘喙状突出(中部突出=Morquio 病;前后突出=Hurler 病/Hunter 病)、椎体的高度降低、椎间盘增宽、椎管狭窄、锁骨增厚、桨状肋、耻骨联合增宽、喇叭形髂骨、股骨颈增宽、±股骨头缺如、髋外翻、掌骨缩短、马德隆畸形和长骨骨干增宽。骨髓 MRI 信号可在正常范围内,或在 T1WI 上轻度降低和/或在 T2WI 上轻度升高	由特定溶酶体酶缺陷引起的遗传性黏多糖分解代谢紊乱。MPS I 型(Hurler,Scheie 综合征)=α-L-艾杜糖醛酸苷酶缺乏症;MPS II 型(Hunter 综合征)=X 连锁艾杜糖醛酸-2-硫化酶缺乏症;MPS III 型(Sanfilippo A,B,C,D 综合征)=硫酸乙酰肝素分解酶的常染色体隐性缺陷;MPS IV(Morquio 综合征),N-乙酰半乳糖-6-硫酸酶的常染色体隐性缺陷;MPS VI(Maroteaux-Lamy 综合征)=N-乙酰半乳糖-4-硫脂酶的常染色体隐性缺陷;MPS VII(Sly 综合征)=β-葡糖醛酸酶的常染色体隐性缺陷;而 MPS IX=透明质酸酶缺乏症。这些疾病特征为溶酶体、细胞外基质、关节液和结缔组织的黏多糖累积,导致轴突的脱失和脱髓鞘。治疗包括酶代替疗法和骨髓移植
成骨不全(OI) (图 1.64)	弥漫性骨质减少,颅底骨化减少伴微小骨折,枕骨髁内折,后颅窝抬高,齿状突向上移入枕骨大孔,导致颅底凹陷症(继发性颅底凹陷)	也被称为"脆骨病",成骨不全(OI)有 4~7 种类型。OI 是一种遗传性疾病,伴有异常的 I 型纤维胶原蛋白产生和骨质疏松症,源于 17q21.31-q22.05 染色体的 COL 1A1 基因突变和染色体 7q22.1 上的 COL 1A2 基因突变。成骨不全导致易于发生反复微骨折和重塑的倾向。IV 型最常见,伴发颅椎交界区的异常
神经肠源性囊肿 (图 1.65)	**MRI**:边界清晰、椭圆形的硬膜内轴外病变,在 T1WI、T2WI 和 FLAIR 上呈低、中等或高信号,通常无强化 **CT**:局限性的硬膜内轴外呈低-中等密度的结构,通常无强化	神经肠源性囊肿是一种畸形,是位于腹侧内胚层和背侧外胚层之间的永存交通,继发于脊索和前肠分离发育失败。背侧肠窦的部分闭塞可导致内衬内皮的囊肿、纤维束或窦道。见于<40 岁的患者。部位:胸椎>颈椎>颅后窝>颅颈交界>腰椎。通常位于中线部位,且通常位于脊髓或脑干的腹侧,可伴发邻近椎体和斜坡的异常
颅内脊索细胞瘤	**MRI**:1~3 cm 大小的局限性病变,T1WI 上呈低信号,FLAIR 上呈中等信号,T2WI 上呈高信号。典型者无强化 **CT**:典型病变呈低密度,±邻近骨的重塑/侵蚀,±小的钙化骨柄	凝胶状组织组成的先天性良性错构瘤,由来源于异位退化脊索的空泡细胞巢构成。尸体解剖的发生率为 0.5%~5%。通常位于桥前池内斜坡背侧和鞍背的硬膜内,位于上颈椎背侧或骶骨罕见。作为硬膜外病变发生者罕见。来源于异位脊索遗迹或来源于斜坡背侧硬膜外的脊索通过邻近硬膜延伸进入蛛网膜下腔。典型者无症状,可在 20~60 岁的患者中偶尔发现

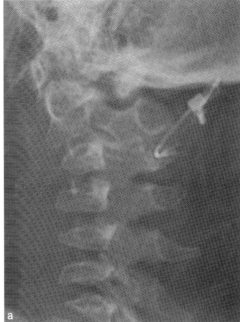
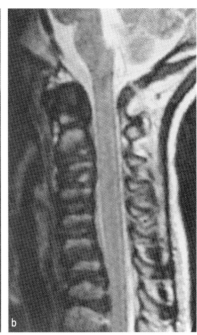

图 1.63 9 岁男性，Morquio 型黏多糖病。(a)侧位平片显示前缘呈喙状的楔形椎体；(b) 矢状面 T2WI 显示在 C1～C2 水平邻近齿状突的增厚软组织呈低-中等信号

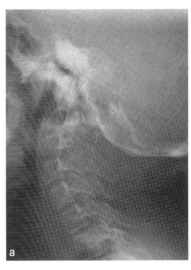
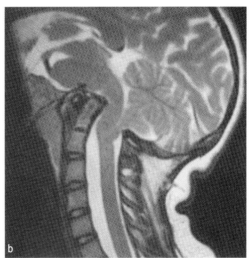

图 1.64 15 岁女性，成骨不全。(a)侧位平片显示弥漫性骨质减少和颅底凹陷症；(b) 矢状面 T2WI 显示齿状突向上延伸入颅内，使脑桥延髓交界区凹陷

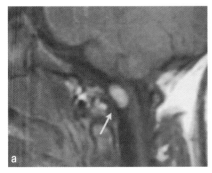
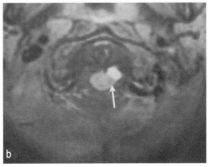
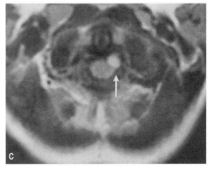

图 1.65 位于 C1～C2 水平左侧硬脊膜前方的硬膜内神经肠源性囊肿。囊肿在矢状面 T1WI(a)(↑)和横断面脂肪抑制 T1WI(b)(↑)上呈高信号，在横断面 FLAIR(c)(↑)上呈高信号。病变在脂肪抑制 T1WI 上的高信号与囊性病灶内液体的蛋白质成分增多有关

表 1.2(续) 颅颈交界区异常

病变	影像学表现	点评
肾性骨营养不良/继发性甲状旁腺功能亢进 (图 1.68)	**CT:**骨小梁吸收呈盐和胡椒样表现,源于骨溶解和骨硬化的混合,纤维囊性骨炎,皮质变薄,小梁增粗和溶骨性病变/棕色瘤。另一种模式是磨玻璃样表现伴有皮髓质边界的模糊 **MRI:**T1WI 和 T2WI 上的低信号对应于骨硬化区。T2WI 上局限性的高信号区可源于溶骨性病变或棕色瘤	与肾衰竭/终末期肾病有关的继发性甲状旁腺功能亢进比原发性甲状旁腺功能亢进更为常见。发生于骨的成骨性和破骨性变化可见于继发性甲状旁腺功能亢进(与异常维生素 D 代谢有关的终末期肾病中继发于低钙血症的甲状旁腺增生)和原发性甲状旁腺功能亢进症(甲状旁腺腺瘤或增生引起的 PTH 过度分泌)。可导致骨软化引起的病理骨折。与继发性甲状旁腺功能亢进不同的是,在原发性甲状旁腺功能亢进中,弥漫性或斑片状骨质硬化很少发生。棕色瘤在原发性甲状旁腺功能亢进中比继发性更为常见
Paget 病 (图 1.66)	累及颅骨的膨胀硬化/溶解过程 **CT:**病变通常呈混合中等和高密度。颅骨骨髓与内外板之间的边界不规则/模糊不清 **MRI:**MRI 特征根据疾病分期的不同而不同。大多数累及颅骨和椎骨的病例是晚期或非活动期。表现包括骨质扩张和皮质增厚,在 T1WI 和 T2WI 上呈低信号。增厚皮质的内侧边缘可以是不规则和模糊的。T1WI 和 T2WI 上的低信号区可见于板障的骨髓内,继发于增厚的骨小梁。Paget 病在晚期或非活动期可以有类似于正常骨髓的信号,含有小片脂肪信号区,有继发于硬化区的 T1WI 和 T2WI 上低信号,有脂肪抑制T2WI 上的高信号区,是由水肿或持续性的纤维血管组织所引起,或有前述的不同组合	Paget 病是一种慢性骨骼疾病,其内有无序的骨吸收和网织状的骨形成,导致骨性畸形。副粘病毒可能是病原体。高达66%的 Paget 病患者是多骨型。Paget 病伴发继发性肉瘤样变的风险不足 1%。2.5%～5%发生于 55 岁以上白种人中,而 10%发生于 85 岁以上。可导致椎管和神经孔的狭窄,伴有颅神经受压和颅底凹陷,±脑干受压
骨纤维结构不良 (图 1.67)	**CT:**累及颅骨的病变通常伴有骨膨胀。相对而言,病变在平片和 CT 上的密度多样,取决于矿化程度和病变中骨小梁的数量。CT值范围为 70～400 HU。病变可呈磨玻璃样表现,继发于骨纤维结构不良中不成熟网织状骨的矿化骨小梁。不同厚度的硬化边界可见于部分或所有病变的周边 **MRI:**特征取决于骨板、胶原、梭形成纤维细胞、出血和/或囊性改变的比例。病变通常是边界清晰的,在 T1WI 上呈低或低-中等信号。在 T2WI 上,病变呈低、中等和/或高信号的不同组合,常被不同厚度的低信号环所包绕。少数病变中可见内部间隔和囊性变。骨膨胀常见。所有或部分病变可有不均匀、弥漫或周边的强化	良性骨髓质的纤维-骨性病变,最常见的是散发性。纤维结构不良累及单一部位称为单骨性(80%～85%),而累及多部位的称为多骨性纤维结构不良。源于原始骨到成熟板层骨正常重建过程中的发育障碍,其内伴有区域性的未成熟骨小梁。病灶不能正常矿化并可导致颅神经病变,是由颅神经孔狭窄、面部畸形、副鼻窦引流障碍及副鼻窦炎所引起。发病年龄<1～76 岁;75%发生于 30 岁之前。单骨性纤维结构不良的中位年龄 21 岁;多骨性纤维结构不良的平均年龄和中位数年龄在 8～17 岁。大多数病例在 3～20岁的患者中确诊

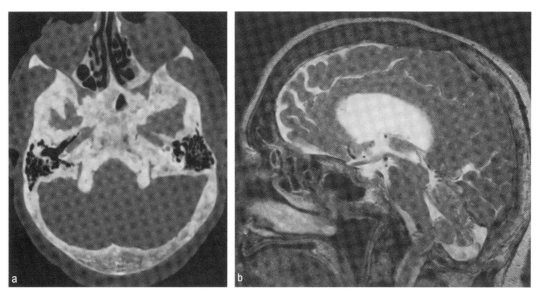

图 1.66 84 岁女性，累及颅骨的 Paget 病。**(a)**横断面 CT 显示中等、高密度混杂的弥漫性骨膨胀，伴骨髓与颅骨内外板内缘之间不规则/模糊的边缘。**(b)**矢状面 T2WI 显示骨膨胀、低信号的骨皮质增厚及低-中等不均匀信号的骨髓。可见颅底扁平畸形(扁平颅底)，继发于软化的畸形性骨炎样骨的重力效应

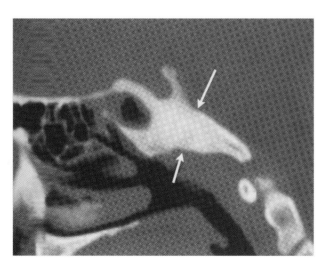

图 1.67 矢状面 CT 显示骨纤维结构不良导致的弥漫性斜坡硬化(↑)

表1.2(续)　颅颈交界区异常

病变	影像学表现	点评
造血异常	板障间隙扩大,伴有红骨髓增生及颅骨内外板的变薄。受累骨髓在 T1WI 和 T2WI 上呈相对于脂肪的轻到中度信号降低,在脂肪抑制 T2WI 上呈相对于肌肉的等到轻度高信号以及相对于脂肪的信号升高	与红系增生相关的板障间隙增厚由遗传性贫血所引起,如镰状细胞病、地中海贫血(珠蛋白生成障碍性贫血)和遗传性球形红细胞增多症。镰状细胞病是最常见的血红蛋白病,其中异常的血红蛋白 S 与其自身或其他血红蛋白如 C、D、E 或地中海贫血等类型结合。血红蛋白 SS,SC 和 S-地中海贫血患者具有最多的镰状红细胞。除了在镰状细胞病中可见骨髓增生外,也可发生骨梗塞和髓外造血。β-地中海贫血症是 β 血红蛋白链合成不足性疾病,导致红细胞的 α 链过多,引起造血功能和溶血的功能失常。β 链的减少可在主要类型(纯合子)为重度,在中间类型(杂合的)为中度,或在次要类型(杂合子)为轻度

创伤性病变

病变	影像学表现	点评
颅底骨折(图 1.68)	**CT:**骨折线,±骨折片错位,硬膜外或硬膜下血肿 **MRI:**骨折部位骨髓在 T1WI 上呈异常低信号、在 T2WI 上呈高信号,±受累脑干和/或脊髓在 T2WI 上呈异常高信号,±硬膜下血肿,±蛛网膜下腔出血	创伤性颅骨(颅盖和/或颅底)、枕骨髁、C1 和/或 C2 骨折可伴有创伤性的脑干和上脊髓损伤,硬膜外血肿、硬膜下血肿、蛛网膜下腔出血和 CSF 漏(鼻漏)
寰枕关节脱位(图 1.69)	**CT:**从斜坡底部到齿状突尖端之间距离的异常增加,采用斜坡底部-轴向间隙(BAI)和/或斜坡底部-齿状突间隙(BDI)。BAI 是从斜坡底部至 C2 椎体背侧表面划线之间的距离(正常成人的 BAI 范围是 −4～12 mm;对于儿童,则为 0～12 mm)。BDI 仅适用于 13 岁以上的患者,是从斜坡底部到齿状突尖端之间的距离(正常范围是 2～12 mm) **MRI:**翼状韧带和覆膜的断裂/撕裂伴有 T2WI 上呈高信号和关节囊肿胀	不稳定性损伤,枕部、C1 和上齿状突之间的翼状韧带和覆膜断裂,伴有或不伴有脑干和/或上脊髓的损伤。在儿童中更常见
Jefferson 骨折(C1)(图 1.70)	**CT:**C1 椎弓边缘毛糙的骨折,通常有多个骨折部位	C1 椎弓的压缩爆裂骨折,通常是稳定性的,但当横向韧带断裂或前弓粉碎时,可为不稳定性的。通常伴有其他颈椎的骨折
Hangman 骨折(C2)(图 1.71)	C2 双侧椎弓根骨折的断裂环使 C2 体部和 C2 后弓分离。颅骨、C1 和 C2 体部与 C3 相比向前移位	外伤性双侧椎弓根骨折引起的不稳定性损伤,通常源于过伸和牵引机制,伴有 C2 体部与 C2 后弓的分离。骨折可延伸到 C2 体部和/或通过横突孔引起椎动脉损伤/阻塞。通常伴有脊髓损伤

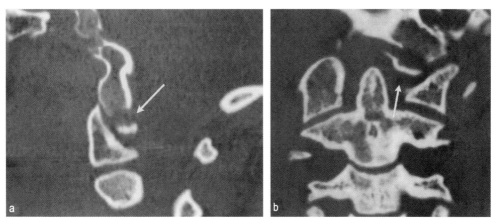

图 1.68　20 岁女性,矢状面 CT(**a**)和冠状面 CT(**b**)显示左侧枕骨髁的移位性骨折(↑)

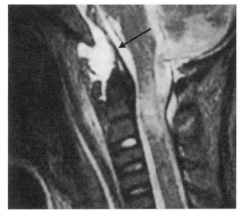

图 1.69　5 岁男孩,寰枕关节脱位。矢状面 T2WI 显示翼状韧带和覆膜的断裂(↑),伴有邻近异常高信号的液体以及代表严重损伤的脊髓和小脑异常高信号

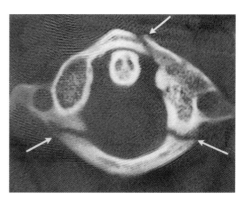

图 1.70　45 岁女性,Jefferson 骨折。横断面 CT 显示累及 C1 的三个骨折部位

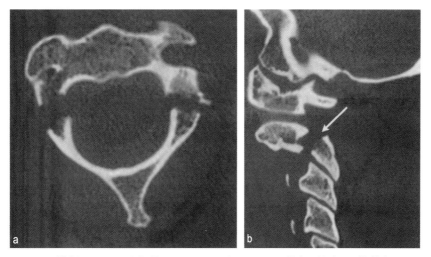

图 1.71　横断面 CT(**a**)和矢状面 CT(**b**)显示 Hangman 骨折,导致 C2 椎体与 C2 后弓分离的双侧椎弓根骨折

表 1.2(续)　颅颈交界区异常

病变	影像学表现	点评
齿状突骨折(C2) (图 1.72 和图 1.73)	Ⅰ型:横韧带以上齿状突上部的骨折(不稳定性),源于翼状韧带的撕裂 Ⅱ型:横行骨折穿过齿状突的下部(可能是不稳定性) Ⅲ型:倾斜骨折累及齿状突和C2椎体(通常是稳定性)	累及齿状突上部、中部和/或下部的创伤性骨折

感染

病变	影像学表现	点评
骨髓炎/硬膜外脓肿 (图 1.74)	**CT**:异常密度降低区,局灶性骨质破坏,±并发症,包括帽状腱膜下积脓、硬膜外积脓、硬膜下积脓、脑膜炎、脑炎、轴内脓肿和静脉窦血栓 **MRI**:在 T1WI 上呈低信号、T2WI 和脂肪抑制 T2WI 上呈高信号的区域,± DWI 上的高信号和 ADC 上的低信号。通常有不均匀强化,±邻近颅内脑膜和/或软脑膜强化,±脑组织/脓肿形成的异常 T2WI 高信号和强化	颅底和上颈椎骨髓炎(骨感染)可源于手术、外伤、另一感染源的血行播散或邻近部位感染的直接延伸,譬如蝶窦、鼻咽、口咽、岩尖气腔和/或乳突气房
朗格汉斯细胞组织细胞增生症 (图 1.75)	颅骨和/或椎体骨髓内单发或多发局限性的软组织病变,伴有局灶性骨质破坏/侵蚀并延伸至颅外或颅内和/或椎管内 **CT**:病变通常呈低-中等密度,+强化,±邻近硬膜的强化 **MRI**:病变通常在 T1WI 上呈低-中等信号,T2WI 和脂肪抑制(FS)T2WI 上呈混杂的稍高-高信号。病灶周围骨髓和软组织内通常可见继发于炎症改变的 T2WI 和 FS T2WI 上边界模糊的高信号区,髓内病灶和骨外软组织成分通常显示明显强化	网状内皮系统的疾病,由骨髓来源的树突状朗格汉斯细胞以局灶性病变或弥漫性方式浸润不同的器官。朗格汉斯细胞可见卵形或卷曲的细胞核偏心性位于浅色至嗜酸性的胞质内,病变通常由朗格汉斯细胞、巨噬细胞、浆细胞和嗜酸性粒细胞引起。病变具有 S-100、CD1a、CD207、HLA-DR 和 β2-微球蛋白免疫活性。<15 岁儿童的患病率为每 2/10 万;有 1/3 的病变发生于成人。局部性病灶(嗜酸性肉芽肿)可为颅骨内单发或多发,通常位于颅底。单发病灶在男性中比女性更常见,且常见于<20 岁的患者中。骨髓中组织细胞的浸润导致局灶性骨皮质的破坏,并延伸至邻近的软组织。多发病灶在<2 岁儿童中伴发于赖特勒-雪维病(淋巴结病和肝脾肿大),在 5~10 岁的儿童中伴发于韩-薛-克病(淋巴结病、眼内炎和糖尿病)

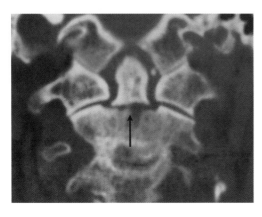

图 1.72　Ⅱ型齿状突骨折。冠状面 CT 显示通过齿状突下部的横行骨折

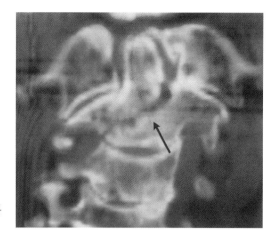

图 1.73 Ⅲ型齿状突骨折。冠状面 CT 显示累及 C2 齿状突和椎体的斜形骨折(↑)

图 1.74 59 岁女性,颅椎交界区化脓性脊髓炎和硬膜外脓肿。(a)矢状面脂肪抑制 T2WI 显示 C1 和 C2 椎体和下斜坡骨髓内异常高信号;(b)脂肪抑制 T1WI 上有相应的异常强化,可见周边强化的积液(硬膜外脓肿)使得 C1~C2 水平脊髓腹侧边缘凹陷,椎旁软组织亦可见异常强化,代表蜂窝织炎

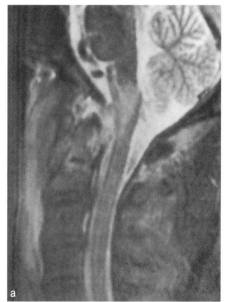
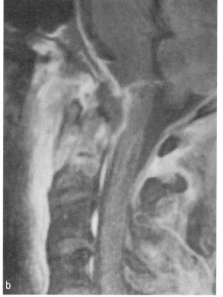

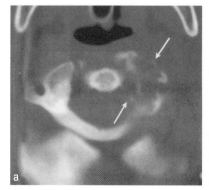
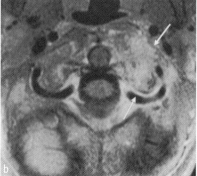
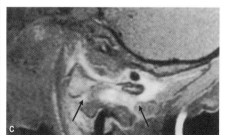

图 1.75 23 岁男性,累及左侧枕骨髁的嗜酸性肉芽肿。(a)横断面 CT 显示溶骨性病变(↑);(b)横断面和(c)矢状面脂肪抑制 T1WI 显示明显强化的骨内病变(↑),边缘模糊,延伸入并累及邻近软组织

表 1.2(续) 颅颈交界区异常

病变	影像学表现	点评
类风湿关节炎 (图 1.76 和图 1.77)	**MRI:** 肥厚的滑膜(血管翳)可为弥漫状、结节状和/或绒毛状,通常在 T1WI 上呈低-中等或中等信号;在 T2WI 上,血管翳可呈低-中等、中等和/或稍高-高信号,T2WI 上增厚滑膜的信号不均匀源于不同数量的纤维蛋白、含铁血黄素和纤维化。慢性纤维化的非血管性滑膜通常在 T1WI 和 T2WI 上呈低信号。增厚滑膜可显示明显均匀强化或不同程度的不均匀强化,可出现齿状突侵蚀和横韧带的破坏,以及颅底凹陷 **CT:** 齿状突和寰椎的侵蚀和/或破坏区,±颅底凹陷/内陷	病因未知的慢性多系统疾病,是一种对称分布、累及四肢和中轴骨滑膜关节的持续性炎性滑膜炎。滑膜细胞肥大和增生伴发新生血管形成、血栓形成和水肿,伴有 B 细胞、产生抗体的浆细胞(类风湿因子和多克隆免疫球蛋白)和血管周围单核 T 细胞(CD4$^+$,CD8$^+$)的聚集。T 细胞产生白细胞介素 1、6、7、10,以及干扰素 γ、G-CSF 和肿瘤坏死因子 α。这些细胞因子和趋化因子是类风湿关节炎相关炎性滑膜病理学上的原因,可导致进行性软骨和骨质破坏,引起关节功能紊乱,影响 1% 的世界人口。80% 的成年患者年龄在 35~50 岁之间。最常见类型的炎性滑膜炎引起软骨、韧带和骨质的破坏/侵蚀性改变。相对而言,炎性脊膜炎和骶髂关节炎分别发生于 17% 和 2% 的类风湿关节炎患者
焦磷酸钙沉积病(CPPD) (图 1.78)	**CT:** C1~C2 的滑膜增厚,含有多发钙化 **MRI:** 增厚的滑膜可见于 C1-齿状突关节,在 T1WI 和 T2WI 上呈低-中等信号,小片低信号区可与 CT 上的钙化相对应,极少或没有强化	CPPD 病是一种常见的疾病,通常发生于老年人,沉积于此病中的 CPPD 晶体导致透明软骨和纤维软骨的钙化,伴有软骨退化、软骨下囊肿和骨赘形成。有症状的 CPPD 被认为是假性痛风,因为临床特征与痛风有重叠。通常发生于膝盖、臀部、肩部、肘部和腕部,且很少发生于齿状突-C1 关节
肿瘤		
转移性病变 (图 1.79)	累及颅底和/或椎体的单发或多发边界清晰或模糊的浸润性病变 **CT:** 病灶通常为透射线性,也可为硬化性,±骨质破坏伴有骨外肿瘤延伸,通常+强化,±神经组织或血管的压迫 **MRI:** 累及颅底和/或椎体的单发或多发边界清晰或模糊的浸润性病变,T1WI 上呈低-中等信号,T2WI 上呈中等-高信号,且通常有强化,±骨质破坏,±神经组织或血管的受压	转移性病变是由侵袭性肿瘤细胞在远离其原发灶或位于不同部位或器官中增殖而形成的。转移性癌是最常见的骨恶性肿瘤。成人中,骨转移性病变最常来源于肺癌、乳腺癌、前列腺癌、肾癌和甲状腺癌以及肉瘤。肺、乳腺和前列腺的原发性恶性肿瘤占骨转移的 80%。转移性肿瘤可在单个或多个部位引起具有破坏性或浸润性的改变

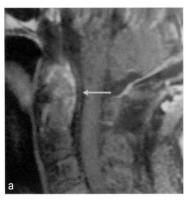
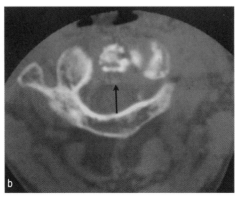

图 1.76 72 岁女性,类风湿关节炎。**(a)**矢状面脂肪抑制 T1WI 现实 C1-齿状突关节处强化的血管翳(↑)侵蚀皮质边缘并延伸入骨髓。**(b)**横断面 CT 显示累及齿状突由血管翳引起的侵蚀性改变

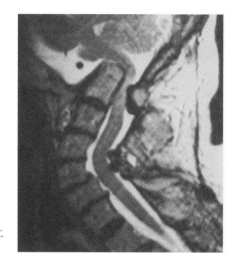

图 1.77 60 岁女性，风湿性关节炎侵蚀横韧带，在矢状面 T2WI 上齿状突向上方颅内移位，压迫延髓腹侧边缘

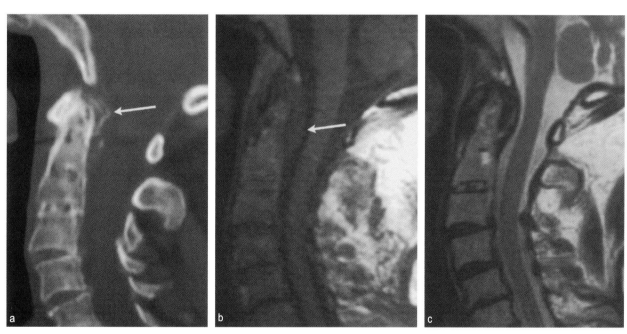

图 1.78 80 岁男性，C1-齿状突关节的焦磷酸钙（CPPD）沉积。**(a)** 矢状面 CT 显示含有多发钙化的增厚滑膜(↑)；**(b)** 肥厚的滑膜(↑)在矢状面 T1WI 上呈中等信号，在矢状面 T2WI**(c)** 上呈低-中等信号

图 1.79 76 岁女性，转移性乳腺癌累及齿状突骨髓。**(a)** 矢状面 T1WI 上呈中等信号；**(b)** 矢状面 T1WI 上有强化。肿瘤破坏骨皮质并延伸入椎旁间隙和硬膜外间隙，导致椎管受压

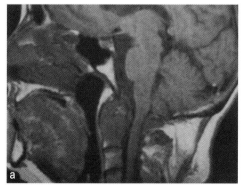
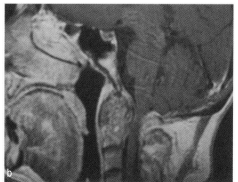

表 1.2(续) 颅颈交界区异常

病变	影像学表现	点评
骨髓瘤	浆细胞瘤(单发性骨髓瘤)或多发性骨髓瘤是累及颅骨和硬膜的边界清晰或模糊的病变 **CT**:病变呈低-中等密度,通常强化,骨质破坏 **MRI**:累及颅骨和硬膜的边界清晰或模糊的病变,在 T1WI 上呈低-中等信号,T2WI 上呈中等-高信号,通常有强化,且骨质破坏	多发性骨髓瘤是一种恶性肿瘤,由单克隆起源的增殖性抗体分泌浆细胞组成。多发性骨髓瘤主要累及骨髓。孤立性骨髓瘤或浆细胞瘤是一种少见的变异,在单一部位的骨或软组织中出现浆细胞组成的肿瘤样肿块。在美国,每年有 14 600 例新病例发生。多发性骨髓瘤是成人中最常见的原发骨肿瘤,发现时的中位年龄 60 岁,大多数患者年龄超过 40 岁,肿瘤发生于椎体>肋骨>股骨>髂骨>肱骨>颅面骨>骶骨>锁骨>胸骨>耻骨>胫骨
脊索瘤 (**图 1.80**)	边界清晰的分叶状病变,沿着斜坡背侧面、椎体或骶骨,局灶性骨质破坏 **CT**:病变呈低-中等密度,±源于肿瘤破坏骨质的钙化,有强化 **MRI**:病变在 T1WI 上呈低-中等信号,T2WI 上呈高信号,有强化(通常不均匀)。脊索瘤具有局灶侵袭性且伴有骨质吸收/破坏,包裹血管(通常不伴有管腔狭窄)和神经。颅底-斜坡为常见部位,传统脊索瘤通常位于中线,占颅底脊索瘤的 80%。软骨样脊索瘤倾向于偏离中线靠近颅底软骨结合部	脊索瘤是罕见的、局部侵袭性的、生长缓慢的、低级至中级的恶性肿瘤,起源于沿中轴骨的异位脊索残留。软骨样脊索瘤(占所有脊索瘤的 5%~15%)同时含有脊索和软骨样化生,含有肉瘤成分的脊索瘤被称为未分化脊索瘤或肉瘤样脊索瘤(占所有脊索瘤的 5%),脊索瘤占原发性恶性骨肿瘤的 2%~4%,占原发性骨肿瘤的 1%~3%,占颅内肿瘤的<1%。据报道年发病率为(0.18~3)/100 万,未分化脊索瘤或肉瘤样脊索瘤在所有脊索瘤中占比不足 5%。对颅脑脊索瘤而言,病人的平均年龄 37~40 岁
软骨肉瘤	位于软骨结合部且伴有骨质破坏的分叶状病变 **CT**:病变呈低-中等密度,伴有局灶性骨质破坏,±软骨基质钙化,+强化 **MRI**:病变在 T1WI 上呈低-中等信号,T2WI 上呈高信号,± T2WI 的信号的基质矿化,+强化(通常不均匀),局灶侵袭性且伴有骨质吸收/破坏,包裹血管和神经,颅底后枕部软骨结合部为常见部位,通常偏离中线	软骨肉瘤是在肉瘤样基质内含有软骨形成的恶性肿瘤。软骨肉瘤可含有钙化/矿化区、黏液样物质和/或骨化。软骨肉瘤起源于滑膜罕见。软骨肉瘤占恶性骨病变的 12%~21%,占原发骨肉瘤的 21%~26%,占所有骨肿瘤的 9%~14%,占颅底肿瘤的 6%,占所有颅内肿瘤的 0.15%
鳞状细胞癌	**MRI**:位于鼻腔、鼻旁窦和鼻咽部的破坏性病变,±通过骨质破坏的颅内延伸或神经周围扩散。T1WI 上呈中等信号,T2WI 上呈中等-稍高信号,轻度强化。可为巨大病灶(±坏死和/或出血) **CT**:肿瘤呈中等密度且有轻度强化。可为巨大病灶(±坏死和/或出血)	恶性上皮肿瘤,起源于鼻旁窦(上颌窦 60%,筛窦 14%,蝶窦和额窦 1%)和鼻腔(25%)的黏膜上皮,包括角化型和非角化性,占头颈部恶性肿瘤的 3%。发生于成人,通常>55 岁,且男性多于女性。伴有职业性或其他暴露于烟草、镍、氯酚、铬、芥子气、镭以及木制品生产中的物质

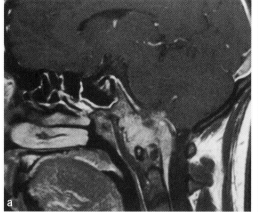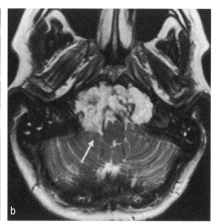

图1.80 44岁女性,脊索瘤破坏下斜坡。(a) 矢状面T1WI有强化;(b) 横断面T2WI显示信号不均匀且大部分呈高信号(↑)。肿瘤延伸入颅颈交界区腹侧部和椎管上部腹侧

表1.2(续) 颅颈交界区异常

病变	影像学表现	点评
鼻咽癌	**CT:**肿瘤呈中等密度且有轻度强化。可为巨大病灶(±坏死和/或出血) **MRI:**位于鼻咽部(侧壁/罗森米勒窝和后上壁)的侵袭性病变,±通过骨质破坏向颅内延伸或神经周围扩散。病灶在T1WI上呈中等信号,T2WI呈中等-稍高信号,通常有强化,可为巨大病灶(±坏死和/或出血)	起源于鼻咽部黏膜的癌,伴有不同程度的鳞状化生。亚型包括鳞状细胞癌、非角化性癌(分化和未分化)及基底细胞鳞状细胞癌。在南亚和非洲比欧洲和美洲更为高发。高峰年龄40~60岁,鼻咽癌在男性中比女性要高2~3倍,与EB病毒、亚硝胺以及烟草暴露、甲醛、化学烟雾和灰尘有关
腺样囊性癌	**MRI:**侵袭性病变伴通过骨质破坏向颅内延伸或神经周围扩散,在T1WI上呈中等信号,T2WI上呈中等-高信号,不同程度的轻度、中度或明显强化 **CT:**肿瘤呈中等密度且有不同程度的轻度、中度或明显强化	由肿瘤样上皮和肌上皮细胞组成的基底细胞肿瘤,肿瘤的形态学模式包括管状型、筛状型和实质型,占涎腺上皮性肿瘤的10%。最常累及腮腺、颌下腺和小涎腺(软腭、舌、颊黏膜、口底以及其他部位)。神经周围扩散常见,±面神经瘫痪。通常发生于>30岁的成人,实质型预后最差,高达90%的患者死于诊断后的10~15年
侵袭性垂体瘤	**MRI:**肿瘤通常在T1WI和T2WI上呈中等信号,通常类似脑灰质,±坏死,±囊变,±出血,且通常有明显强化。肿瘤通常延伸至鞍上池伴有鞍膈处的腰身征,±延伸入海绵窦,偶尔侵犯颅底 **CT:**肿瘤通常呈中等密度,±坏死,±囊变,±出血,且通常有强化。肿瘤通常延伸至鞍上池伴有鞍膈处的腰身征,±延伸入海绵窦,偶尔侵犯颅底	组织学上良性垂体巨腺瘤或垂体癌偶尔可有侵袭性生长方式,伴有延伸进入蝶骨、斜坡、蝶窦、眼眶和/或脚间池

表 1.2(续) 颅颈交界区异常

病变	影像学表现	点评
良性肿瘤		
脑膜瘤 (**图 1.81**)	基底位于硬膜的轴外病变,边界清晰,幕上>幕下。有些脑膜瘤可侵犯骨质或主要发生于骨内。 **MRI:**肿瘤通常在 T1WI 上呈中等信号,在 T2WI 上呈中等-稍高信号,典型者具有明显强化,±钙化,±骨质增生和/或侵犯邻近颅骨。有些脑膜瘤在 DWI 上呈高信号 **CT:**肿瘤呈中等密度,通常明显强化,±钙化,±邻近骨质增生	良性缓慢生长的肿瘤,累及颅脑和/或脊髓的硬膜,由肿瘤性脑膜上皮细胞(蛛网膜或蛛网膜颗粒)组成。通常为孤立散发性,但在神经纤维瘤病Ⅱ型患者中也可为多发病灶。大多数为良性,虽然 5% 具有不典型的组织学特征。间变性脑膜瘤罕见且在脑膜瘤中占比不足 3% 脑膜瘤在原发性颅内肿瘤中占比高达 26%,年发病率为 6/100 000,典型者发生于成人(>40 岁),且女性多于男性,可导致邻近脑实质的受压、包裹动脉并压迫硬膜静脉窦
神经鞘瘤	**MRI:**局限性圆形或卵圆形病灶,T1WI 上呈低-中等信号,T2WI 和脂肪抑制 T2WI 上呈高信号,通常有明显强化。巨大病灶中 T2WI 上的高信号和强化可为不均匀性,源于囊变和/或出血。 **CT:**局限性圆形或卵圆形病灶,中等密度,+强化。巨大病灶可有囊变和/或出血,±邻近骨质侵蚀	神经鞘瘤是良性有包膜的肿瘤,含有分化好的肿瘤样施万细胞。多发神经鞘瘤通常伴发神经纤维瘤病Ⅱ型(NF-2),这是常染色体显性疾病,累及染色体 22q12 的基因突变。除了神经鞘瘤,NF2 患者也可有多发脑膜瘤和室管膜瘤。 神经鞘瘤占原发颅内肿瘤的 8% 及原发脊柱肿瘤的 29%,NF2 的发病率为新生儿的 1/37 000~1/50 000。出现症状的年龄为 22~72 岁(平均年龄 46 岁),发病率高峰为 40~60 岁,很多 NF2 患者在 30 岁发病伴有双侧听神经鞘瘤
神经纤维瘤 (**图 1.82**)	**孤立性神经纤维瘤:**局限性圆形或卵圆形轴外病变,T1WI 上呈低-中等信号,T2WI 上呈中等-高信号,+明显强化。巨大病灶中 T2WI 上的高信号和强化可为不均匀性 **丛状神经纤维瘤:**表现为曲线样或多结节样病变,累及多个神经分支,T1WI 上呈低-中等信号,T2WI 和脂肪抑制 T2WI 上呈中等、稍高-高信号,伴有或不伴有带状或线样的信号。病灶通常有强化 **CT:**卵圆形、圆形或纺锤形病灶,低-中等密度。病灶可有强化。通常侵蚀邻近骨质	良性神经鞘肿瘤,含有施万细胞、神经周样细胞及交错分布成纤维细胞的混合物,伴有丰富的胶原。与神经鞘瘤不同,神经纤维瘤没有 Antoni A 区和 B 区,组织学上不能与下面的神经分开来。最常见为散发性、局灶性、孤立性病变,少见多发性或丛状病变。多发神经纤维瘤常伴发于神经纤维瘤病Ⅰ型,这是常染色体显性疾病(新生儿的 1/2 500),由染色体 17q11.2 上的神经纤维蛋白基因突变所引起

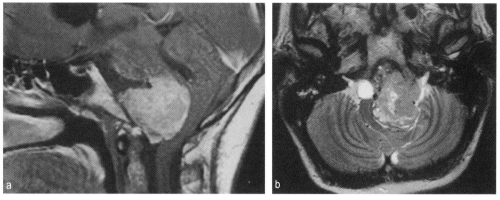

图 1.81 **(a)**矢状面 T1WI 显示强化的脑膜瘤(移行细胞型),沿斜坡颅内面压迫脑干和小脑向后方移位;**(b)**脑膜瘤在横断面 T2WI 上呈中等-稍高混杂信号

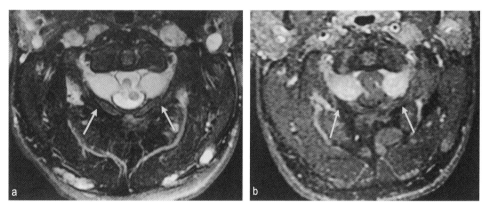

图 1.82 22 岁女性,神经纤维瘤病Ⅰ型。多发神经纤维瘤在横断面 T2WI 上呈高信号**(a)**;横断面脂肪抑制 T1WI 上有强化**(b)**,包括两个硬膜外神经纤维瘤(↑)压迫硬膜囊和脊髓使之变形

表 1.2(续) 颅颈交界区异常

病变	影像学表现	点评
良性肿瘤		
表皮样囊肿 (**图 1.83**)	**MRI:**病变边界清晰,T1WI 上呈低-中等信号,T2WI 和 DWI 上呈高信号,FLAIR 上呈混杂的低、中等和/或高信号,无明显强化。 **CT:**颅骨内局限性透射线性病变,±颅骨膨胀或受侵蚀。轴外病变通常呈低密度	表皮样囊肿是内衬外胚层的包涵囊肿,含有鳞状上皮、脱落的皮肤上皮细胞和角蛋白。起源于神经管闭合和缝线闭合部位永存的外胚层成分,可发生于骨内或作为轴外病变
蛛网膜囊肿 (**图 1.84**)	**MRI:**边界清晰的轴外病变,T1WI、FLAIR 和 DWI 上呈低信号,T2WI 上呈高信号,与脑脊液类似。无强化。常见部位:颅前、中窝>鞍上/四叠体>前额凸面>颅后窝 **CT:**边界清晰的轴外病变,低密度且无强化	非肿瘤性、先天性、发育性或获得性轴外病变,充满 CSF,对邻近脑组织有轻度占位效应,±相关的临床症状。部位:幕上>幕下,女性多于男性

表 1.2(续)　颅颈交界区异常

病变	影像学表现	点评
大枕大池 （**图 1.85**）	**MRI 和 CT:** 不同程度扩大的后颅窝伴明显的枕大池。四脑室和小脑蚓部的大小和形态通常位于正常范围内。相对于枕大池而言,小脑扁桃体通常位于正常位置	发育性变异,轻度扩大的后颅窝伴有增大的枕大池。但出现伴随的下蚓部发育不良时,有的病例可能代表轻型的 Dandy-Walker 畸形

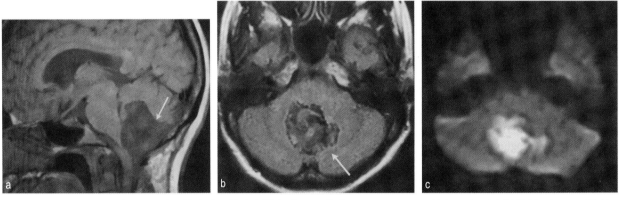

图 1.83　位于四脑室下部、室间孔和枕大孔区的表皮样囊肿。**(a)** 矢状面 T1WI 上呈不均匀且主要为低信号(↑);**(b)** 横断面 FLAIR 呈混杂的低、中等和稍高信号(↑);**(c)** 横断面 DWI 显示弥散受限

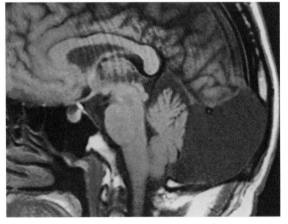

图 1.84　矢状面 T1WI 显示颅后窝呈脑脊液信号的巨大蛛网膜囊肿,伴小脑蚓部向前移位及枕骨内板侵蚀

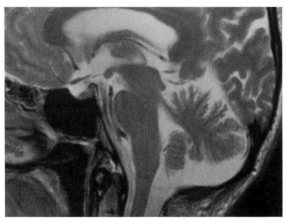

图 1.85　矢状面 T2WI 显示颅后窝轻度扩大,伴明显的枕大池充满脑脊液,位于小脑和小脑扁桃体下方

1.3 硬膜下髓内病变（脊髓病变）

- 肿瘤
  - 星形细胞瘤
  - 室管膜瘤
  - 节细胞胶质瘤
  - 血管网状细胞瘤
  - 胶质神经元肿瘤
  - 少突胶质细胞瘤
  - 原始神经外胚层肿瘤（PNET）
  - 非典型畸胎样/横纹肌样肿瘤（AT/RT）
  - 转移瘤
- 脱髓鞘病变
  - 多发性硬化（MS）
  - 视神经脊髓炎
  - 急性播散性脑脊髓炎（ADEM）
  - 横断性脊髓炎
- 其他累及脊髓的非感染性炎性病变
  - 结节病
  - 干燥综合征
- 脊髓感染性病变
  - 病毒感染
  - 脓肿/非病毒感染脊髓炎
  - 寄生虫感染
- 血管性病变
  - 髓内出血
  - 出血后病变
  - 动静脉畸形（AVM）
  - 海绵状血管瘤
  - 静脉畸形（发育性静脉异常，DVA）
  - 脊髓梗死/动脉性缺血
  - 缺血-静脉性梗死/淤血性
- 外伤性病变
  - 脊髓挫伤
  - 脊髓横断
  - 慢性损伤
- 退行性疾病
  - 脊髓软化
  - 沃勒变性
  - 侧索硬化
  - 脊髓灰质炎
  - 放射性脊髓病
- 其他病变
  - 脊髓空洞积水症
  - 维生素 B_{12} 缺乏症（亚急性联合变性）
  - 表面铁沉积症

表 1.3 硬膜下髓内病变（脊髓病变）

病变	影像学表现	点评
肿瘤		
星形细胞瘤 （图 1.86，图 1.87，图 1.88，图 1.89）	**MRI:** 髓内，膨胀性，偏心性病变，T1WI 上低-中等信号，T2WI 上中等-高信号±边界模糊，±瘤内囊变（T2WI 上高信号），±脊髓空洞积水症，±不规则强化，	肿瘤起源于星形胶质细胞，星形细胞瘤在儿童脊髓肿瘤中占比高达 60%。最常见的

表 1.3(续)　硬膜下髓内病变(脊髓病变)

病变	影像学表现	点评
星形细胞瘤 (**图 1.86**,**图 1.87**,**图 1.88**,**图 1.89**)	±周围 T2WI 高信号(水肿)。病灶通常延伸接近 4 个椎体节段。低级别肿瘤通常边界清晰,而高级别肿瘤通常边界不规则。发病部位:颈髓>上胸髓>脊髓圆锥	亚型是Ⅰ级的毛细胞星形细胞瘤(推压周围组织,通常含有 Rosenthal 纤维,且缺乏有丝分裂非常典型)和Ⅱ级的浸润性纤维型星形细胞瘤。纤维型星形细胞瘤出现浸润性细胞结构、有丝分裂象以及核异型性的增多表示为不常见的Ⅲ级间变性星形细胞瘤。胶质母细胞瘤(Ⅳ级)占脊髓星形细胞瘤的比例不足 2%,Ⅰ级和Ⅱ级肿瘤的五年生存率高达 95%,而Ⅲ级和Ⅳ级肿瘤的生存率很低

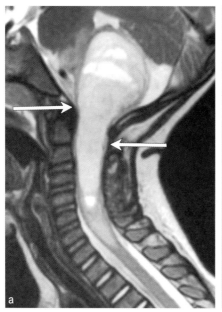
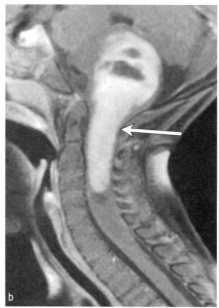

图 1.86　(**a**)18 岁男性,矢状面 T2WI 显示上颈髓延伸至延髓的毛细胞星形细胞瘤(↑)呈不均匀高信号;(**b**)矢状面脂肪抑制 T1WI 显示病灶有强化(↑)

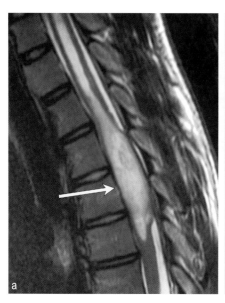
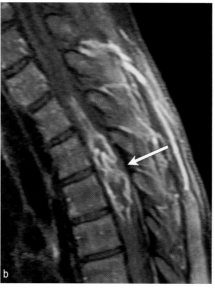

图 1.87　(**a**)14 岁男性,矢状面 T2WI 显示胸髓星形细胞瘤呈高信号(↑);(**b**)矢状面脂肪抑制 T1WI 显示病灶有不规则强化(↑)

图 1.88　78 岁女性。(a)矢状面 T2WI 显示颈髓间变性星形细胞瘤呈中央高信号围绕含铁血黄素沉积形成的不规则低信号带，周围高信号(↑)；(b)矢状面脂肪抑制 T1WI 显示肿瘤呈髓内不规则强化(↑)

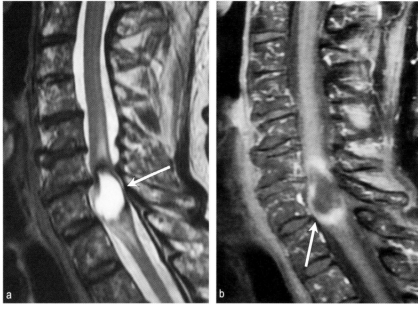

图 1.89　46 岁女性。(a)矢状面 T2WI 显示脊髓圆锥胶质母细胞瘤(↑)呈高信号。(b)矢状面脂肪抑制 T1WI 显示病灶呈髓内不规则强化(↑)

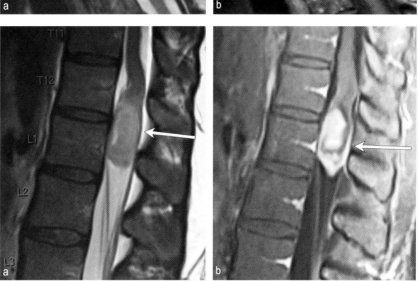

表 1.3(续)　硬膜下髓内病变（脊髓病变）

病变	影像学表现	点评
室管膜瘤 （**图 1.90，图 1.91和图 1.92**）	**MRI：**髓内，边界清晰或模糊，偏心性病变，T1WI 上低-中等信号，T2WI 上中等-高信号，± T2WI 上的周边低信号环（含铁血黄素），±瘤内囊变（T2WI 高信号），±脊髓空洞积水症，±强化（84%），±周围 T2WI 上高信号（水肿）。通常位于脊髓中线/中央。髓内部位：颈髓（44%），颈髓和上胸髓（23%），胸髓（26%）。病灶通常延伸约 3.6 个椎体节段，±脊柱侧凸，慢性骨侵蚀	肿瘤起源于沿着脊髓中央管分布的室管膜细胞，是成人最常见的髓内肿瘤（占神经胶质瘤的 60%），是儿童脊髓疾病的第二位，占比高达 30%。累及上段脊髓的髓内室管膜瘤通常为细胞型或混合型，而位于脊髓圆锥或马尾的室管膜瘤通常为黏液乳头型。男性稍好发。通常为缓慢生长的肿瘤伴有颈部和背部疼痛、感觉障碍、运动障碍以及膀胱和肠道功能障碍，预后取决于肿瘤的分级以及是否有 CSF 的肿瘤播散。Ⅱ型神经纤维瘤病（NF2）患者可以发生多发室管膜瘤，这是包含染色体 22q12 基因突变的常染色体显性遗传疾病。除了室管膜瘤，NF2 患者也可以有多发神经瘤和脑膜瘤 NF2 的发病率为新生儿的 1/37 000～1/50 000，出现症状的年龄为 22～72 岁（平均年龄 46 岁），高峰年龄为 40～60 岁

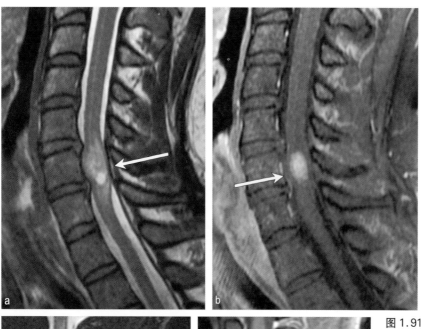

图 1.90 49 岁女性。(a)矢状面 T2WI 显示颈髓的髓内室管膜瘤(↑)呈高信号;(b)矢状面脂肪抑制 T1WI 显示髓内结节样强化(↑)

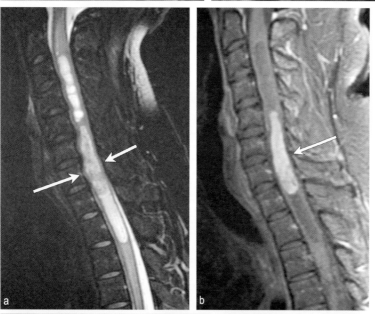

图 1.91 27 岁男性。(a)矢状面 T2WI 显示颈髓和上胸髓的髓内室管膜瘤呈不均匀高信号伴有周围水肿和空洞形成(↑);(b)矢状面脂肪抑制 T1WI 显示髓内肿瘤强化(↑)

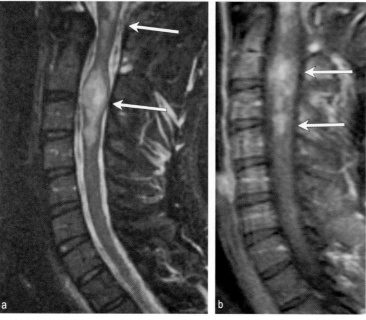

图 1.92 24 岁男性 NF2 患者。(a)矢状面脂肪抑制 T2WI 显示颈髓多发髓内室管膜瘤(↑)呈高信号;(b)矢状面脂肪抑制 T1WI 显示肿瘤有强化(↑)

表 1.3(续)　硬膜下髓内病变(脊髓病变)

病变	影像学表现	点评
节细胞胶质瘤 （**图 1.93** 和**图 1.94**）	**MRI:**髓内肿瘤伴有不同程度的混杂 T1WI 上低-等信号、T2WI 上等-高信号±边界不清，±囊变,±强化(85%),通常无或轻微的周围水肿(T2WI 高信号),伴发脊柱侧凸(44%)及骨质侵蚀(93%) **CT:**±钙化	少见的累及脊髓的肿瘤(脊髓肿瘤中的 1%～15%)。肿瘤含有瘤样神经节和胶质细胞。通常生长缓慢且为低级别(Ⅰ和Ⅱ级)。可以从小脑病变向下延伸而来:节细胞胶质瘤(含有胶质和神经元成分)或神经节瘤(只含有节细胞)。在＜30 岁患者中少见的缓慢生长肿瘤＝神经节细胞瘤(只含有神经元成分)

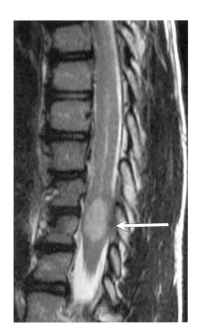

图 1.93　8 岁女性,马尾神节细胞胶质瘤,矢状面 T2WI 呈高信号

图 1.94　14 个月女性,脊髓巨大节细胞胶质瘤。（**a**、**b**）矢状面 T2WI 呈不均匀轻度高信号,伴有近端和远端脊髓空洞症形成及周围水肿;(**c**)矢状面脂肪抑制 T1WI 有强化

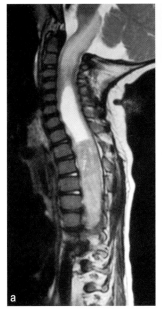
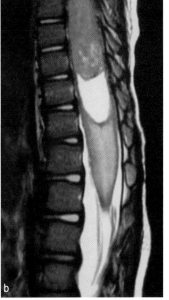
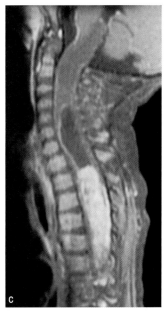

表1.3(续) 硬膜下髓内病变(脊髓病变)

病变	影像学表现	点评
血管网状细胞瘤 (**图 1.95** 和**图 1.96**)	**MRI:** 肿瘤通常位于脊髓的表浅部位;小的强化结节,±囊变,或大的病灶伴有明显不均匀强化,±瘤内或瘤周的流空信号;T1WI 上中等信号,T2WI 上等-高信号,边界不清,病灶偶尔伴有新鲜或陈旧出血的表现,通常伴有脊髓空洞症形成。部位:胸髓(50% ~ 60%),颈髓(40%~50%)	良性、Ⅰ级、缓慢生长、富含毛细血管的肿瘤,可以为散发病灶或作为VHL 病(50%)的多发病灶。代表5%的脊髓肿瘤。通常发生于髓内(75%),但偶尔延伸至硬膜下腔或位于髓外与神经根相连。肿瘤可以散发于 VHL 基因的突变或作为位于染色体 3p25~26 VHL 基因的常染色体显性系的突变,导致 VHL 病的发生。在 VHL 病中,可以发生中枢神经系统多发血管网状细胞瘤,以及透明细胞型肾细胞癌、嗜铬细胞瘤、内淋巴囊肿瘤、神经内分泌肿瘤、胰腺腺瘤和附睾囊腺瘤。好发于青少年、青年和中年人。治疗首选手术切除,做不做术前栓塞均可
胶质神经元肿瘤 (**图 1.97** 和**图 1.98**)	**MRI:** 肿瘤通常为 T1WI 上不均匀低、中等信号,T2WI 上不均匀等-高信号,不均匀强化	罕见的侵袭性星形细胞瘤(WHOⅡ级或Ⅲ级)。由内含圆形细胞核的假复层小立方形胶质细胞、透明血管、聚集的神经细胞和节细胞、免疫反应性的 GFAP(胶质纤维酸性蛋白)、神经元、突触素、NSE(神经特异性烯醇酶)及Ⅲ类 β-微管蛋白组成。通常发生于脑部,脊髓罕见。患者年龄从4~75 岁不等(平均年龄 27 岁)。手术切除之后常可长期生存

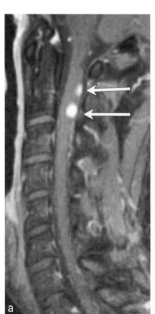
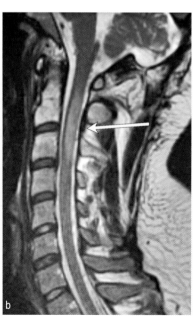

图 1.95 VHL 病,26 岁男性。**(a)** 矢状面脂肪抑制 T1WI 显示颈髓背侧小结节强化的血管网状细胞瘤(↑);**(b)** 矢状面 T2WI 上可见邻近髓内模糊的高信号(↑)

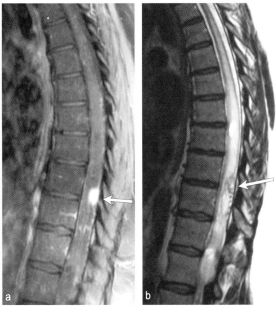

图 1.96 VHL 病，47 岁女性。**(a)**矢状面 T1WI 显示胸髓内强化的血管网状细胞瘤(↑)；**(b)**矢状面 T2WI 上病灶具有流空效应、不均匀高信号(↑)以及周围水肿

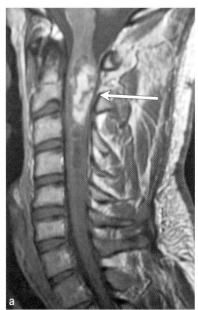

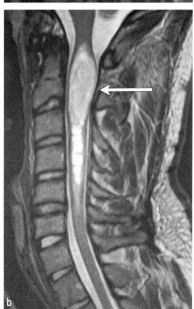

图 1.97 19 岁男性，颈髓胶质神经元肿瘤。**(a)**矢状面 T1WI 有强化(↑)；**(b)**肿瘤在矢状面 T2WI 上呈不均匀高信号(↑)，伴有远端脊髓空洞症及高信号周围水肿

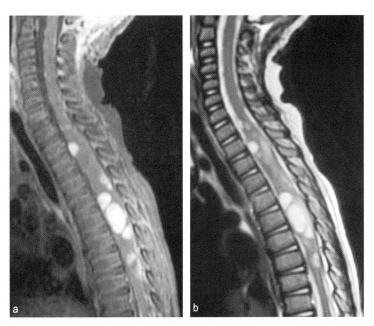

图 1.98 2 岁男性，胸髓恶性胶质神经元肿瘤。**(a)**矢状面脂肪抑制 T1WI 显示多发强化的结节带，以及沿着脊髓软脊膜表面弥散分布且有强化的脊膜肿瘤；**(b)**T2WI 上呈髓内混杂的稍高和高信号

表 1.3(续) 硬膜下髓内病变(脊髓病变)

病变	影像学表现	点评
少突胶质细胞瘤 (图 1.99)	**MRI:**髓内膨胀性病变,T1WI 低-中等信号,T2WI 等-高信号,±瘤内囊变(T2WI 高信号),±脊髓空洞积水症,±不规则强化,±周围 T2WI 高信号(水肿)。低级别肿瘤可以边界清晰,而高级别肿瘤通常边界不规则	罕见的原发肿瘤,占脊髓肿瘤的 2%。由类似少突细胞的圆核肿瘤细胞组成,与包含染色体 1 和 19[t(1, 19)(q10,p10)]移位及染色体臂 1p 和 19q 的缺失有关。低级别的五年生存率可达 75%,高级别病变的预后不良
原始神经外胚层肿瘤 (PNET)	**MRI:**局限性或侵袭性病变,T1WI 低-中等信号,T2WI 等-高信号,±囊变或坏死区。实性部分可有多样的强化,±肿瘤播散引起的软脊膜强化。实性部分在 DWI 上弥散受限 **CT:**局限性或侵袭性肿病变,低-中等密度,多样的强化,且通常播散至软脊膜	高度恶性肿瘤(WHO Ⅳ级),通常位于大脑、松果体及小脑,极少为脊髓原发肿瘤。这类肿瘤通常沿着 CSF 通路播散。肿瘤由低分化或未分化细胞组成,且有神经元、星形细胞或室管膜不同程度分化。通常发生于 4 周到 20 岁的患者(平均年龄 5.5 岁)。预后比髓母细胞瘤更差
非典型畸胎瘤/横纹肌样瘤(ATRT)	**MRI:**肿瘤在 T1WI 上通常呈中等信号,±出血形成的 T1WI 高信号区,以及 T2WI 上混杂低、等和/或高信号。实性部分可有明显强化,±不均匀强化,±肿瘤播散引起的软脊膜强化。实性部分在 DWI 上弥散受限	累及中枢神经系统的罕见肿瘤,通常发生于 10 岁以内(患者通常<3 岁)。Ki-67/MIB-1 增殖指数通常很高,>50%。与染色体 22q11.2 上的 INI1(hSNF5/SMARCB1)基因突变有关。病理上表现为实质性肿瘤±坏死区,类似肾脏的恶性横纹肌瘤。预后非常差
转移瘤 (图 1.100)	**MRI:**病灶位于髓内或脊髓表面,T1WI 上呈低-中等信号,T2WI 上中等-高信号,+髓内或脊髓表面伴有周围水肿(T2WI 高信号)的强化。囊变少见,通常延伸 2~3 个椎体的范围	少见的髓内病变,可表现为疼痛、膀胱或肠道功能障碍及瘫痪。部位:颈髓(45%),胸髓(35%),腰段(8%)。通常为单发病灶,偶尔为多发。通过动脉沿血运转移,或者通过脊髓表面或中央管的侵犯直接延伸至软脊膜。原发中枢神经系统肿瘤包括 PNET/髓母细胞瘤和胶质母细胞瘤,中枢神经系统外的原发肿瘤通常是肺癌和乳腺癌

图 1.99 6 个月女婴。(a)矢状面 T1WI 显示颈髓和上胸髓高信号的Ⅲ级少突胶质细胞瘤(↑);(b)矢状面 T1WI 显示不均匀强化(↑)

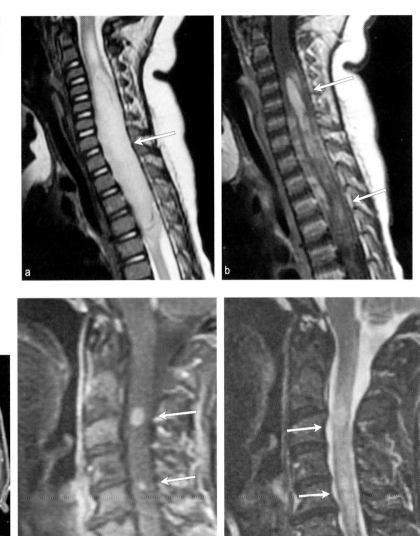

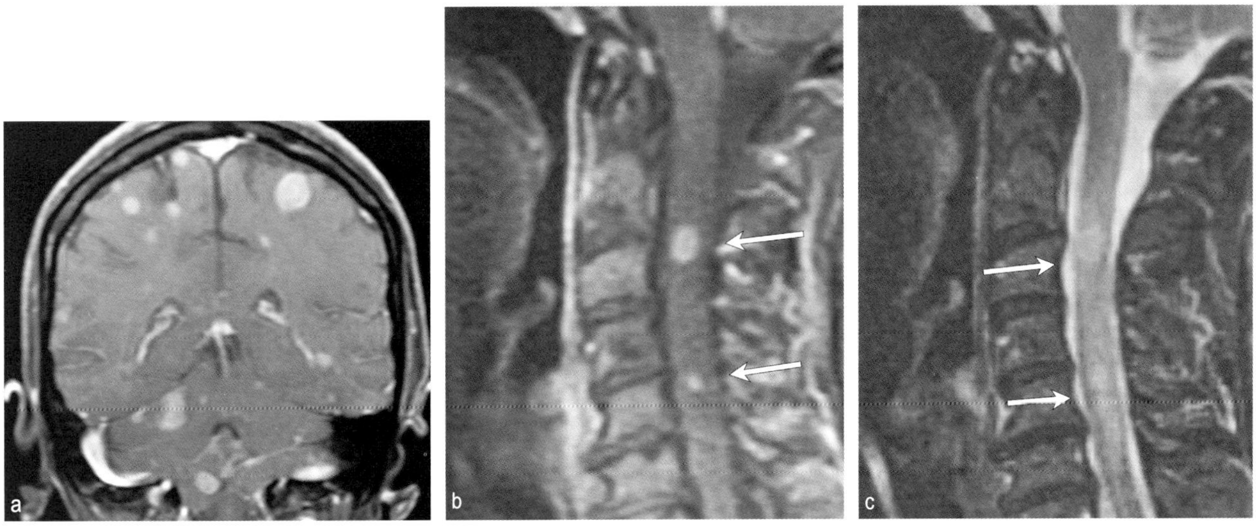

图 1.100 49 岁女性。(a)冠状面脂肪抑制 T1WI 显示乳腺癌脑转移的多发强化转移灶;(b)矢状面脂肪抑制 T1WI 显示颈髓内 2 个强化的转移灶(↑);(c)矢状面脂肪抑制 T2WI 上边界模糊的高信号(↑)

表 1.3(续) 硬膜下髓内病变(脊髓病变)

病变	影像学表现	点评
脱髓鞘病变		
多发性硬化(MS) (**图 1.101** 和**图 1.102**)	**MRI:**髓内病变或脊髓的多发病灶,T1WI 上低-等信号、T2WI 上高信号,±急性期或亚急性期脱髓鞘病灶的强化。较陈旧性的病灶不显示强化。MS 的脱髓鞘病灶通常位于脊髓的边缘部分,横断面上占脊髓的面积<50%,且典型者累及不超过 2 个椎体节段(在视神经脊髓炎,病灶能够延伸超过 3～4 椎体节段)。急性期和亚急性期的脱髓鞘病灶可以引起脊髓的轻微膨胀	MS 是最常见的获得性脱髓鞘病变,通常累及女性(高峰年龄 20～40 岁)。脊髓中的斑块可以伴有局灶性萎缩,最常见于复发型的 MS。高达 25% 的患者仅在脊髓有病灶,其他脱髓鞘病变包括急性播散性脑脊髓炎(一种病毒感染之后免疫介导的脱髓鞘)、急性横断性脊髓炎、中毒相关的脱髓鞘(来源于环境暴露或吸收的外源性毒素,如酒精、溶剂等,或来源于代谢紊乱的内源性毒素,如脑白质营养不良、线粒体脑病等)、辐射性损伤、外伤以及脱髓鞘血管病变

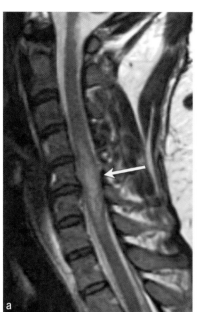

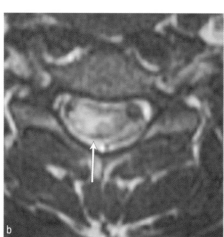

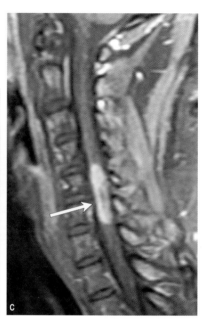

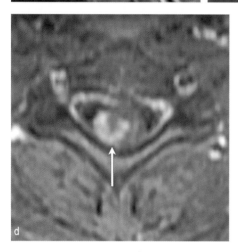

图 1.101　MS 患者。矢状面(a)和横断面(b)图像显示轻度膨胀性的高信号"火焰状"髓内病灶(↑)；矢状面(c)和横断面(d)脂肪抑制 T1WI 上相应部位强化，代表活动性脱髓鞘

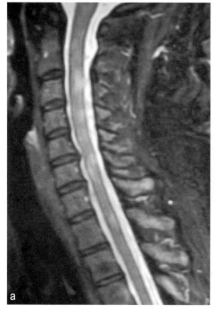

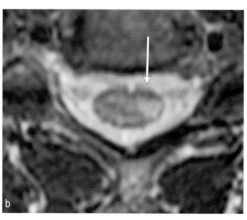

图 1.102　45 岁女性，MS 患者。(a) 矢状面脂肪抑制 T2WI 显示在颈髓和上胸髓内多发高信号的髓内脱髓鞘病灶；(b) 横断面 T2WI 显示累及左侧脊髓白质的髓内脱髓鞘区域

表 1.3(续) 硬膜下髓内病变(脊髓病变)

病变	影像学表现	点评
视神经脊髓炎	**MRI:**髓内病变或脊髓的多发病灶,T1WI 上低-等信号、T2WI 上高信号,±急性期或亚急性期脱髓鞘病灶的强化。较陈旧性的病灶不显示强化。病灶通常延伸超过 3～4 椎体节段。急性期和亚急性期的脱髓鞘病灶可以引起脊髓的轻微膨胀	德维克病(视神经脊髓炎)是一种自身免疫性的脱髓鞘病变,包括视神经炎和进行性的脊髓脱髓鞘,伴有少许或不伴有脑部的脱髓鞘。水通道蛋白 4 抗体(APQ - 4)对视神经脊髓炎具有特异性,能够与 MS 相鉴别。视神经脊髓炎的发病率为 4.4/10 万,女性比男性更多见,且发病年龄在 40 岁左右。咪唑硫嘌呤和利妥昔单抗通常用于治疗视神经脊髓炎
急性播散性脑脊髓炎(ADEM) (**图 1.103 和图 1.104**)	**MRI:**髓内病变或脊髓的多发病灶,T1WI 上低-等信号、T2WI 高信号。病灶位于脊髓的周围白质,±累及脊髓中央部(灰质),±轻度脊髓膨胀,+急性/亚急性早期的髓鞘脱失有强化	ADEM 是一种发生于病毒感染或疫苗接种后几周、累及脊髓和/或脑部的非感染性、单相、炎性/脱髓鞘进程,儿童比成人更多见,发病率 0.4/10 万,伴有双侧运动和感觉的多种障碍
横断性脊髓炎 (**图 1.105**)	**MRI:**髓内病变或脊髓的多发病灶,T1WI 上低-等信号、T2WI 上高信号。胸髓比颈髓更常累及。通常位于脊髓中央,在 T2WI 上病灶通常占据超过脊髓横断面 2/3 的面积(88%),一般延伸 3～4 个椎体节段(53%),±轻度脊髓膨胀(47%),53%的病例可见强化(局灶性或周边型),通常是在髓鞘脱失的急性/亚急性早期	横断性脊髓炎是一种累及双侧脊髓灰质和白质的非感染性、炎性过程。有多种病因:病毒感染或疫苗接种后的髓鞘脱失(可能是 ADEM 的变异)、自身免疫性疾病/胶原血管病(SLE)、副肿瘤综合征、不典型 MS 或可能是先天性的。可作为排除性诊断。男性好发于女性,且患者的平均年龄为 45 岁。伴随双侧运动和感觉的多种障碍,病理变化认为是髓鞘脱失和动脉或静脉缺血的综合结果

图 1.103 11 岁，ADEM 的女性患者，在矢状面(**a**)和横断面(**b**)T2WI 上显示高信号的、较长的、髓内髓鞘脱失的膨胀区

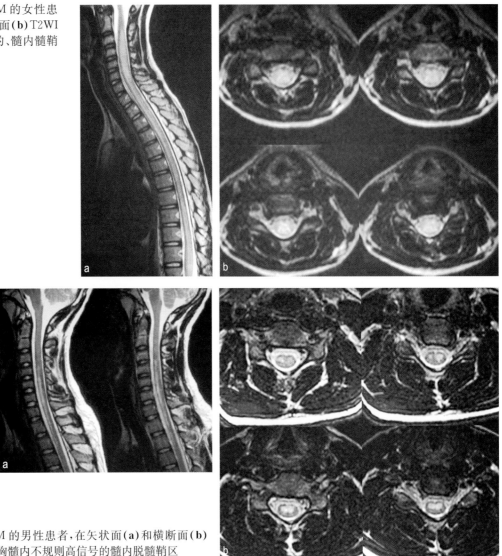

图 1.104 15 岁，ADEM 的男性患者，在矢状面(**a**)和横断面(**b**)T2WI 上显示颈髓和上胸髓内不规则高信号的髓内脱髓鞘区

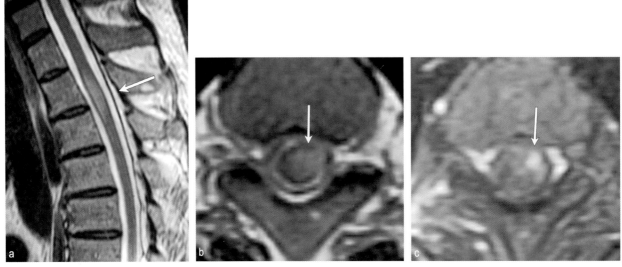

图 1.105 51 岁，累及胸髓的横断性脊髓炎男性患者，在矢状面(**a**)和横断面(**b**)图像上显示累及超过 2/3 脊髓横断面面积的高信号病灶(↑)；(**c**)横断面脂肪抑制 T1WI 显示活动性的脱髓鞘病变有强化(↑)

表 1.3(续) 硬膜下髓内病变（脊髓病变）

病变	影像学表现	点评
结节病 （**图 1.106** 和**图 1.107**）	**MRI：** 边界不清的髓内灶，T2WI 高信号、T1WI 上低-等信号，通常强化（斑片状多灶性，周边＞中央），±脊髓轻度膨胀，±沿着脊髓表面的脊膜强化。部位：颈髓/上胸髓＞中下段胸髓	结节病是一种病因不明的多系统肉芽肿病变，累及 CNS 占 5%～15% 的病例，累及脊髓罕见。如果不治疗会有严重神经功能障碍，可以类似髓内肿瘤
干燥综合征 （**图 1.108**）	**MRI：** 髓内病灶或脊髓的多发病灶，T1WI 上低-等信号，T2WI 上高信号，＋急性/亚急性早期的髓鞘脱失病灶有强化。较陈旧性的病灶通常不显示强化。MRI 表现与 MS 具有重叠	一种自身免疫性疾病，发生于一个或多个外分泌腺（泪腺、腮腺、颌下腺和小涎腺）的单核淋巴细胞浸润，导致腺泡细胞破坏及腺体功能障碍。与干燥综合征伴随的自身抗体包括抗 Ro（SS－A 抗体）和抗 La（SS－B 抗体）。通常发生于 40～60 岁成人，女性超过 90%。干燥综合征可以是原发或者是伴有其他自身免疫性疾病的继发型，如类风湿关节炎或 SLE。患者表现为泪腺或涎腺的功能下降、口干症和干燥性角膜结膜炎，脑内脱髓鞘病变、视神经、脑神经、脊髓和/或周围神经的发生率高达 20%，其他部位自身免疫性反应引起的损害包括眼睛、肺部、心脏、肾脏和结缔组织

图 1.106 35 岁，结节病的男性患者。**(a)** 矢状面脂肪抑制 T1WI 显示颈髓的髓内强化灶（↑）；**(b)** 在矢状面 T2WI 上呈高信号（↑），在 T2WI 上不正常高信号的范围大于强化区域

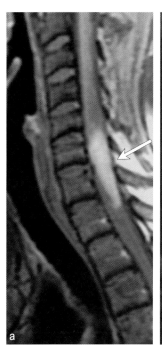
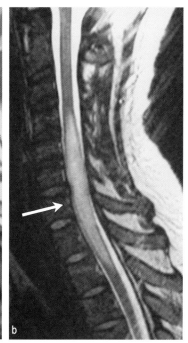

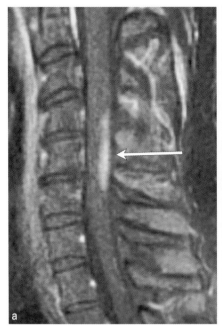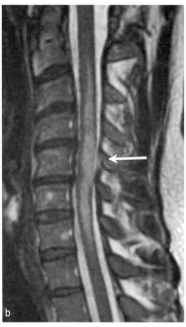

图 1.107 39 岁,结节病的男性患者。(a)矢状面脂肪抑制 T1WI 显示累及颈髓远端部分的髓内强化灶(↑);(b)在矢状面 T2WI 上呈高信号(↑),在 T2WI 上不正常高信号的范围大于强化区域

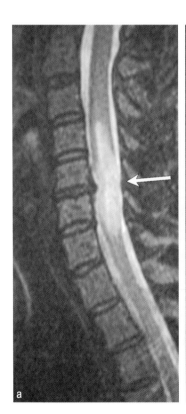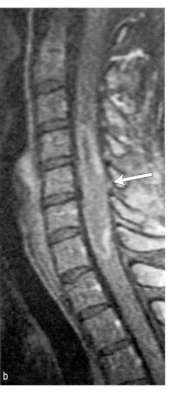

图 1.108 46 岁,干燥综合征的女性患者。(a)矢状面脂肪抑制 T2WI 显示高信号的髓内脱髓鞘病灶(↑);(b)矢状面脂肪抑制 T1WI 上有周边相应的环形强化

表 1.3(续)　硬膜下髓内病变(脊髓病变)

病变	影像学表现	点评
脊髓感染性病变		
病毒感染	**MRI**:髓内病灶或脊髓的多发病灶,T1WI 上低-等信号、T2WI 上高信号,±轻度脊髓膨胀,±中度强化,±脊膜强化(巨细胞病毒、疱疹病毒)	脊髓的直接病毒感染,常见病因包括脊髓灰质炎、ECHO 病毒、肝炎病毒(A,B 或 C)、风疹病毒、麻疹病毒、腮腺炎病毒、狂犬病毒、西尼罗病毒、柯萨奇病毒、单纯性疱疹病毒(Ⅰ或Ⅱ)、水痘带状疱疹病毒(VSV)复发引起的带状疱疹、巨细胞病毒(CMV)、HIV 和 JC 病毒
脓肿/非病毒感染性脊髓炎 (**图 1.109**)	**MRI**:脊髓炎和脊髓脓肿的早期发现包括 T2WI 上的髓内高信号区及在 T1WI 增强上边界模糊的周边强化。周边强化区会随着时间延迟而变得清晰,±遗留的脊髓软化,±脊膜强化(结核分枝杆菌感染或梅毒),在 T2WI 上的高信号及强化灶都会随着抗感染治疗而消失	感染灶可由血行播散或 CNS 内的播散。导致脊髓脓肿或非病毒性脊髓炎的微生物和感染源包括米勒链球菌、化脓性链球菌、结核分枝杆菌、非典型分枝杆菌、梅毒、曼氏裂头蚴及真菌(隐球菌、念珠菌和曲霉)
寄生虫感染 (**图 1.110**)	**MRI**:髓内边缘模糊的区域,T2WI 上高信号、T1WI 上低-等信号,通常＋强化。病灶通常位于胸髓内,±脊膜强化。通常可见脑内的伴发病灶	脊髓寄生虫感染少见,最常见累及脊髓的寄生虫为免疫缺陷症患者中的弓形虫。此外,弓形体病极少累及脊髓。在亚洲/非洲的免疫缺陷症患者中,曼氏裂头蚴可累及脊髓。寄生虫感染根据脊髓内病灶的部位而快速出现相应的神经功能障碍
血管性病变		
髓内出血 (**图 1.111** 和**图 1.112**)	**超急性期(4～6 小时)**:血红蛋白主要是抗磁性的氧合血红蛋白(Fe^{2+} 状态),在 T1WI 上呈中等信号,T2WI 上呈轻微高信号 **急性期(12～48 小时)**:血红蛋白主要为顺磁性脱氧血红蛋白(Fe^{2+} 状态),在 T1WI 上呈中等信号、T2WI 上呈低信号,周边带水肿在 T2WI 上呈高信号 **亚急性期(＞2 天)**:血红蛋白被氧化成 Fe^{3+} 状态,高铁血红蛋白为强烈的顺磁性物质。最初,高铁血红蛋白在细胞内时,血肿有周边向中央逐渐演变为 T1WI 上高信号、T2WI 上低信号,周边环绕 T2WI 上高信号带(水肿)。逐渐地,高铁血红蛋白主要成为细胞外的,血肿在 T1WI 和 T2WI 上呈高信号 **慢性期**:血红蛋白成为细胞外的高铁血红蛋白并且逐渐降解为含铁血黄素	可能是外伤、血管畸形、凝血障碍、梗死、转移、脓肿和病毒感染(单纯性疱疹、巨细胞病毒)所引起
出血后病变	**MRI**:髓内继发于胶质增生和脊髓软化的 T2WI 上高信号带,±局部脊髓变细,±含有高铁血红蛋白和/或含铁血黄素的 T2WI 上低信号区(前者在 T1WI 上呈高信号)。通常没有强化	陈旧出血灶有不同的表现,取决于胶质增生、脑软化以及血液裂解产物(高铁血红蛋白、含铁血黄素等)的比例

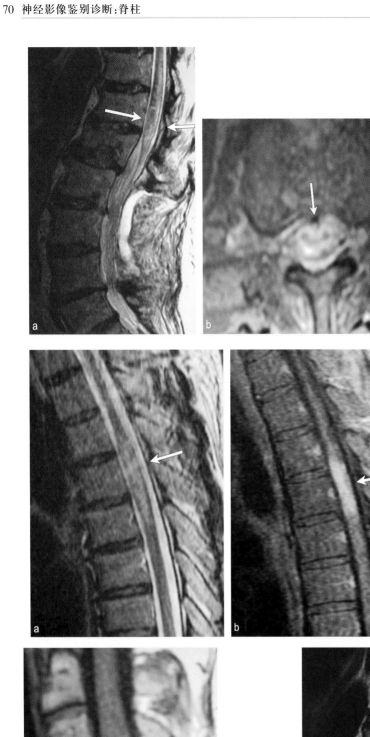

图 1.109 (a)术后矢状面 T2WI 显示脊髓圆锥的脓肿为不规则、信号不均、轻度高信号和高信号;(b)横断面脂肪抑制 T1WI 环形边缘强化(↑)

图 1.110 38 岁,胸髓弓形体病的男性患者。(a)矢状面 T2WI 上呈高信号;(b)矢状面脂肪抑制 T1WI 上有强化

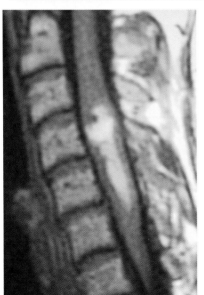

图 1.111 45 岁男性患者。矢状面 T1WI 显示 AVM 导致的髓内出血呈高信号

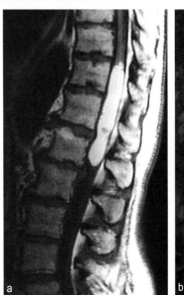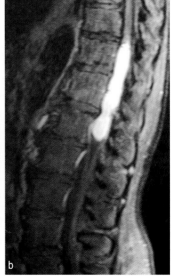

图 1.112 73 岁女性患者。矢状面 T1WI(a)和矢状面脂肪抑制 T1WI(b)显示星形细胞瘤相关的髓内出血呈高信号

表 1.3(续) 硬膜下髓内病变（脊髓病变）

病变	影像学表现	点评
动静脉畸形(AVM) （图 1.113）	**MRI:**边界不规则的病灶,可位于脊髓（白质和/或灰质）、脊膜或两者均有。AVM 在 T1WI 和 T2WI 上含有继发于动脉高血流的多发、扭曲、管状流空信号,且有栓塞的血管所形成的多样信号,还有不同时期出血、钙化、胶质增生以及脊髓软化的信号。静脉成分通常具有强化,±静脉淤血所致的缺血（髓内 T2WI 高信号）,±脊髓水肿。通常没有占位效应,除非有新鲜出血或静脉阻塞	颅内 AVM 比髓内更常见。具有年度出血风险。AVM 可以是散发性、先天性或伴有外伤病史。脊髓 AVM 根据解剖结构分为四种类型。Ⅰ型和Ⅳ型为动静脉瘘（AVF）,即动脉与静脉之间有直接分流。Ⅱ型和Ⅲ型为 AVM,即由被称为瘤巢的异常血管聚集而成。Ⅰ型即脊膜 AVF,通常位于神经根束（最常见）。Ⅱ型即髓内 AVM,瘤巢位于髓内。Ⅲ型即青少年型 AVM,可以累及脊髓、硬膜下髓外间隙和硬膜外结构。Ⅳ型即髓周（软膜）AVF,位于脊髓表面或马尾,患者表现为进行性脊髓病变。髓周 AVF 和髓内 AVM 可以表现为蛛网膜下腔出血和/或髓内出血。好发于 40~50 岁的男性,治疗采取手术和/或血管内栓塞
海绵状血管畸形 （图 1.114）	**MRI:**单发或多发的髓内多房样病变,周边有源于含铁血黄素的环状或不规则 T2WI 和 T2*WI 上低信号带,环绕中央区 T1WI 和 T2WI 上的多变信号（低、等、高或混杂信号）,取决于出血成分的时相。梯度回波技术有助于发现多发病灶	海绵状血管畸形可发生于脑、脑干和/或脊髓的多发病灶。12% 病例有家族史,16% 髓内海绵状血管畸形的患者同时有脑内病灶。患者发病年龄从 2~80 岁不等（平均年龄 39 岁）。海绵状血管畸形在胸髓比颈髓更多发,通常 10 mm 大小,症状包括运动和感觉障碍、疼痛以及肠道和膀胱功能障碍,伴有出血风险增高以及症状的进展,针对症状性病灶采用手术或微创治疗可以使临床改善
静脉血管瘤（发育性静脉异常）	**MRI:**在增强后 T1WI 上,静脉血管瘤显示为强化的静脉引流自髓内小静脉聚集（水母头）。引流静脉在 T2WI 上显示为流空信号	被认为是异常静脉形成且通常不伴有出血。通常为偶然发现,除非是伴有海绵状血管畸形
脊髓梗死/动脉性缺血 （图 1.115）	**MRI:**脊髓缺血相关异常的四种 MRI 模式与脊髓前动脉（Adamkiewicz 动脉）的分布有关:①累及脊髓前角灰质的 T2WI 高信号区;②脊髓前角和后角灰质均累及的 T2WI 高信号区;③累及所有脊髓灰质和邻近中央白质的 T2WI 弥漫高信号区;④累及整个脊髓横断面的 T2WI 弥漫高信号	动脉性梗死通常发生于脊髓前动脉的分布区,供应脊髓的前 2/3,包括白质和灰质。累及脊髓的缺血或梗死是与动脉粥样硬化、糖尿病、高血压、腹主动脉瘤及腹主动脉手术相关的少见异常,伴有膀胱和肠道功能障碍的急性发作。脊髓缺血/梗死通常见于胸腰椎脊髓前动脉（Adamkiewicz 动脉）的分布区

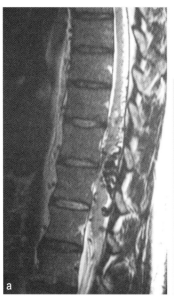
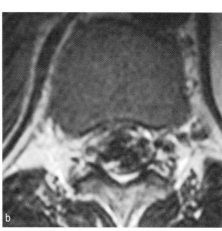
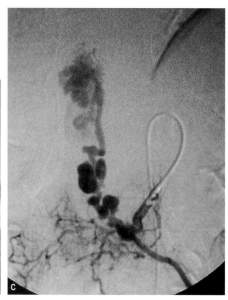

图 1.113 39 岁男性患者。矢状面(a)和横断面 T2WI(b)显示髓内和蛛网膜下腔内的 AVM 具有多发血管流空;(c)脊髓血管造影显示 AVM 异常扩张、扭曲的血管

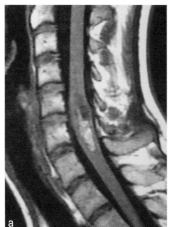
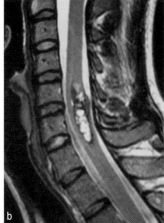
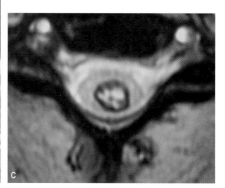

图 1.114 22 岁女性,髓内海绵状血管畸形在矢状面 T1WI(a)、矢状面 T2WI(b)和横断面 GRE 图像(c)上均呈中央高信号为主、环绕低信号含铁血黄素环

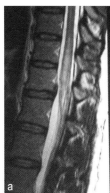
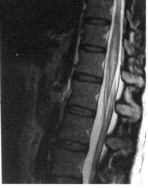
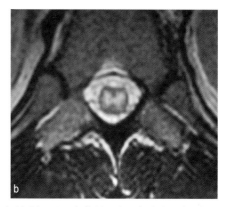

图 1.115 矢状面(a)和横断面(b)T2WI 显示动脉阻塞所致梗死呈高信号,累及脊髓中央灰质

表 1.3(续) 硬膜下髓内病变（脊髓病变）

病变	影像学表现	点评
缺血-静脉性梗死/淤血 （**图 1.116**）	**MRI**:髓内边界模糊、累及的白质和灰质 T1WI 上低-中等信号、T2WI 上高信号、±脊髓膨胀、±强化，以及脊髓表面软脊膜扩张的静脉	脊髓静脉栓塞与硬脊膜动静脉瘘或畸形及血栓性静脉炎有关。导致脊髓灰质和白质的凝固性坏死（亚急性坏死性脊髓病）。MRI 表现与累及脊髓的动脉缺血/梗死有重叠
外伤性病变		
脊髓挫伤 （**图 1.117**）	**MRI**:边界模糊的髓内 T1WI 上低、等信号，T2WI 上高信号区，累及灰质和/或白质，± T1WI 上高信号区（高铁血红蛋白）或 T2WI 上低信号（细胞内高铁血红蛋白），通常无强化，±神经根撕脱（Erb 麻痹），±椎体骨折，±后纵韧带断裂	脊髓外伤性损伤通常继发于严重椎间盘脱出、椎体骨折、椎体半脱位/脱位，异物压迫、过曲/过伸损伤或产伤
脊髓横断伤 （**图 1.118**）	**MRI**:局灶性或弥漫性 T2WI 上高信号区，累及脊髓灰质和/或白质，与脊髓长轴呈横断或斜向的不规则 T2WI 上高信号带，±强化	源于加速/减速或摇晃的严重外伤性损伤能够导致轴突的横断伤。通常伴有其他损伤，如椎体骨折以及蛛网膜下腔或髓内出血
慢性损伤 （**图 1.119**）	**MRI**:边界模糊的髓内 T1WI 上低、等信号，T2WI 上高信号，累及灰质和白质，±脊髓萎缩，±髓内空洞形成（不连续的 T1WI 上低信号、T2WI 上高信号区）或大囊样改变，无强化，±脊髓空洞积水症	脊髓软化可由既往的外伤性损伤、严重的椎管狭窄、严重的脊柱侧凸、椎体滑脱、既往的脱髓鞘或放射性损伤所引起

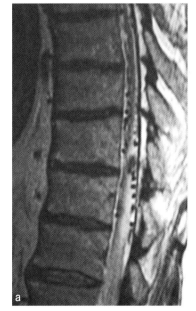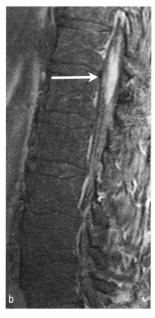

图 1.116 矢状面 T2WI(**a**)显示硬膜下 AVM 在邻近下端脊髓的蛛网膜下腔内有多发流空信号。边界模糊的髓内高信号区累及灰质和白质，伴有矢状面脂肪抑制 T1WI(**b**)上的强化(↑)，为凝固性缺血坏死（亚急性坏死性脊髓病）

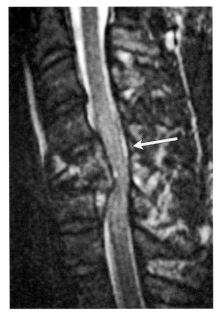

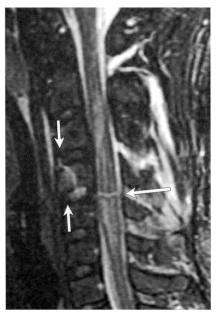

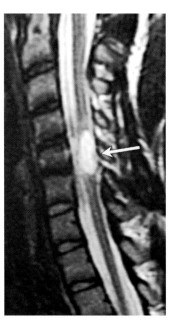

图1.117 矢状面脂肪抑制 T2WI 显示急性严重 C5 椎体压缩性骨折伴有椎体后移压迫脊髓,引起脊髓挫伤呈髓内高信号(↑)

图1.118 矢状面脂肪抑制 T2WI 显示 C4 椎体四边压缩性骨折(纵↑)伴有高信号的棘间韧带撕裂和边界模糊的髓内高信号脊髓挫伤,以及代表脊髓横断伤的线样高信号(横↑)

图1.119 矢状面 T2WI 显示与 C5 椎体后缘骨折相关的脊髓软化及外伤后脊髓空洞

表1.3(续) 硬膜下髓内病变(脊髓病变)

病变	影像学表现	点评
退行性异常		
脊髓软化 (图1.120)	**MRI:**脊髓体积的不对称性或对称性减少,通常伴有 T2WI 上髓内信号的不正常增高,且没有强化	脊髓萎缩由椎管狭窄相关的慢性压迫、既往的脱髓鞘、感染、出血、外伤或神经退行性病变所引起,如脊髓小脑共济失调/变性、Friedreich 共济失调等
沃勒变性	**MRI:**T2WI 上双侧不正常的高信号,位于脊髓损伤部位下面的皮质脊髓束一侧及脊髓损伤之上的背侧束,常见于损伤后的7周或更久,且通常没有强化	沃勒变性表示轴突顺行变性及从髓鞘到神经细胞或轴突远端部分的损伤。沃勒变性见于损伤部位之上的背侧束和损伤部位之下的皮质脊髓束。髓内病变/异常的大小取决于受累的轴突数量。沃勒变性可累及脑干和脊髓的一侧,与脑梗死或脑出血所致的脑内神经元/轴突缺失有关
肌萎缩性脊髓侧索硬化症	**MRI:**T2WI 上双侧高信号区且 FLAIR 有时可见累及内囊后肢、脑干和脊髓的皮质脊髓束,±累及运动皮质的铁沉积所致 T2WI 低信号,无强化,±脊髓萎缩 **DTI:**继发于髓鞘损伤的皮质脊髓束和胼胝体 FA(各向异性分数)进行性减少	初级运动皮质的上运动神经元和皮质脊髓束(CST)、延髓脑干核团及位于脊髓前角的下运动神经元进行性且通常是快速的变性。通常发生于>55 岁的成人,伴有导致死亡的进行性肌无力和萎缩。组织学发现包括初级运动皮层的椎体神经元缺失、CST 的轴索变性、胶质细胞浸润以及细胞外间质的扩充。神经元变性也可累及额叶和颞叶

表 1.3(续)　硬膜下髓内病变(脊髓病变)

病变	影像学表现	点评
脊髓灰质炎 (图 1.121)	**MRI:** 急性感染表现为累及脊髓前角的局灶性膨大和 T2WI 上高信号。慢性期表现为一侧或双侧脊髓前角的局灶性 T2WI 上高信号	脊髓灰质炎病毒以脊髓前角细胞为目标,导致不对称性的软瘫。实际上,自然界的病毒已经消灭,而疫苗相关的致瘫性脊髓灰质炎罕有发生
放射性脊髓病 (图 1.122)	**MRI:** 局灶性或边界模糊的髓内 T1WI 上低或等信号、T2WI 上等或高信号区,±强化,±脊髓膨胀,晚期胶质增生/萎缩	通常发生于放射治疗后 3 个月～10 年(最常见于 9～20 个月之间),且难与肿瘤相鉴别。病理组织学发现包括轴突变性和脱髓鞘区、坏死及血管内皮的透明和/或纤维素样变性,放射治疗区域的骨髓通常因红骨髓的减少而在 T1WI 上呈高信号(黄骨髓增加替代红骨髓的部分)

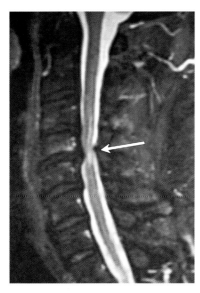

图 1.120　58 岁男性,矢状面脂肪抑制 T2WI 显示颈髓萎缩及边界模糊的高信号,表示继发于 C4～C5 层面严重椎管狭窄的脊髓软化(↑)

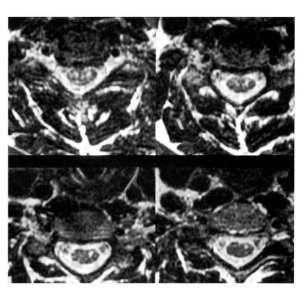

图 1.121　原发脊髓灰质炎患者的横断面 T2WI 显示脊髓前角局灶性高信号

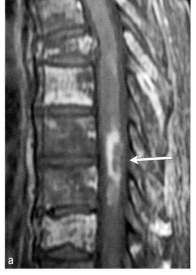

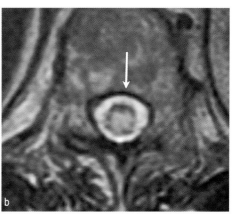

图 1.122　放射治疗的乳腺癌患者。矢状面脂肪抑制 T1WI 显示多发、不规则、有强化的椎体转移灶。椎管内可见边界模糊的髓内强化区(a↑),伴有横断面 T2WI 上高信号(b↑),代表放疗引发脊髓病的部位

表 1.3(续) 硬膜下髓内病变(脊髓病变)

病变	影像学表现	点评
其他病变		
脊髓空洞积水症 (图 1.123,也见图 1.14)	**MRI:**脊髓膨胀伴有髓内充满液体的区域,位于中央或轻微偏心性。在髓内液体和脊髓实性部分之间通常有明显的分界面,±管内分隔,±围绕管腔的高信号(水肿、胶质增生)。若是良性脊髓空洞积水症则无强化,±如果伴有髓内肿瘤时的强化	脊髓积水是脊髓中央管(覆有室管膜细胞)的扩张。脊髓空洞症是 CSF 进入脊髓的夹层(没有室管膜细胞的覆盖)。脊髓空洞积水症是两者的结合,可继发于先天/发育畸形(Chiari I 或 Chiari II 畸形或颅底凹陷症),或继发于脊髓肿瘤(星形细胞瘤、室管膜瘤或血管网状细胞瘤)
维生素 B$_{12}$ 缺乏症(亚急性联合变性) (图 1.124)	**MRI:**累及脊髓背侧和外侧柱的对称性纵行 T2WI 上高信号带,±弥散受限,±脊髓轻度膨胀,通常无或微小强化,髓内信号异常能够在纠正维生素 B$_{12}$ 缺乏之后消失	维生素 B$_{12}$ 缺乏所引起的脊髓异常被称为亚急性联合变性。维生素 B$_{12}$ 是与胞质酶蛋氨酸合成酶相关的酶辅助因子,催化同型半胱氨酸甲基化为蛋氨酸,促使髓鞘蛋白、DNA、脂肪和碳水化合物的合成。维生素 B$_{12}$ 缺乏可由摄入不足、吸收不良或一氧化二氮暴露所引起,通过氧化维生素的钴成分致其灭活。维生素 B$_{12}$ 缺乏导致脊髓病、周围神经病、认知障碍以及视神经病 病理组织学研究显示病灶位于脊髓后柱和外侧柱,以及脊髓小脑和皮质脊髓束
脊髓表面铁沉积症 (图 1.125)	**MRI:**脊髓和/或脑的软膜表面 T2WI 和 GRE 图像上低信号的环	T2WI 和 GRE 图像上低信号源于既往蛛网膜下腔出血(动脉瘤破裂、外伤、凝血功能异常、血管畸形等)所致的慢性含铁血黄素沉着。软膜下铁沉积与自由基损伤有关,导致神经元损伤/缺失、脱髓鞘及反应性胶质增生,能够引起进行性神经功能恶化(小脑步态共济失调、神经性听力丧失)

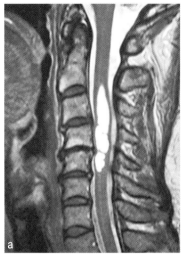
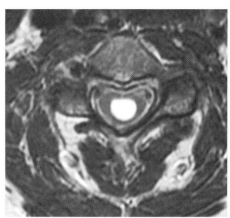

图 1.123　54 岁女性，矢状面（a）和横断面（b）T2WI 显示颈髓膨胀的高信号脊髓空洞

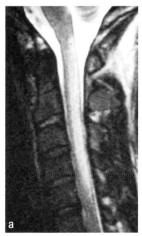
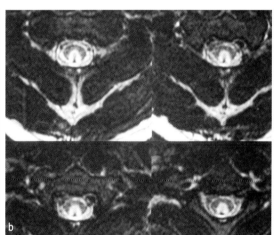

图 1.124　19 岁男性，维生素 B_{12} 缺乏症（亚急性联合变性）在矢状面（a）和横断面（b）T2WI 表现为轻度膨胀的脊髓背侧和外侧柱内对称性纵行的高信号带

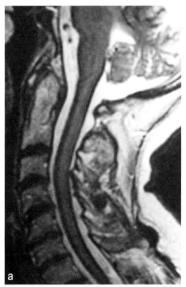
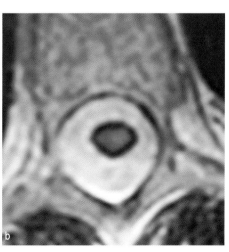

图 1.125　66 岁女性，脊髓表面铁沉积在矢状面（a）和横断面（b）T2WI 表现为沿脊髓软膜表面纤细的低信号环

1.4 硬膜及髓外硬膜下病变

- 先天性和发育性
  - 脊膜膨出
  - 脊膜发育不良/膨隆
  - 背部皮毛窦
  - 皮样囊肿
  - 表皮样囊肿
  - 肠源性囊肿
  - 终丝纤维脂肪瘤
- 肿瘤
  - 室管膜瘤
  - 施万细胞瘤(神经鞘瘤)
  - 脊膜瘤
  - 神经纤维瘤
  - 副神经节瘤
  - 畸胎瘤
  - 血管瘤
  - 血管网状细胞瘤
  - 血管外皮细胞瘤
  - 孤立性纤维瘤(SFT)
  - 原始神经外胚层肿瘤(PNET)
  - 软脊膜肿瘤性病变
  - 淋巴瘤
  - 白血病
  - 神经系统原发性黑色素肿瘤
- 感染性
  - 细菌感染
  - 真菌感染
  - 病毒感染
- 非感染性硬脊膜和软脊膜病变
  - 结节病
  - 吉兰-巴雷综合征
  - 慢性炎性脱髓鞘性多神经炎
  - 脊神经根炎
  - 粘连性蛛网膜炎
  - 骨化性蛛网膜炎
  - 肉芽肿性血管炎(韦格纳肉芽肿)
  - 特发性肥厚性硬脊膜炎
- 血管性病变
  - 动静脉畸形(AVM)
  - CSF 出血(蛛网膜下腔出血)
  - 硬膜下出血
- 获得性病变
  - 神经根鞘囊肿/Tarlov 囊肿
  - 蛛网膜囊肿
  - 假性脊膜膨出
  - CSF 漏/瘘
  - 脊髓疝
  - 硬膜下椎间盘突出
  - 神经轴突钙化性假瘤(CAPNON)

表1.4 硬膜及髓外硬膜下病变

病变	影像学表现	点评
先天性和发育性		
脊膜膨出 （**图1.27**和**图1.346**）	**MRI**：CSF和脑膜通过椎管缺损向外突出，由椎板切除术或先天性变异所引起。骶椎的脊膜膨出可通过骶椎缺损向前突出	获得性脊膜膨出比先天性背侧骨闭合不全所致者更为常见。骶前脊膜膨出可由外伤引起，或与间充质发育不良有关（神经纤维瘤病I型，马方综合征，尾部退化综合征）
硬脊膜发育不良/扩张 （**图1.45**和**图1.46**）	**MRI**：椎体背侧面的扇形改变，视神经鞘的扩大，椎间孔和骶孔神经鞘的扩大以及椎旁脊膜膨出	硬脊膜扩张定义为硬脊膜囊的扩张，通常与椎间孔神经根鞘膨出有关。除了发生于神经纤维瘤病Ⅰ型（NF1）和马方综合征，也发生于Ehlers-Danlos综合征（皮肤弹力过度综合征）、强直性脊柱炎、脊柱侧弯及外伤。硬脊膜发育不良与NF1有关
背部皮下窦道 （**图1.23**）	**MRI**：由下背部皮肤凹陷向内延伸的T1WI低信号细管状结构，伴有或不伴有通过中缝或脊柱裂延伸入椎管，伴有或不伴有椎管内皮样囊肿或表皮样囊肿	上皮细胞覆盖的瘘管由位于下背部皮肤凹陷（±多毛的痣，色素沉着斑，或者皮肤凹陷口部的血管瘤）伸向或进入椎管。由缺乏表面外胚层与神经外胚层之间正常发育的分隔所导致，腰椎＞胸椎＞枕区，是累及脊髓和椎管感染的潜在原因
皮样囊肿 （**图1.126**）	**MRI**：边界清楚的类圆形或分叶状硬膜下病变，T1WI上通常呈高信号，T2WI上呈混杂低、中等和/或高信号，无强化，±液-液平面或液-碎屑平面。脊髓皮样囊肿最常见的部位是腰椎区域 **CT**：边界清楚的类圆形或分叶状硬膜下病变，通常呈低密度，±液-液平面或液-碎屑平面。可能伴有背部皮下窦道	非肿瘤性先天性或获得性含有外胚层的囊性病变，由脂肪组织、胆固醇、脱落的细胞和角质碎屑填充，通常对邻近脊髓或神经根有轻度的占位效应，±有关的临床症状。好发于成人，男性略多于女性。如果皮样囊肿破入蛛网膜下腔可以引起化学性脊膜炎

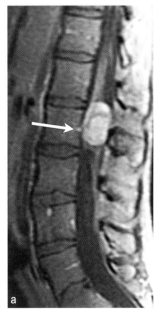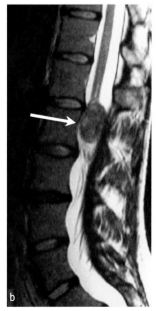

图1.126 27岁女性。（**a**）L2水平硬膜下皮样囊肿在矢状面脂肪抑制T1WI上呈高信号（↑）；（**b**）T2WI上呈低信号（↑）

表 1.4(续) 硬膜及髓外硬膜下病变

病变	影像学表现	点评
先天性和发育性		
表皮样囊肿	**MRI:**边界清楚的类圆形或分叶状、含有外胚层的硬膜下囊性病变。T1WI 上呈低-中等信号,T2WI 和 DWI 上呈高信号,FLAIR 呈混杂低、中等或高信号,且无强化。可能伴有背部皮下窦道 **CT:**边界清楚的类圆形或分叶状、含有外胚层的轴外、低-中等密度囊性病变	非肿瘤性髓外含有上皮的病变,由脱落细胞和角质碎屑填充,通常对邻近脊髓和/或神经根有轻微的占位效应,±有关的临床症状。可能是先天性(±伴随的背部皮下窦道、脊柱裂、半椎畸形)或获得性(腰椎穿刺的晚期并发症)。通常在男性和女性中同样好发
肠源性囊肿 (**图 1.127**,也见**图 1.31**)	**MRI:**边界清楚的类圆形、硬膜下轴外病变,T1WI 和 T2WI 上呈低、中等或高信号(与蛋白质浓度有关),通常无强化 **CT:**边界清楚的硬膜下轴外病变,低-中等密度,通常无强化	肠源性囊肿是一种发育畸形,继发于脊索和前肠分隔发育不良、位于前侧的内胚层和位于背侧的外胚层之间永久存在的通道。背侧肠窦的部分闭塞会导致由内皮细胞、纤维线覆盖的囊肿或窦道。在<40 岁的病人中常见。部位:胸椎>颈椎>颅前窝>颅颈联合>腰椎,通常位于中线且在脊髓或脑干的腹侧。伴有邻近椎体的异常
终丝纤维脂肪瘤 (见**图 1.26**)	**MRI:**T1WI 上沿着终丝的细线样高信号带,直径通常小于 3 mm,脊髓圆锥位置如常(通常与脊髓栓系无关)	无症状偶然发现的发生率为 5%。圆锥远端的位置如常
肿瘤		
室管膜瘤 (**图 1.128** 和**图 1.129**)	**MRI:**硬膜下、位于脊髓圆锥和/或马尾/终丝的局限性分叶状病变,位于骶尾部软组织内罕见。病变通常为 T1WI 低-中等信号和 T2WI 中等-高信号,±黏蛋白或出血所致的 T1WI 点状高信号,± T2WI 上的周边低信号环(含铁血黄素),±肿瘤囊变(T2WI 高信号)。室管膜瘤显示不同程度的强化 **CT:**病变通常为中度密度,±出血	位于脊髓圆锥或马尾/终丝的室管膜瘤通常为黏液乳头型,且被认为是起源于终丝的室管膜胶质细胞。稍好发于男性。通常室管膜瘤是生长缓慢的肿瘤,伴有长期的背疼、感觉缺失、运动无力以及膀胱和肠道功能障碍,±慢性骨侵蚀,伴有椎体的扇形变及椎间孔的扩大

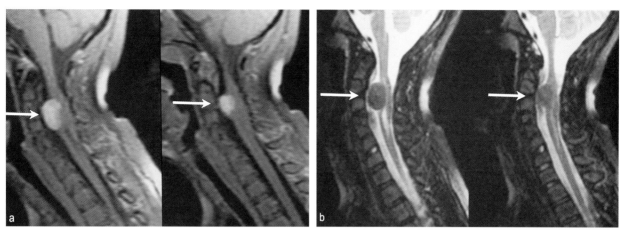

图 1.127 7 岁女性。(a)脊髓前的肠源性囊肿在矢状面脂肪抑制 T1WI 的高信号与病变内蛋白质含量较高有关(↑);(b)病灶(↑)在矢状面脂肪抑制 T2WI 上呈低信号

图 1.128 24 岁男性。(a)室管膜瘤在矢状面 T2WI 上呈混杂中等、低和高信号(↑);(b)矢状面脂肪抑制 T1WI 上有强化(↑)

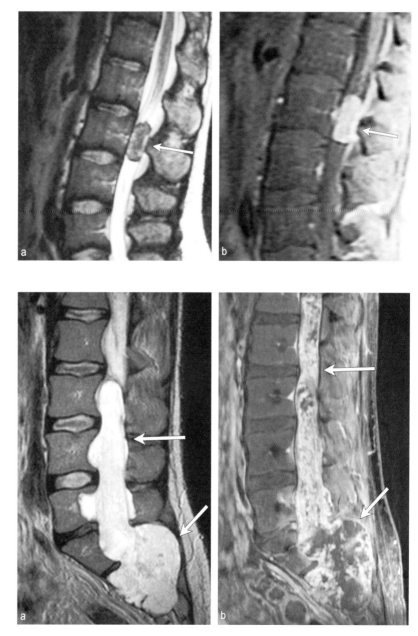

图 1.129 (a)33 岁男性,位于低位椎管的巨大 Ⅱ 级室管膜瘤在矢状面 T2WI 上呈高信号(↑);(b)矢状面 T1WI 上有不均匀强化(↑),肿瘤使 L3～L5 椎体和骶骨的背缘变形且呈扇形变

表 1.4(续) 硬膜及髓外硬膜下病变

病变	影像学表现	点评
施万细胞瘤(神经鞘瘤) (**图 1.130** 和**图 1.131**)	**MRI:**局灶性的类圆形或卵圆形髓外病灶,T1WI 呈低-中等信号,T2WI 呈高信号,且通常有显著的强化。较大病变中可由于囊变和/或出血而造成 T2WI 高信号及强化的不均匀 **CT:**病变呈中等密度,+强化。较大病变可有囊变和/或出血	施万细胞瘤是起源于不对称神经鞘的包膜内肿瘤,这些神经鞘含有不同分化的肿瘤性施万细胞,是最常见的硬膜下髓外肿瘤。常见于成人,出现疼痛、神经根病、感觉异常和下肢无力,免疫反应 S-100 阳性。多发施万细胞瘤见于神经纤维瘤Ⅱ型(NF2),是一种常染色体显性遗传疾病,涉及染色体 22q12 基因突变。除了施万细胞瘤外,NF2 患者也可能有多发性脑膜瘤和室管膜瘤 NF2 在新生儿中的发病率为 1/37 000~1/5 万。出现症状的年龄 22~72 岁(平均年龄 46 岁)。峰值发病率位于第 4~6 年。许多有 NF2 的患者在 30 岁出现双侧前庭神经鞘瘤
脊膜瘤 (**图 1.132** 和**图 1.133**)	**MRI:**硬膜外或硬膜下髓外病变,T1WI 上呈中等信号,T2WI 上呈中等-偏高信号,且常有显著强化,±钙化 **CT:**病变通常呈中度密度,+强化,±钙化	通常为良性肿瘤,脊膜瘤好发于成人(>40 岁),女性多于男性。由肿瘤性的脑(脊)膜上皮(蛛网膜或蛛网膜颗粒)细胞组成,免疫反应 EMA 阳性。脊膜瘤通常是单发和散发性的,但也可能是发生于神经纤维瘤病Ⅱ型的多发性病变,可以导致临近的脊髓和神经根受压,侵袭性/恶性罕见

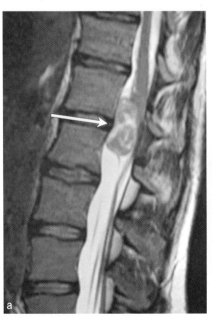
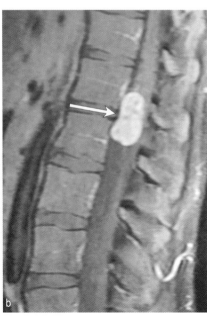

图 1.130 31 岁女性。(**a**)矢状面 T2WI 显示髓外硬膜下神经鞘瘤压迫脊髓圆锥和马尾处的腹侧缘,其内呈混杂中等-高信号(↑);(**b**)矢状面脂肪抑制 T1WI 有强化(↑)

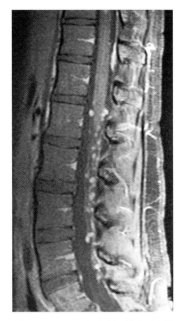

图 1.131 26 岁女性,神经纤维瘤病 II 型的矢状面脂肪抑制 T1WI 显示多发、小、强化的硬膜下神经鞘瘤

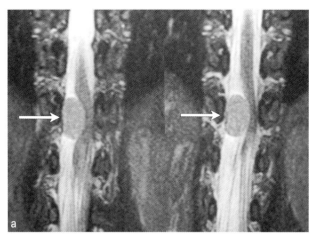

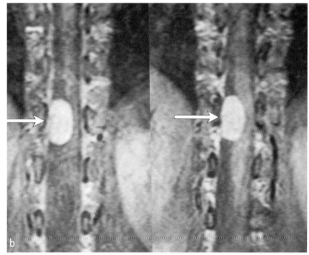

图 1.132 41 岁女性。(a)髓外硬膜下脊膜瘤(↑)在冠状面脂肪抑制 T2WI 上呈中等信号;(b)冠状面脂肪抑制 T1WI 有强化(↑),脊膜瘤压迫脊髓的右侧面呈锯齿状

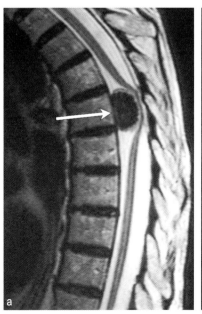

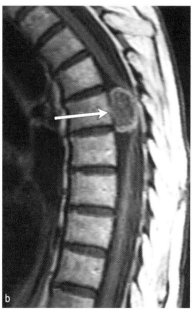

图 1.133 79 岁女性。(a)髓外硬膜下钙化性脊膜瘤在矢状面 T2WI 上呈低信号(↑);(b)矢状面 T1WI 有不均匀强化

表 1.4(续)　硬膜及髓外硬膜下病变

病变	影像学表现	点评
神经纤维瘤 (图 1.134)	**MRI**:分叶状、卵圆形或类圆形的髓外病变,±边缘不规则,±哑铃状向硬膜外延伸,±椎间孔的侵蚀,±椎体背侧缘的扇形改变(慢性侵蚀或神经纤维瘤病Ⅰ型的硬膜扩张)。病变在 T1WI 上呈低-中等信号,T2WI 呈高信号,+明显强化。T2WI 高信号和强化在较大的病灶中是不均匀的 **CT**:病变通常为中等密度,有强化,邻近骨侵蚀	累及神经和神经鞘的非包膜内肿瘤,神经纤维瘤是一种常见的髓外硬膜下肿瘤,常伴有硬膜外的延伸。这些良性肿瘤为包含了施万细胞、周围神经样细胞、交错的纤维母细胞束以及丰富的胶原蛋白混合物。与施万细胞瘤不同,神经纤维瘤缺乏 Antoni A 和 B 区,且在病理上无法与其下的神经分离开来。最常见是散发性、局灶性、孤立的病变,少见的是弥漫性或丛状病变。多发性神经纤维瘤常见于神经纤维瘤病Ⅰ型,这是一种常染色体显性遗传障碍(占出生人数的 1/2 500),由 17q11.2 号染色体上的神经纤维瘤基因突变引起。常见于成人,出现疼痛、神经根病、感觉异常和下肢无力
副神经节瘤 (图 1.135)	**MRI**:类圆形、卵圆形、分叶状、硬膜下、髓外病变,T1WI 上呈中等信号,T2WI 上呈中等-高信号,±管状的流空信号,+明显强化,± T1WI 上斑点状高信号的粘蛋白或出血,± T2WI 上周边低信号环(含铁血黄素),通常位于马尾和终丝 **CT**:病变通常为中等密度,有强化	由神经嵴细胞产生的良性包膜内神经内分泌肿瘤,与全身的自主神经节(副神经节)相关,也称为化学感受器瘤,是根据病变部位来命名的(血管球,鼓室,迷走神经)。发生于脊柱罕见,位于腰椎硬膜囊内的髓外硬膜下
畸胎瘤 (图 1.136)	**MRI**:在 T1WI 和 T2WI 上均呈不同程度的低、中等和/或高信号的局灶性病变,±强化。可含有钙化和囊变以及脂肪成分 **CT**:不同程度的低、中等和/或高密度的局灶性病变,±强化。可含有钙化和囊变以及脂肪成分	第二常见的生殖细胞肿瘤,畸胎瘤最常发生于儿童,男性多于女性。有良性和恶性。成熟的畸胎瘤内有来源于外胚层、中胚层(软骨、骨骼、肌肉和/或脂肪)和内胚层(带有肠道或呼吸道上皮的囊肿)中的分化细胞,不成熟畸胎瘤包含部分分化的外胚层、中胚层或内胚层细胞

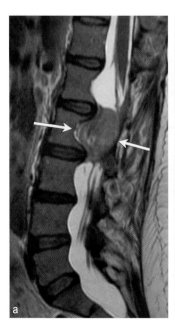
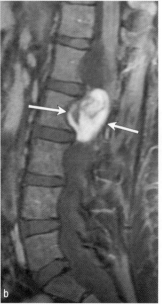
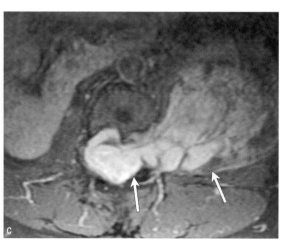

图 1.134　19 岁女性。(a)神经纤维瘤在矢状面 T2WI 上呈中等信号(↑);(b)矢状面和(c)横断面脂肪抑制 T1WI 上有强化(↑),病变同时有硬膜下和硬膜外的部分

图 1.135 51 岁男性。(a)L4 水平硬膜下副神经节瘤在矢状面 T2WI 上以不均匀的中等信号为主(↑);(b)矢状面脂肪抑制 T1WI 上有强化(↑)

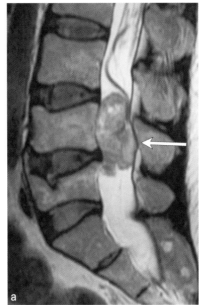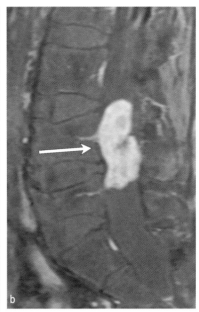

图 1.136 77 岁女性。(a)圆锥背侧面硬膜下畸胎瘤在矢状面 T1WI 上呈混杂中等和高信号(↑);(b)T1WI 上病灶中高信号的含脂肪成分在矢状面脂肪抑制 T2WI 上被抑制(↑)

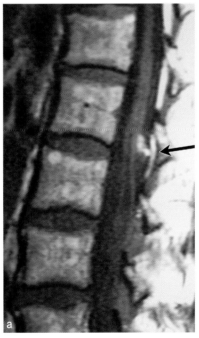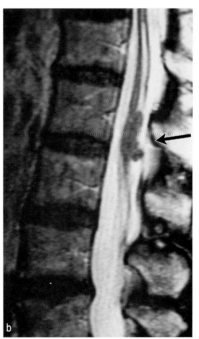

表 1.4(续) 硬膜及髓外硬膜下病变

病变	影像学表现	点评
血管瘤 (图 1.137)	**MRI:**局灶性或边界模糊的组织(直径<4 cm),T1WI 上呈中等信号,T2WI 和脂肪抑制 T2WI 上呈高信号,通常有强化 **CT:**血管瘤多数为中等密度,+强化	血管瘤是软组织或骨的良性病变,由毛细血管、海绵状和/或静脉畸形组成。被认为是一种错构疾病。发生于椎体的骨内血管瘤在多达 10% 的患者中偶然发现。血管瘤发生于脊髓或表现为髓外硬膜下病变罕见,可与背部和神经根疼痛有关,见于 1~84 岁的病人(中位龄 33 岁)

表 1.4(续) 硬膜及髓外硬膜下病变

病变	影像学表现	点评
血管网状细胞瘤 (见**图 1.96**)	**MRI**:小的强化结节±囊肿,或较大的病变伴有明显不均匀强化±病变内或边缘处的流空信号。T1WI 上呈中等信号,T2WI 上呈中等-高信号,偶尔有新鲜或陈旧出血的证据 **CT**:小的强化结节±囊肿,或较大的病变伴有明显不均匀强化,±出血	生长缓慢的、累及小脑、脑干和/或脊髓的血管性肿瘤(WHO Ⅰ级),可以延伸到脊髓的蛛网膜下腔。肿瘤由许多薄壁的血管和大的、含脂质的、泡沫状间质细胞组成,这些细胞具有不同大小深染的细胞核。有丝分裂象罕见。基质细胞对 VEGF、波形蛋白(Vim)、CXCR4、水通道蛋白 1、碳酸酐酶、S-100、CD56、神经元特异性烯醇酶(NSE)和 D2-40 有免疫活性,血管通常会对网状染色产生反应。肿瘤是由于 VHL 基因的散发性突变所引起,或者是在 3p25-26 号染色体上的 VHL 基因突变引起常染色体显性遗传变异致 VHL 病。在 VHL 病中,可发生多发中枢神经血管网状细胞瘤,以及透明细胞肾癌、嗜铬细胞瘤、内淋巴球囊瘤、神经内分泌肿瘤、胰腺腺瘤和附睾囊腺瘤。VHL 病发生于青少年、青年和中年人
血管外皮细胞瘤	**MRI**:硬膜外或髓外硬膜下病变,可能累及椎体的骨髓。病变通常边界清晰,T1WI 上呈中等信号,T2WI 上呈中等到轻微高信号,并有明显强化(可类似脊膜瘤),±伴随的侵蚀性骨变化	推测起源于外皮细胞的罕见恶性肿瘤,其内含有各种形状的外皮细胞(椭圆形、圆形、梭形细胞)以及为内皮细胞覆盖的邻近不规则分支血管间隙。对 CD34 有轻微的免疫反应,有丝分裂和坏死常见。转移的概率比脊膜瘤要高。通常发生于软组织,而在骨中少见。在原发性软组织肿瘤中占比<1%。大多数肿瘤发生于年轻的成年人(90%~95%),只有 5%~10% 发生于儿童,且男性比女性更常见。血管外皮细胞瘤有时被称为血管瘤型脑膜瘤或脑膜血管外皮细胞瘤
孤立性纤维瘤(SFT) (**图 1.138**)	**MRI**:SFT 通常边界清晰且可以是髓外、髓内或两者都有。通常在 T1WI 和 PDWI(质子加权成像)上呈低到中等信号,在 T2WI 上呈低、中等和/或稍高信号,且在脂肪抑制 T2WI 呈不均匀的稍高到高信号,通常有强化	罕见的良性梭形细胞实质性肿瘤,可发生于不同的解剖部位,包括四肢,而颅内或脊髓的硬膜罕见。SFT 通常显示出与血管外皮细胞瘤类似的分支血管型,类似胸膜的 SFT,通常对 CD34 具有强烈的免疫活性。SFT 在软组织肿瘤中占比不足 2%,患者的中位年龄为 50~60 岁,通常是手术治疗,病人预后良好

图 1.137 21 岁女性。(a)L3～L4 水平硬膜下毛细血管瘤,矢状面 T2WI 呈轻微高信号(↑);(b)矢状面脂肪抑制 T1WI 有强化(↑)

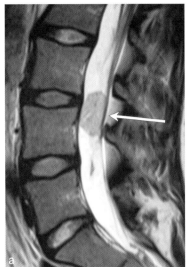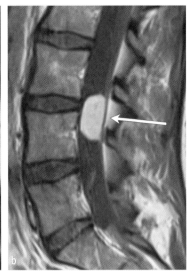

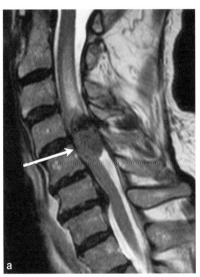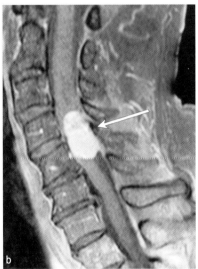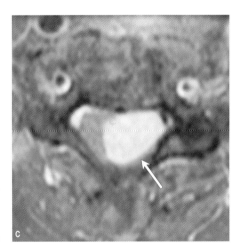

图 1.138 75 岁男性,C4～C5 水平髓外硬膜下孤立性纤维瘤,矢状面(a)T2WI 上呈低和中等信号(↑),矢状面(b)和横断面(c)脂肪抑制 T1WI 有强化(↑),肿瘤压迫脊髓的左侧,而脊髓向左移位伴有髓内水肿样改变

表 1.4(续) 硬膜及髓外硬膜下病变

病变	影像学表现	点评
原始神经外胚层肿瘤 (图 1.139)	**MRI:** 局灶性或边缘模糊的病变,T1WI 上呈低-中等信号,T2WI 上呈中等-高信号,±囊性或坏死区,不同程度的强化,±播散性的脊膜强化。实质成分可在 DWI 上有扩散受限 **CT:** 不同程度的异常硬膜下强化,±播散到脊膜	高度恶性肿瘤（WHO Ⅳ级）,通常位于大脑、松果体和小脑,作为原发性髓内或髓外肿瘤罕见。肿瘤经常沿着 CSF 通道播散。肿瘤由低分化或未分化的细胞组成且有神经元、星形细胞或室管膜不同程度分化,通常发生在 4 周～20 岁的患者（平均年龄 5.5 岁）,预后比髓母细胞瘤更差

表1.4(续) 硬膜及髓外硬膜下病变

病变	影像学表现	点评
柔脊膜肿瘤性病变 (**图1.140**和**图1.141**)	**MRI:**单发或多发结节样强化病变,±沿着脊髓柔脊膜表面的局灶性或弥漫性异常蛛网膜下强化。T1WI上呈低-中等信号,T2WI上呈中等-高信号。柔脊膜肿瘤在增强后的图像上显示最好 **CT:**在脊髓造影CT图像上的单发或多发结节状蛛网膜下病变或增厚的神经根	蛛网膜下腔(柔脊膜)的强化通常与显著的病理改变有关(肿瘤与炎症和/或感染)。原发性中枢神经系统肿瘤通常与蛛网膜下播散有关,包括原始神经外胚层肿瘤(如髓母细胞瘤、松细胞母细胞瘤等)、胶质母细胞瘤、室管膜瘤和脉络丛癌。转移可以出现在CSF中,通过硬膜直接蔓延、通过血液传播,或通过脉络丛。蛛网膜下腔转移的中枢神经系统外最常见原发性肿瘤是肺癌、乳腺癌、黑色素瘤、淋巴瘤和白血病

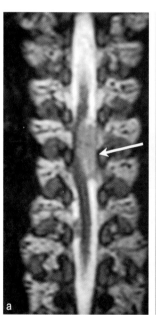 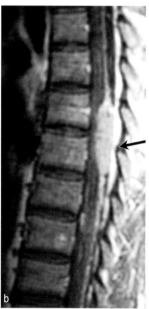

图1.139 25岁女性,位于左侧低位椎管内的原发髓外硬膜下原始神经外胚层肿瘤(PNET)。**(a)**冠状面T2WI呈中等信号(↑);**(b)**矢状面T1WI有强化(↑),可见蛛网膜下腔肿瘤播散表现为沿着脊髓柔脊膜表面的强化

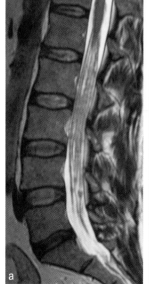 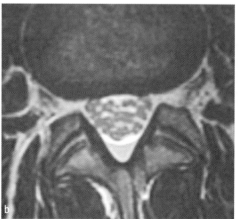 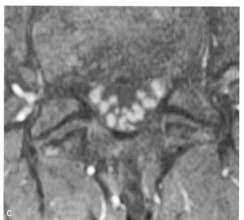

图1.140 48岁男性,黑色素瘤及柔脊膜转移,矢状面**(a)**和横断面**(b)**T2WI显示不规则增厚的硬膜下腰椎神经,在横断面**(c)**脂肪抑制T1WI上有异常强化

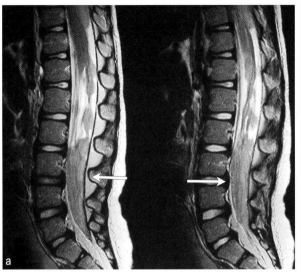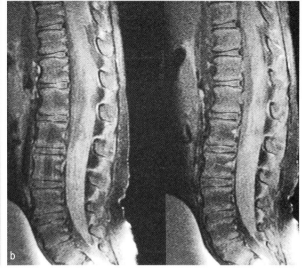

图 1.141　脑内星形细胞瘤出现柔脊膜转移的患者。(a)矢状面 T2WI 显示腰椎硬膜囊内中等信号的不规则带(↑);(b)矢状面脂肪抑制 T1WI 显示不规则的强化

表 1.4(续)　硬膜及髓外硬膜下病变

病变	影像学表现	点评
淋巴瘤 (**图 1.142 和图 1.143**)	**MRI:**单发或多发结节样强化灶,±局灶性或弥漫性蛛网膜下沿脊髓表面的异常强化。T1WI 上呈低-中等信号,T2WI 上呈中等-高信号。柔脊膜肿瘤在增强后图像上显示最佳 **CT:**脊髓造影 CT 图像上有单个或多个结节样蛛网膜下病变或增厚的神经根	原发性中枢神经系统淋巴瘤远多于继发性,常见于＞40 岁的成人。淋巴瘤占原发性脑肿瘤的 5%,占原发性颅内肿瘤的 0.8%～1.5%。B 细胞淋巴瘤比 T 细胞淋巴瘤更常见。颅内淋巴瘤累及柔脑膜在继发性淋巴瘤中比在原发性淋巴瘤中更常见
白血病 (**图 1.144**)	**MRI:**单个或多个结节样强化灶,±局灶性或弥漫性蛛网膜下沿脊髓表面的异常强化。T1WI 上呈低-中等信号,T2WI 上呈中等-高信号。柔脊膜肿瘤在增强后图像上显示最佳 **CT:**脊髓造影 CT 图像上有单个或多个结节样蛛网膜下病变或增厚的神经根	白血病是肿瘤性造血细胞的增殖。骨髓肉瘤(也称为绿色瘤或粒细胞性肉瘤)是由原始粒细胞和肿瘤粒细胞前体细胞组成的局灶性肿瘤,发生于 2% 的急性髓系白血病患者。白血病的病变可累及硬脑膜、柔脑膜、脑和脊髓
原发性中枢神经系统黑色素肿瘤 (**图 1.145**)	**MRI:**柔脑膜病变的边缘不规则,脑沟内 T1WI 上呈低-中等或高信号(继发于黑色素的增多),T2WI 上呈中等-稍高信号,FLAIR 上呈高信号,且柔脑膜强化,±脑积水,±小脑蚓部发育不良,±蛛网膜囊肿,± Dandy-Walker 畸形。脑实质/脑干(颞叶前部、小脑、丘脑、额叶)的轴内病变通常＜3 cm。轴内病变由于黑色素的增多而在 T1WI 上呈中等-稍高信号,± T2WI 上信号降低,±强化 **CT:**可因黑色素的增多而显示出轻微的高密度,±小脑蚓部发育不良,±蛛网膜囊肿	原发性中枢神经系统黑色素肿瘤代表成人和儿童中的一组从良性到恶性的色素性肿瘤。儿童神经皮肤黑色素沉着症是一种罕见非家族性疾病,伴有局灶性/或弥漫性柔脑膜黑色素细胞增多以及较大和/或多发的皮肤痣。见于婴儿和幼儿。对 HMB - 45、MART - 1 和 S - 100 具有免疫活性。皮肤痣一般是良性的。柔脑膜中的黑素细胞转化为中枢神经系统黑色素瘤占 40%～50%。脑膜黑色素瘤是一种含有柔脑膜黑素细胞的良性、罕见的色素性肿瘤,通常发生于颅后窝或椎管中,患者平均年龄为 42 岁

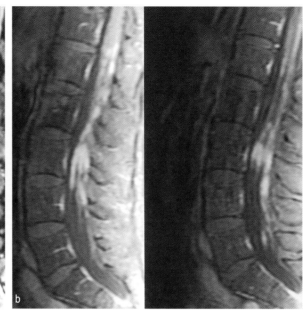

图 1.142　72 岁女性非霍奇金淋巴瘤患者。(a)矢状面 T1WI 显示柔脊膜肿瘤为不规则区、中等信号且累及多个腰神经；(b)矢状面脂肪抑制 T1WI 上显示不规则的强化

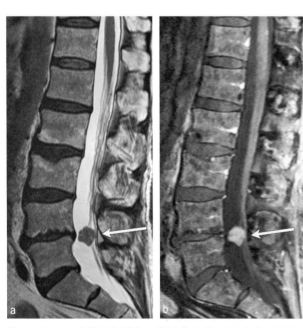

图 1.143　71 岁男性非霍奇金淋巴瘤患者。(a)矢状面 T2WI 显示 L4～L5 水平(↑)中等信号的结节状柔脊膜肿瘤；(b)矢状脂肪抑制 T1WI(↑)有强化

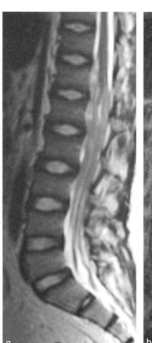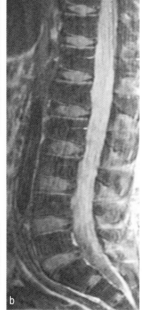

图 1.144　15 岁男性,急性淋巴细胞性白血病及柔脑膜肿瘤。(a)矢状面 T2WI 显示椎管内不规则增厚的腰椎神经根；(b)矢状面脂肪抑制 T1WI 显示广泛弥漫性蛛网膜下腔的强化

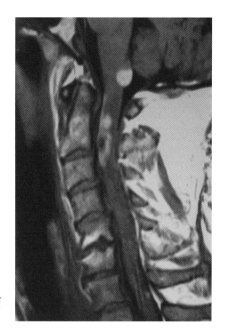

图 1.145 柔脊膜白细胞增多症的患者,矢状面 T1WI 显示沿脊髓表面的高信号结节样和线样带

表 1.4(续) 硬膜及髓外硬膜下病变

病变	影像学表现	点评
感染		
细菌感染 (**图 1.146**)	**MRI:**单发或多发结节样强化的蛛网膜下病灶或沿脊髓边缘和/或神经根的强化灶。T1WI上呈低-中等信号,T2WI 上呈中等-高信号。柔脊膜炎症在增强后图像上显示最佳 **CT:**在脊髓造影 CT 图像上的单个或多个结节样蛛网膜下病变或增厚的神经根	蛛网膜下腔内的强化(柔脊膜)通常与显著的病理过程(炎症和/或感染与肿瘤)有关。柔脊膜炎症和/或感染可由化脓性、真菌、寄生虫病以及结核引起。化脓性蛛网膜炎可由颅内脑膜炎、硬膜外脓肿或者椎体骨髓炎的扩展而引起,也可能是手术或免疫缺陷的并发症
真菌感染	**MRI:**单发或多发结节样强化的蛛网膜下病灶或沿脊髓边缘和/或神经根的强化灶。T1WI上呈低-中等信号,T2WI 上呈中等-高信号。柔脊膜炎症在增强后图像上显示最佳	柔脊膜炎相关的最常见真菌是新隐球菌、斑替枝孢霉和球孢子菌,其他感染脑膜的真菌包括曲霉、白念珠菌、荚膜组织胞浆菌、毛霉和根霉。真菌性柔脊膜炎通常发生于免疫系统受损的患者
病毒感染	**MRI:**T2WI 和脂肪抑制 T2WI 上轻度高信号且增大的神经,±强化	原发病毒性感染[巨细胞病毒、柯萨奇病毒、ECHO 病毒、肝炎病毒(A、B或 C)、风疹病毒、麻疹病毒、腮腺炎病毒、狂犬病病毒、I 或 II 型单纯疱疹病毒、水痘-带状疱疹病毒、EB 病毒、HIV 和西尼罗病毒]可导致硬膜内神经的直接感染

表 1.4(续)　硬膜及髓外硬膜下病变

病变	影像学表现	点评
非感染性硬脊膜和柔脊膜疾病		
结节病 (图 1.147)	**MRI:**在柔脊膜和/或硬脊膜上可见光滑和/或结节状的强化。脊髓病灶可表现为髓内边界模糊带,T1WI 上呈低-中等信号,T2WI 和 FLAIR 上呈略高-高信号,并且通常有强化,局部占位效应和周围水肿 **CT:**在柔脊膜和/或硬脊膜上可见光滑和/或结节状的强化	结节病是一种多系统的非干酪样肉芽肿性疾病,病因不明,5%～15%的病例可累及中枢神经系统。如果不进行治疗,可能与严重的神经功能缺损有关,如脑病、脑神经病、脊髓病。当神经系统并发症出现在肺、淋巴结、皮肤、骨骼或眼睛等其他系统症状之前时,神经结节病的诊断可能会很困难
吉兰-巴雷综合征 (图 1.148)	**MRI:**一个或多个硬膜内胸腰椎神经根的强化,±神经根增大,±一个或多个硬膜内神经根的聚集,脑神经的强化	快速进行性外周炎/脱髓鞘多神经病变,其特征为四肢无力的进行性加重及反射消失。发生率为 2/100 000。通常在之前的 1 个月里有呼吸道或胃肠道感染,CSF 分析显示蛋白质水平升高。淋巴细胞和巨细胞的聚集发生于伴有神经脱髓鞘的神经内血管周围,EMG 显示神经传导的减缓或阻断
慢性炎性脱髓鞘神经病变(CIDP)或慢性获得性免疫介导的多灶性脱髓鞘神经病变 (图 1.149)	**MRI:**最常累及腰神经丛和尾椎的神经,且很少累及臂丛。多发弥漫增大的神经在 T2WI 和脂肪抑制 T2WI 上呈轻度高信号,伴有不同程度轻-中度强化。结节样增厚的局灶区可见于增大的神经内。增大的神经可为双侧且对称或不对称性异常增大的神经可从腹侧支延伸至臂丛的侧面	获得性免疫介导的进行性/复发性多神经病变,在成人中比在儿童中更常见。患病率达 7/10 万。通常累及脊髓神经,±臂丛神经的近端神经干。患者出现复发或进行性对称的近端和远端肌无力伴有或不伴有感觉丧失。诊断基于活检和临床以及电生理检查。EMGS 显示脱髓鞘引起的传导速度减慢。脱髓鞘和再髓鞘的循环会导致神经增大伴有炎性浸润(淋巴细胞、巨噬细胞),可与 IgG 或 IgA 单克隆丙种球蛋白病、炎症性肠病、丙型肝炎感染、HIV 感染、糖尿病、干燥综合征和淋巴瘤一起发生。免疫抑制药物可用于治疗

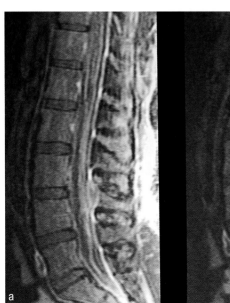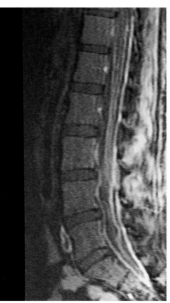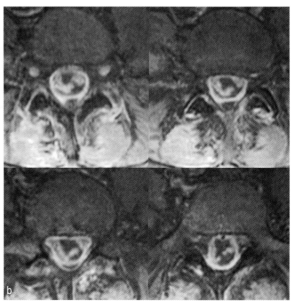

图 1.146　50 岁女性,链球菌性脊膜炎在矢状面(**a**)和横断面(**b**)T1WI 上显示多发腰椎神经根不规则增厚伴有强化

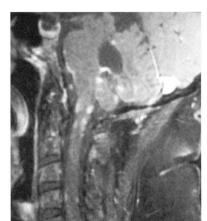
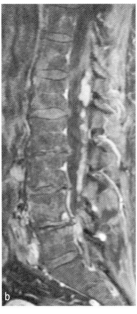

图 1.147 52 岁女性,神经结节病在矢状面脂肪抑制 T1WI 上显示沿脊髓(a)和腰椎硬膜囊内(b)的多发强化结节灶,亦可见沿着脑桥软膜表面和第四脑室内(a)的强化灶

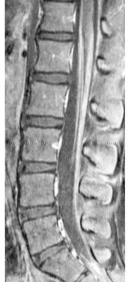

图 1.148 11 岁女性,吉兰-巴雷综合征在矢状面(a)和横断面(b、c)脂肪抑制的 T1WI 上显示受累的腰神经根强化

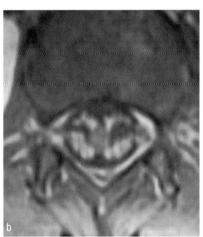
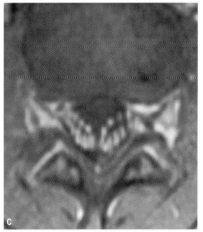

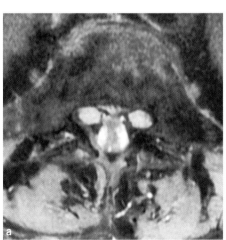
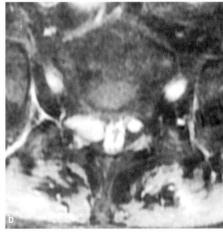

图 1.149 (a、b)57 岁男性 CIDP 的横断面脂肪抑制成像显示多发腰骶神经增大,且有强化

表 1.4(续) 硬膜及髓外硬膜下病变

病变	影像学表现	点评
脊神经根炎	**MRI:**一个或更多硬膜内神经根强化,神经根的增大,±一个或更多硬膜内神经根的聚集	在 2/3 无症状志愿者中可以看到硬膜内神经强化,这可能是继发于神经周围血管的强化,但也可能是由椎间盘突出或炎症/感染引起的神经根压迫(艾滋病患者中的巨细胞病毒感染、吉兰-巴雷综合征、肉瘤等)
粘连性蛛网膜炎 (**图 1.150**)	**MRI:**硬膜囊内丛聚的神经根,和/或硬膜囊内外周固定的神经根,"空囊"征,并且通常无强化 **CT:**硬膜囊内聚集的神经根和/或硬膜囊内外周固定的神经根,以及脊髓造影 CT 图像上的"空囊"征	粘连性蛛网膜炎是一种慢性疾病,它会导致硬膜囊内神经根的聚集,或神经根在硬膜囊内部边缘的粘连,这可能是由既往的手术、出血、放疗、脑膜炎或碘苯酯脑池造影术所造成的
骨化性蛛网膜炎 (**图 1.151**)	**CT:**蛛网膜下腔内不规则高密度区	慢性炎症性疾病导致了蛛网膜下腔化生性骨化改变,通常位于胸椎和腰椎区域,可能与既往的感染、出血、脊髓造影或手术有关
血管炎肉芽肿(韦格纳肉芽肿) (见**图 1.152**)	**MRI:**边界不清的软组织增厚区,T1WI 上呈低-中等信号、T2WI 上呈稍高-高信号,有强化,累及硬脊膜,±骨质侵犯和破坏,±延伸至邻近的软组织	多系统疾病,如呼吸道坏死性肉芽肿、各种组织内小动脉和小静脉局灶坏死性血管炎以及肾小球肾炎,通常对细胞质抗中性粒细胞胞浆抗体(c-ANCA)呈阳性免疫反应,可累及鼻旁窦、鼻咽、眼眶、脑、脊髓以及硬脑膜和/或硬脊膜。治疗包括皮质类固醇、环磷酰胺和抗肿瘤坏因子
特发性肥厚性硬脑(脊)膜炎 (**图 1.153**)	**MRI:**增厚的硬脊膜和/或硬脑膜伴有线样和/或结节样强化,±脊髓受压及髓内 T2WI 上的高信号	罕见的、有慢性炎性增生的硬脑膜和/或硬脊膜的特发性疾病,通常采用排除性诊断。一般发生于 60~70 岁的患者中,出现局部疼痛、±渐进性神经病变和脊髓病的临床症状。其病因尚不清楚,但可能与创伤、感染、自身免疫性疾病(风湿性关节炎、血管炎肉芽肿、炎性假瘤、IgG4 病)及肿瘤有关。病理发现包括纤维组织的存在,成熟的淋巴细胞和浆细胞,以及在硬脊膜内的上皮样细胞,没有细菌、真菌或血管炎的证据。治疗包括免疫抑制疗法和手术减压

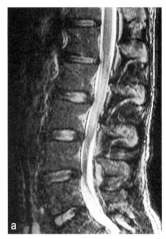
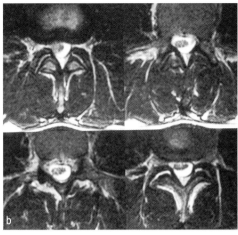
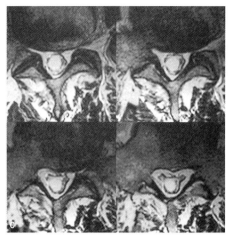

图 1.150 粘连性蛛网膜炎患者,矢状面(a)和横断面(b)T2WI 上显示硬膜囊内神经根聚集,横断面(c)T2WI 显示位于低位硬膜囊周边固定的神经根——"空囊"征

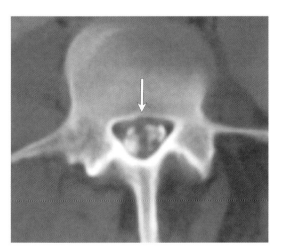

图 1.151 37 岁男性,无鞘内造影的横断面 CT 显示蛛网膜下腔内不规则的高密度区(↑),表示为骨化性蛛网膜炎

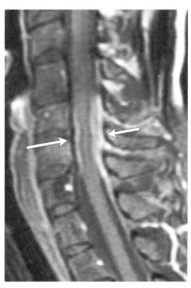

图 1.152 56 岁女性,血管炎肉芽肿(韦格纳肉芽肿)在矢状面脂肪抑制 T2WI 上显示由坏死性肉芽肿引起的局灶性增厚且强化的硬脊膜(↑)

图 1.153 43 岁女性,矢状面脂肪抑制 T1WI 显示由特发性肥厚性脊膜炎引起的肥厚性脊膜强化(↑)

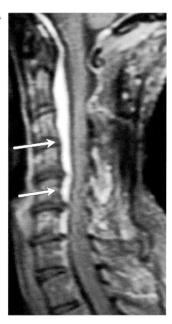

表 1.4(续) 硬膜及髓外硬膜下病变

病变	影像学表现	点评
血管性病变		
动静脉血管畸形(AVM)(**图 1.154**)	**MRI:**病灶边缘不规则,可位于脊髓(白质或灰质)、硬脊膜或两者均有。AVM 含有在 T1WI 和 T2WI 上多发、扭曲、管状的流空信号(是由其动脉内高速血流所引起)以及信号多样的栓塞血管、不同时期的出血区与钙化、神经胶质增生和脊髓软化。静脉成分通常有强化,可能有或没有与静脉阻塞有关的缺血(脊髓内 T2WI 高信号),±脊髓肿胀。除非近期有出血或静脉闭塞,否则通常无占位效应 **MRA 和 CTA:**采用时间分辨技术的增强 MRA 和 CTA 可以显示动脉期和静脉期的血流穿过 AVM	颅内 AVM 比脊髓 AVM 更常见。AVM 可以是散发性/自发性(60%)或与外伤史相关(40%)。根据解剖的不同,脊髓 AVM 被分为 4 种类型。Ⅰ类和Ⅳ类是动静脉瘘(AVF),是动脉和静脉之间的直接分流。Ⅱ类和Ⅲ类是 AVM,是由一组被称为瘤巢的异常血管连接起来的。Ⅰ类畸形,硬膜 AVF,通常位于神经根袖(最常见的类型)。Ⅱ类是髓内 AVM,瘤巢位于脊髓内。Ⅲ类,青少年 AVM,可累及脊髓、髓外硬膜下间隙及硬膜外结构。Ⅳ型,髓周(软脑膜)AVF,位于脊髓或马尾的表面。患者可表现为进行性脊髓病。髓周 AVF 和髓内 AVM 可表现为蛛网膜下腔出血和/或髓内出血。最常发生于 40~50 岁的男性。治疗包括手术和/或内血管内栓塞
蛛网膜下腔出血(**图 1.155 和图 1.156**)	**MRI:**出血进入 CSF 可以导致柔脊膜和蛛网膜下腔内显著、短暂、无定形的增强。蛛网膜下腔出血可呈 T1WI 上低-中等信号、T2WI 上高信号,与 CSF 类似	颅内或脊髓手术、外伤、血管畸形、抗凝或肿瘤的出血进入 CSF,可导致化学刺激引起的柔脊膜增强(术后两周内),通常在 2~3 周后吸收

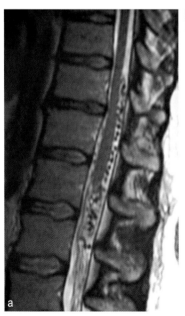 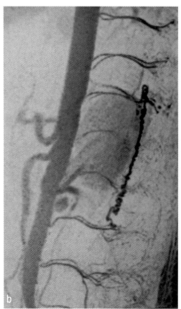

图 1.154　39 岁女性,硬膜下血管畸形在矢状面 T2WI(**a**)显示下段脊髓周围多个流空信号;矢状面增强 3D-TOF 的 MRA(**b**)显示从腰椎后动脉获得血液供应的血管畸形

图 1.155　10 个月大男孩,横断面 CT(**a**)显示第四脑室的高密度出血,是由小脑动静脉畸形所引起的;矢状面 T1WI(**b**)显示腰椎神经根在硬膜囊中央聚集,硬膜囊内的 CSF 呈低信号;增强后脂肪抑制矢状面 T1WI(**c**)显示腰椎硬膜内弥漫性强化,是由蛛网膜下腔出血导致化学性刺激所引起,蛛网膜下腔出血引起的强化通常在 2～3 周内就会消退,就像这位患者一样

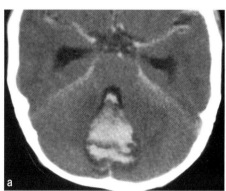

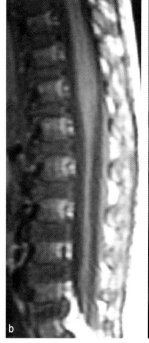

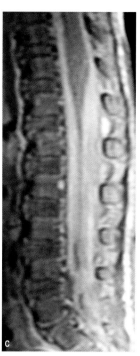

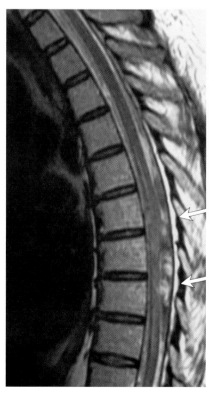

图 1.156　56 岁女性,矢状面 T2WI 显示蛛网膜下腔出血位于脊髓背侧,呈混杂低、中等和高信号(↑)

表1.4(续) 硬膜及髓外硬膜下病变

病变	影像学表现	点评
硬膜下出血 (**图1.157**和**图1.158**)	**MRI:**在硬脊膜内缘和脊髓蛛网膜外缘之间、边缘光滑的积血,出血早期在T1WI上呈中等到高信号,T2WI上呈低、中等或高信号。2周后,在T1WI和T2WI上通常呈低信号,与血红蛋白降解有关 **CT:**硬膜下积血在急性期呈高密度,且随着时间的推移进行性降低	积血位于脊髓硬膜内缘和脊髓蛛网膜外缘之间,可由创伤、手术、颅内硬膜下出血扩展、抗凝或腰椎穿刺并发症、硬膜外或脊髓麻醉以及针灸所导致

获得性病变

病变	影像学表现	点评
神经根鞘囊肿/Tarlov囊肿 (**图1.159**和**图1.160**)	**MRI:**累及神经根鞘且边界清晰的囊肿,MRI信号与CSF类似,伴有邻近骨结构的慢性侵蚀性改变。骶椎(±骶孔的扩大)>腰椎神经根鞘。通常直径为15~20 mm,但可以更大 **CT:**CSF密度的局限性病灶,±邻近骨的侵蚀	发生于神经根的神经束膜和神经内膜之间、充满CSF的囊样扩张。最常累及骶神经根,但可以发生在脊椎任一平面。通常是无症状的,偶然在MRI和CT检查中发现的占4.6%

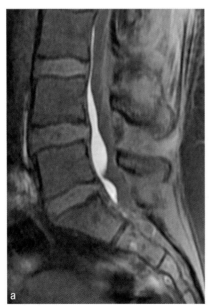
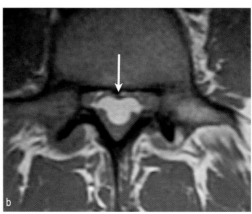

图1.157 42岁女性,矢状脂肪抑制T1WI(**a**)和横断面T1WI(**b**)显示硬膜囊前部高信号(↑)的硬膜下出血

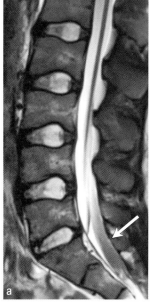
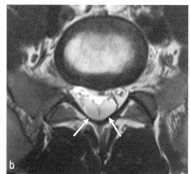

图 1.158 20 岁男性,矢状面(a)和横断面(b)T2WI 显示硬膜囊后部呈低-中等信号(↑)的硬膜下出血,线样低信号是分隔硬膜下出血与高信号的蛛网膜下腔 CSF 之间的外层蛛网膜,硬膜下出血在 T1WI 上呈低信号,类似于 CSF(未显示)

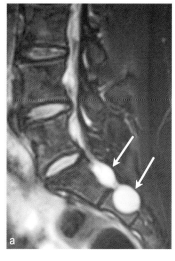
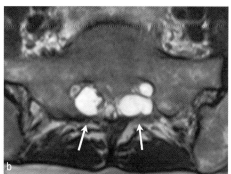

图 1.159 50 岁男性,矢状面脂肪抑制 T2WI(a)和横断面 T2WI(b)显示与 CSF 类似高信号的神经根鞘囊肿/Tarlov 囊肿(↑)

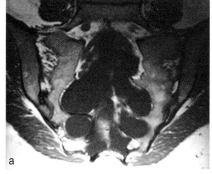
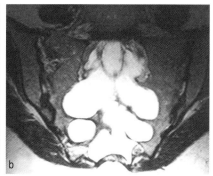

图 1.160 45 岁女性,冠状面 T1WI (a)和冠状面 T2WI(b)显示多发巨大的 Tarlov 囊肿,伴有骶孔的慢性侵蚀和扩张

表 1.4(续) 硬膜及髓外硬膜下病变

病变	影像学表现	点评
蛛网膜囊肿 (**图 1.161** 和**图 1.162**)	**MRI:**边界清晰的髓外硬膜下病变,T1WI 上呈低信号,T2WI 上呈与脑脊液类似的高信号,无强化 **CT:**CSF 密度的薄壁局限性病灶,±骨侵蚀	充满 CSF 的非肿瘤性、先天性、发育性或获得性轴外病变,通常对邻近的脊髓或神经根有轻微的占位效应。可以是硬膜内(Ⅱ型)或硬膜外,±与鞘内蛛网膜下腔相交通。无神经根纤维的硬膜外囊肿称为Ⅰ型囊肿,而含有脊神经根纤维的硬膜外囊肿称为Ⅱ型囊肿。大多数脊髓蛛网膜囊肿位于靠近胸椎脊髓背侧面,头尾延伸度平均有 4 个椎体水平的范围。也可出现位于椎体向脊髓生长的囊肿,但并不常见。可以无症状或伴有脊髓和/或神经根的压迫。治疗是手术切除和/或开窗手术。
假性脊膜膨出 (**图 1.163**)	**MRI:** T2WI 高信号的硬膜囊外 CSF 积聚,通常有边界清晰的薄壁,±薄壁的强化,神经根延伸到假性脊膜膨出之内 **CT 脊髓造影:**可以发现渗出的碘对比剂及硬膜撕裂点	硬膜外 CSF 渗出液的局灶性积聚,由继发于创伤、脊髓手术、经皮硬膜囊穿刺或先天性缺陷的硬膜撕裂所引起。假性脊膜膨出的边缘通常存在纤维囊,假性脊膜膨出内的 CSF 可以持续存在或逐渐吸收。假性脊膜膨出与硬膜囊的交通可以持续存在或自发封闭
CSF 漏/瘘 (**图 1.164**)	**MRI:** T2WI 上高信号的硬膜外 CSF 积聚,±硬膜缺损处 T2WI 上高动力性的局灶性流空信号,是由高速流动的 CSF 通过硬膜缺损所形成。由于积液进入软组织内,其边缘可以是不规则的 **CT:**可以发现渗出的碘对比剂及硬膜撕裂点	边缘不规则的硬膜外 CSF 渗出液的积聚,由继发于创伤、脊髓手术、经皮硬膜囊穿刺或先天性缺陷的硬膜撕裂所引起。脑脊液瘘表示 CSF 从硬膜囊到另一个解剖腔或邻近软组织内的交通。可伴有与颅内压降低相关的头痛、恶心、呕吐、颈部疼痛和畏光。治疗包括硬膜外贴片和/或手术修复

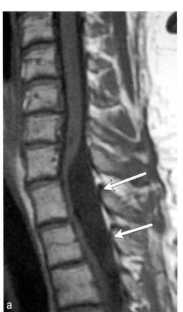 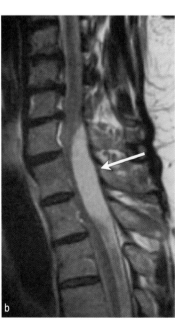

图 1.161 49 岁男性,矢状面 T1WI(**a**)和矢状面 T2WI(**b**)显示硬膜内蛛网膜囊肿(↑),呈脑脊液信号,并压迫脊髓背侧

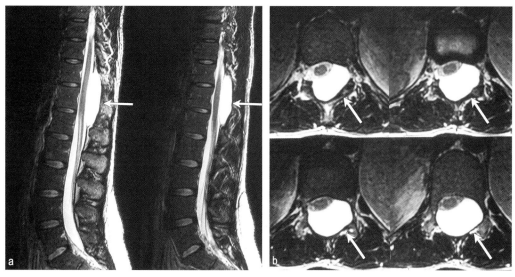

图 1.162　35 岁女性,矢状面(**a**)和横断面(**b**)T2WI 显示高信号(↑)的硬膜外蛛网膜囊肿,将硬膜囊向前推移。蛛网膜囊肿伴随着慢性骨侵蚀和椎管扩张

图 1.163　35 岁女性,多节段椎板切除术并发假性脊膜膨出(↑),矢状面(**a**)和横断面(**b**)T2WI 可见背侧高信号的鞘外 CSF 积聚,其内含有疝出的神经根

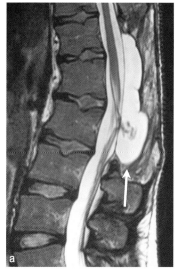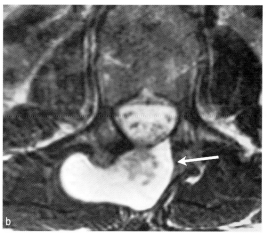

图 1.164　58 岁男性,腰椎椎管切除术并发硬膜撕裂,矢状脂肪抑制 T2WI(**a**)和横断面 T2WI(**b**)显示高信号的 CSF 进入背部软组织,脑脊液高速流经硬膜撕裂点形成流空信号(↑)

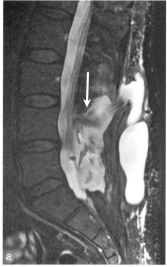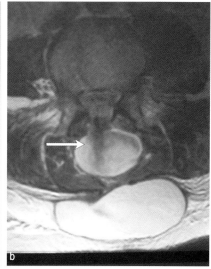

表 1.4(续) 硬膜及髓外硬膜下病变

病变	影像学表现	点评
脊髓疝 (图 1.165)	**MRI**:通常在矢状面 T2WI 上可见脊髓局灶性向前弯曲,伴有背侧蛛网膜下腔的增宽。横断面 T2WI 显示位于腹侧且变形的脊髓通过前方硬膜缺损向外突出 **CT 脊髓造影**:通常可见脊髓局灶性向前弯曲,伴有背侧蛛网膜下腔的增宽。背侧蛛网膜下腔内无充盈缺陷	罕见的临床疾病,脊髓通过上胸段至中段胸椎前方或前外侧的硬膜缺损疝出,通常位于 T4～T7 水平。造成硬膜缺损的原因不明。通常发生在 20～80 岁的成年人(平均年龄 50 岁)。临床表现是由脊髓的栓系所引起,包括麻木、疼痛、下肢的温觉下降、步态障碍、尿失禁以及脊髓半切综合征(Brown-Sequard 综合征:同侧上运动神经元麻痹、本体感受减退以及对侧疼痛和温觉减退)。外科手术封闭硬膜缺损可以缓解症状
硬膜内椎间盘突出	**MRI**:T1WI 上呈中等信号、T2WI 上呈多样和/或混杂信号(中等、高信号)的无定形结构。如果病变有血管化(通过纤维血管成分向内生长),偶尔也会有强化	椎间盘突出通过硬膜进入硬膜囊罕见
神经轴突钙化性假瘤 (CAPNON)	**MRI**:病变在 T1WI 和 T2WI 上呈低信号,与CT 上所见的致密钙化区有关,± T2WI 上边缘轻度高信号,±边缘的环形强化 **CT**:病变有不同程度的钙化和软组织密度	CAPNON 是罕见的、生长缓慢的非肿瘤性钙化病变(也称为纤维骨性病变),可在中枢神经系统的任何地方发生,也可累及骨和/或硬膜。病变含有可不同数量的纤维基质、栅状软骨黏液样基质、上皮样细胞和/或多核细胞以及骨化

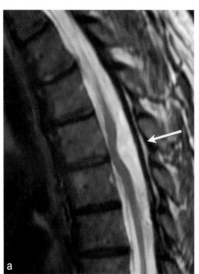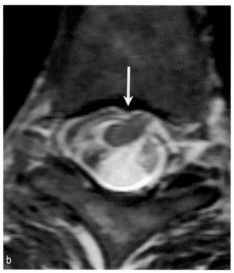

图 1.165 (a)矢状面 T2WI 显示受累脊髓的局灶性前曲(↑)伴有背侧蛛网膜下腔的扩大;(b)横断面 T2WI 显示向前移位和变形的脊髓,通过前方硬膜缺损向外突出(↑)

1.5 硬膜外病变

- 恶性肿瘤
  - 转移瘤
  - 淋巴瘤
  - 骨髓瘤/浆细胞瘤
  - 神经母细胞瘤
  - 血管外皮细胞瘤
  - 畸胎瘤
- 脊柱孤立性恶性骨肿瘤
- 非恶性肿瘤
  - 神经纤维瘤
  - 施万细胞瘤(神经鞘瘤)
  - 血管瘤
  - 脊膜瘤
- 孤立性非恶性肿瘤和肿瘤样骨病变
- 肿瘤样病变
  - 蛛网膜囊肿
  - 滑膜囊肿
  - 硬膜外脂肪增多症
  - 硬膜外血管脂肪瘤
  - 髓外造血
  - 神经轴突钙化性假瘤(CAPNON)
  - 神经系统原发性黑色素肿瘤
- 椎间盘突出
  - 术前
  - 术后水肿,瘢痕/肉芽组织与复发性椎间盘突出
- 退行性改变
  - 椎间盘突出,椎间盘突出骨赘复合体
  - 增生性退行性小关节改变
  - 后纵韧带骨化
- 外伤
  - 创伤相关与骨质疏松/骨质不足性椎体骨折
  - 病理性/肿瘤相关性椎体骨折
  - 硬膜外血肿
- 感染
  - 脊椎骨髓炎
  - 硬膜外脓肿
  - 结核性脊椎炎
- 炎症
  - 类风湿关节炎
  - 朗格汉斯细胞组织细胞增生症/嗜酸性肉芽肿
  - 焦磷酸钙沉积病(CPPD)
  - 痛风
- 血管性病变
  - 动静脉畸形(AVM)

表1.5 硬膜外病变

病变	影像学表现	点评
恶性肿瘤		
转移瘤	**MRI:** 单发或多发边界清晰或模糊的浸润性病变,累及骨髓、硬膜外软组织和/或硬膜。病变 T1WI 上呈低-中等信号,T2WI 上呈低、中等和/或高信号,且通常有强	转移性病变是由侵袭性肿瘤细胞在远离其原发灶或位于不同部位或器官中增殖而形成的。转移性癌是最常见

表 1.5(续)　硬膜外病变

病变	影像学表现	点评
转移瘤	化,±骨质破坏,±病理性椎体骨折,±神经组织或血管的受压。柔脊膜肿瘤在增强图像上显示最佳 **CT:** 单发或多发边界清晰或模糊的浸润性病变,累及骨髓、硬膜和/或柔脊膜。病灶呈低-中等密度且可有强化,骨髓腔和骨皮质破坏(射线透亮区)、±骨质硬化,±病理性椎体骨折,±硬膜外肿瘤延伸引起神经组织或血管的压迫	的骨恶性肿瘤。成人中,骨转移性病变最常来源于肺癌、乳腺癌、前列腺癌、肾癌和甲状腺癌以及肉瘤。肺、乳腺和前列腺的原发性恶性肿瘤占骨转移的80%,转移性肿瘤可在单个或多个部位引起具有破坏性或浸润性的改变
淋巴瘤 (图 1.166)	**MRI:** 单发或多发边界清晰或模糊的浸润性病变,累及椎体骨髓、硬膜外软组织和/或硬膜。病变T1WI上呈低-中等信号,T2WI上呈中等-高信号,且通常有强化,±骨质破坏。霍奇金淋巴瘤弥漫累及的椎体可形成一种在 T1WI 和 T2WI 上均呈低信号的"象牙椎" **CT:** 单发或多发边界清晰或模糊的浸润性病变,累及椎体骨髓,也可以累及硬膜和/或柔脊膜。病变呈低-中等密度,可能引起病理性椎体骨折,±硬膜外肿瘤延伸引起神经组织或血管的受压。可有强化,±骨质破坏。霍奇金淋巴瘤弥漫累及的椎体可形成骨质硬化即具有弥漫性高密度的"象牙椎"	淋巴瘤可导致单个或多处受累及椎体不同程度的破坏性或浸润性的骨髓/骨质改变。淋巴瘤可从骨延伸到椎管内或椎管外邻近的软组织,或早期可累及硬膜外软组织或仅累及蛛网膜下腔。在任何年龄都可以发生(发病率高峰是 30~50 岁)
骨髓瘤/浆细胞瘤	**MRI:** 多发性骨髓瘤或单发性浆细胞瘤是发生于椎骨、硬膜外软组织及硬膜的边界清晰或模糊的弥漫性浸润性病变。累及椎体最典型,后部结构很少累及,除非到晚期。骨髓瘤很少累及软组织而不伴有骨质破坏的改变。病变在 T1WI 上呈低-中等信号,在 T2WI 上呈中等-高信号,并且通常有强化 **CT:** 边界清晰或模糊的弥漫性、透射线性病灶,累及椎骨和硬膜。椎体病变通常导致骨质溶解;后部结构很少涉及,除非到晚期。病变呈低-中等密度且有强化,可能出现伴随的椎骨病理性骨折,±硬膜外肿瘤延伸引起的椎管受压	多发性骨髓瘤是一种恶性肿瘤,由单克隆起源的增殖性抗体分泌浆细胞组成,主要位于骨髓。孤立性浆细胞瘤是一种罕见的变异,在单一部位的骨或软组织中出现浆细胞组成的肿瘤样肿块。在诊断和后期发现的病例中,高达18%的病例是髓外/骨外骨髓瘤。在美国,每年有 14 600 例新病例发生。多发性骨髓瘤是成人中最常见的原发骨肿瘤,中位年龄 60 岁,大多数患者年龄超过 40 岁 　肿瘤发生于椎体＞肋骨＞股骨＞髂骨＞肱骨＞颅面骨＞骶骨＞锁骨＞胸骨＞耻骨＞胫骨。髓外骨髓瘤通常发生于椎旁和/或硬膜外的部位,可与骨内的肿瘤分开或毗邻

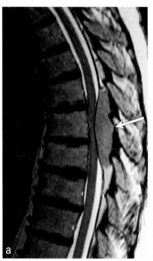
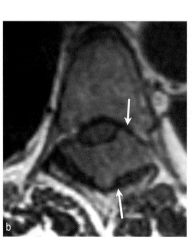
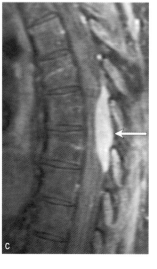

图 1.166　77 岁的非霍奇金淋巴瘤患者,矢状面(a)和横断面(b)T2WI 显示背侧硬膜外肿瘤压迫硬囊膜,呈中等信号(↑)并在矢状面脂肪抑制 T1WI(c)上有强化(↑)

表 1.5(续) 硬膜外病变

病变	影像学表现	点评
神经母细胞瘤 （图 1.167）	**MRI:**肿瘤可有明显或模糊边缘,且在 T1WI 上通常呈低-中等信号,T1WI 上的高信号区可能是由出血所引起;肿瘤在 T2WI 和脂肪抑制 T2WI 上可呈均匀或不均匀的中等、稍高和/或高信号,出血或坏死的部位可在 T2WI 上呈高信号区,T2WI 上见到的低信号是源于钙化和血液产物,在 T2WI 上可看到肿瘤内的流空信号。病变可显示轻度到明显的不均匀强化。MRI 可以显示肿瘤向椎管和骨髓内的延伸 **CT:**肿瘤可为卵圆形或球形,有明显或模糊的边缘,通常呈低-中等密度。高达 90% 的肿瘤中可见钙化。直径达 4 cm 的低密度区可由坏死和/或出血所引起,肿瘤可表现为轻度到明显的不均匀或均匀强化。病变可延伸进入椎管、包裹或压迫血管,或侵入邻近的软组织和/或骨骼,可出现侵蚀和侵入邻近的骨骼 **核医学:**超过 90% 的神经母细胞瘤有[123]I 间碘苄胍(MIBG)的浓聚,可用于评估诊断和治疗后的病变范围。[18]F FDG PET/CT 可用于评估对 MIBG 弱浓聚的神经母细胞瘤病变范围	神经母细胞瘤是交感神经系统的恶性未分化肿瘤,由来源于神经嵴的神经表皮细胞组成。大多数神经母细胞瘤是散发性的,在诊断时的平均年龄为 22 个月(家族性神经母细胞瘤患者的平均年龄为 9 个月)。在出生后的第一个月,神经母细胞瘤在恶性肿瘤中的占比高达 50%;96% 发生在 10 岁以内,而 3.5% 发生在 20 岁以内。位于肾上腺髓质(35%~40%)＞肾上腺外腹膜后(25%~35%)＞后纵隔(15%~15%)＞颈部和盆腔(1%~5%)。神经母细胞瘤可发生于任何有交感神经组织的部位。66% 的患者在确诊时有神经母细胞瘤的转移。转移性病变发生于骨骼,其次是肝、肺、脑和硬膜。＜15 岁患儿的 5 年生存率为 70%,而＜1 岁的神经母细胞瘤患儿,有超倍性/三倍性、TRKA 表达 A±C、无 MYCN 扩增、无染色体 1p 缺失,其存活率超过 90%。＞1 岁的患儿,神经母细胞瘤为Ⅲ级或Ⅳ级,相对而言,3 年无瘤存活时间分别为 50% 和 15%

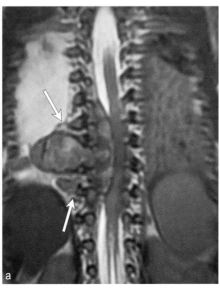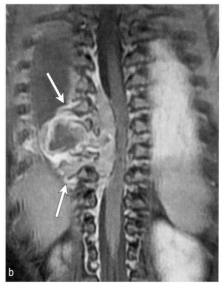

图 1.167 **(a)**7 个月大的女童,冠状面 T2WI 显示右侧椎旁的神经母细胞瘤呈混杂的低和中等信号(↑);**(b)**冠状面脂肪抑制 T1WI 上有不均匀的强化(↑),肿瘤延伸进入椎管的右侧,引起硬膜外脊髓压迫,右侧胸腔内可见 T2WI 高信号的积液

表 1.5(续) 硬膜外病变

病变	影像学表现	点评
血管外皮细胞瘤 (**图 1.168**)	**MRI:**硬膜外或髓外硬膜下病变,也可累及骨髓。肿瘤通常边界清晰,在 T1WI 上呈中等信号,在 T2WI 上呈中等-稍高信号,且有明显强化(可类似脑膜瘤),±伴随的侵蚀性骨改变 **CT:**软组织肿块,很少含有钙化,很少伴有邻近的骨侵蚀	成人中(平均年龄 45 岁)罕见的良性和恶性肿瘤,在儿童中很少出现(平均年龄 16 岁)。肿瘤显示外周/肌样分化,具有不同形状的外周细胞(椭圆、圆形、棘突状)与邻近覆以内皮细胞的不规则分支血管间隙。可发生于 50 种软组织中,而在骨中少见。血管外皮细胞瘤在原发性软组织肿瘤中占<1%,组织学和超微结构表现类似于胸膜外的孤立性纤维性肿瘤,与 CD34、CD99 和 bcl-2 抗原有交叉的免疫组织化学反应。然而,血管外皮细胞瘤通常缺乏孤立性纤维性肿瘤的典型发现,例如长束梭状细胞的排列伴有广泛致密的透明区。治疗往往是手术,术前放疗、彻底切除和化疗也已得到应用。相对而言,传统的血管外皮细胞瘤最近有报道其 2 年和 5 年生存率分别为 93% 和 86%。<1 岁儿童的血管外皮细胞瘤的侵袭性较年长儿童和成人更少,且对治疗反应更敏感
畸胎瘤	**MRI:**在 T1WI 和 T2WI 上呈多样化的低、中等和/或高信号的局灶性病变,±强化。可有钙化和囊变,也有脂肪成分,如果囊肿破裂,可引起化学性脑膜炎 **CT:**局限性病变,有多样化的低、中等和/或高密度,±强化。可有钙化和囊肿,也有脂肪成分	畸胎瘤是第二常见的生殖细胞肿瘤。最常发生于儿童中,且在男性中多于女性。有良性和恶性两种类型。**成熟畸胎瘤**含有来源于外胚层、中胚层(软骨、骨、肌肉和/或脂肪)以及内胚层(含有肠道或呼吸道上皮的囊肿)的分化细胞。**不成熟畸胎瘤**含有部分分化的外胚层、中胚层或内胚层细胞

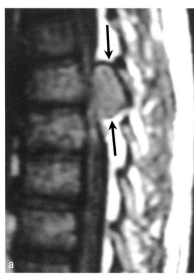
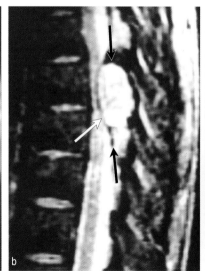
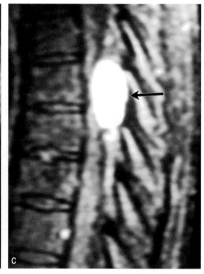

图 1.168 **(a)**矢状面 T1WI 显示位于后方的硬膜外血管外皮细胞瘤(↑)呈中等信号;**(b)**矢状面 T2WI 上呈高信号(↑);**(c)**矢状面脂肪抑制 T1WI 上有强化(↑),硬膜外肿瘤引起脊髓受压

表 1.5(续) 硬膜外病变

病变	影像学表现	点评
脊柱孤立性恶性骨肿瘤		
非恶性肿瘤		
神经纤维瘤 （**图 1.169**,**图 1.170** 和**图 1.171**）	**MRI:**孤立性神经纤维瘤为局灶性、卵圆形、球形或者分叶状病变,可位于硬膜外或同时位于硬膜内和硬膜外。肿瘤呈 T1 低-中等信号,T2 中等-高信号,且有显著的强化,±椎间孔的侵蚀,±椎体背侧缘的扇形变(在神经纤维瘤病 I 型中发生的慢性侵蚀或硬膜膨隆)。在较大的病灶中,T2WI 上高信号及强化是不均匀的。丛状神经纤维瘤表现为累及多个神经分支的曲线样且多结节样病变,T1WI 上呈低到中等信号,T2WI 上呈稍高到高信号,脂肪抑制 T2WI 上有或没有带状或线状低信号。病变通常有强化,邻近的骨侵蚀和/或重塑 **CT:**卵圆形或梭状的病变,呈低-中等信号。病变可有强化。经常侵蚀邻近骨	神经纤维瘤是一种良性的神经鞘瘤,含有施万细胞、周围神经样细胞以及有大量胶原蛋白且交织成簇纤维母细胞的混合物。与神经鞘瘤不同,神经纤维瘤缺乏 Antoni A 和 B 区,不能从病理上与下方的神经分离。最常发生的是散发性、局灶性、孤立性病变,较少发生弥漫性或丛状病变。多发神经纤维瘤主要见于神经纤维瘤病 I 型(NF1),这是一种常染色体显性遗传病(占新生儿的 1/2 500),由 17q11.2 号染色体上的神经纤维瘤基因突变引起。NF1 是神经皮肤综合征最常见的类型,伴有中枢和周围神经系统肿瘤(视神经胶质细胞瘤、丛状和孤立性神经纤维瘤)以及皮肤的肿瘤(牛奶咖啡斑、腋窝和腹股沟的雀斑),也与脑膜和颅骨发育不良以及虹膜错构瘤(利氏结节)有关
施万细胞瘤(神经鞘瘤) （**图 1.172**）	**MRI:**局灶性、卵圆形、球形或分叶状髓外病变,T1WI 上呈低-中等信号,T2WI 上呈高信号,且有明显的强化。T2WI 上高信号和强化可不均匀,是由于巨大病变的囊性变和/或出血所引起的 **CT:**病变呈中度密度,+强化。巨大病变可能有囊性变和/或出血	施万细胞瘤是一种良性有包膜的肿瘤,含有分化的肿瘤性施万细胞。多发性施万细胞瘤通常与神经纤维瘤病 II 型(NF2)伴发,这是一种常染色体显性遗传疾病,涉及 22q12 号染色体的一个基因。除了施万细胞瘤外,NF2 的患者也可能有多发性脑膜瘤和室管膜瘤 神经鞘瘤占 8% 的原发性颅内肿瘤和 29% 的原发性脊髓肿瘤。NF2 的发病率占新生儿的 1/5 万～1/3.7 万。发病年龄 22～72 岁(平均年龄 46 岁)。发病率高峰在 40～60 岁。许多 NF2 的患者在 30 岁出现双侧前庭神经施万细胞瘤

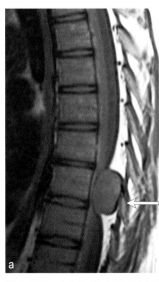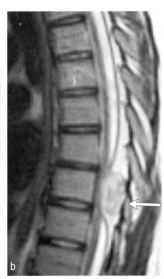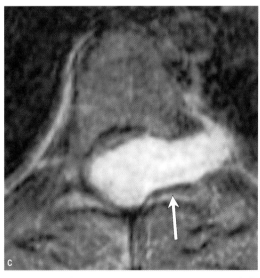

图 1.169 **(a)**矢状面 T1WI 显示位于后方的硬膜外神经纤维瘤,呈中等信号(↑);**(b)**矢状面 T2WI 呈不均匀稍高信号(↑);**(c)**横断面脂肪抑制 T1WI 有强化(↑),硬膜外肿瘤引起脊髓受压

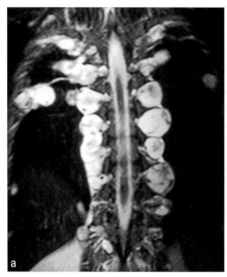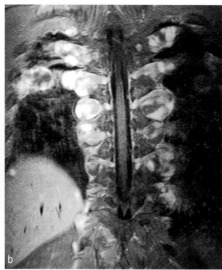

图 1.170 39 岁男性,神经纤维瘤病Ⅰ型。(a)冠状面脂肪抑制 T2WI 显示多发椎旁和肋间神经纤维瘤主要呈不均匀高信号;(b)冠状面脂肪抑制 T1WI 呈不均匀强化

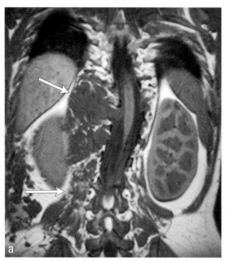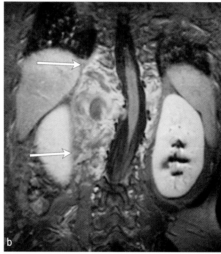

图 1.171 2 岁女童,神经纤维瘤病Ⅰ型。(a)冠状面 T1WI 显示右侧椎旁丛状神经纤维瘤(↑),呈中等信号的曲线样和多结节样区;(b)冠状面脂肪抑制 T1WI 呈不均匀强化(↑),病灶延伸入右侧硬膜外软组织

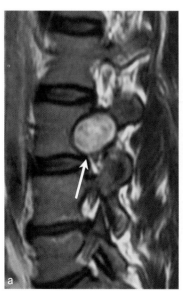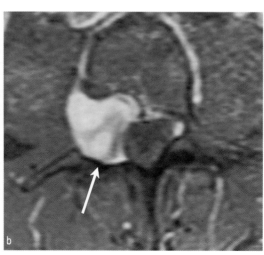

图 1.172 42 岁男性。(a)矢状面 T2WI 显示施万细胞瘤呈不均匀的稍高信号,右侧椎间孔扩大(↑);(b)横断面脂肪抑制 T1WI 显示硬膜外施万细胞瘤有强化(↑)

表 1.5(续) 硬膜外病变

病变	影像学表现	点评
血管瘤 (图 1.173)	**MRI:**骨血管瘤通常是边界清晰的病变,T1WI、T2WI 和脂肪抑制(FS)T2WI 均呈中等到高信号。在 T1WI 上,血管瘤的信号通常与正常骨髓的信号相同或更高,仅次于脂肪成分。血管瘤通常有强化(轻微到明显)。骨外延伸的血管瘤可能因缺乏脂肪组织而导致 T1WI 上的中等信号。骨内血管瘤相关的病理性骨折通常会导致 T1WI 上的骨髓呈低-中等信号。软组织中的血管瘤可以是边界清晰或边缘不规则。在 T1WI 上,除病变内的脂肪区外,病变通常呈低-中等信号或不均匀的低-中等信号和高信号,且在 T2WI 和脂肪抑制 T2WI 上通常有明确的边界。病变通常有明显的强化 **CT:**局灶性或弥漫性椎体病变,通常为透亮且没有破坏的骨小梁,位于椎体土延伸至椎弓根或仅在椎弓根内,通常因含脂肪区而呈低密度,伴有垂直骨小梁的增厚,可有强化,且 30% 病例为多发。发病部位:胸(60%)＞腰(30%)＞颈椎(10%)	骨和/或软组织的良性错构瘤,血管瘤是累及脊椎最常见的良性病变。在女性比男性中更多见,且在 11% 的尸检中也能见到。血管瘤由骨髓内覆以内皮的毛细血管和静脉间隙组成,伴有增厚的垂直骨小梁和继发性的骨小梁减少 通常无症状,很少引起骨膨胀和硬膜外延伸,导致神经压迫(通常在胸椎区),且增加潜在性骨折伴硬膜外血肿的可能性
脊膜瘤 (图 1.132 和图 1.133)	**MRI:**硬膜外或髓外硬膜下病变,T1WI 呈中等信号,T2WI 呈中等到稍高信号,且通常有明显的强化,±钙化 **CT:**病变通常呈中度密度,＋强化,±钙化	通常是良性,脊膜瘤常见于成人(＞40 岁)且女性多于男性。由肿瘤性脊膜上皮细胞(蛛网膜或蛛网膜帽)组成。具有免疫膜抗原(EMA)活性。脊膜瘤通常是孤立性且散发性的,但也可能发生于神经纤维瘤病 II 型患者中。可导致邻近脊髓和神经根的受压。侵袭性/恶性罕见

孤立性非恶性肿瘤和肿瘤样骨病变

肿瘤样病变

蛛网膜囊肿 (图 1.174)	**MRI:**边界清晰的硬膜外或髓外硬膜下病变,T1WI 上呈低信号,T2WI 上呈高信号,与 CSF 相似,且没有强化 **CT:**薄壁包裹的 CSF 密度样局灶性病变,±周围的骨侵蚀	充满 CSF 的非肿瘤性、先天性、发育性或获得性的轴外病变,通常对邻近的脊髓或神经根有轻微的占位效应。可为硬膜内(III 型)或硬膜外,±与硬膜囊内的蛛网膜下腔相交通。不含有神经根纤维的硬膜外囊肿称为 I 型囊肿,含有神经根纤维的硬膜外囊肿称为 II 型囊肿。大多数脊髓蛛网膜囊肿位于靠近胸髓的背侧,平均头尾范围达 4 个椎体。也可见囊肿位于脊髓腹侧,但并不常见。可以无症状,或伴有脊髓和/或神经根的受压。治疗为外科切除和/或开窗手术

表 1.5(续) 硬膜外病变

病变	影像学表现	点评
滑膜囊肿 (图 1.175)	**MRI:**球形或卵圆形的局灶性积液,突出于小关节的边缘。可起源于小关节的前缘且大小为 2~9 mm(平均大小为 6 mm)。通常位于与邻边小关节连接的部位。囊肿的内容物通常在 T1WI 上呈低-中等信号,T2WI 和脂肪抑制(FS)T2WI 上呈高信号。在 T2WI 和 FS T2WI 上通常可见菲薄或略厚的低信号环。有的滑膜囊肿可在 T1WI 上呈中等-高信号,而在 T2WI 上呈中度或低信号,是由于钙化、软骨形成或出血所形成。增强后,可见薄壁边缘强化 **CT:**囊肿的内容物通常接近水的密度,±气体的聚集或钙化	滑膜囊肿是一种沿滑膜排列的液体积聚,经常出现在脊椎的小关节处,就像是在滑囊和腱鞘中的一样。据报道,起源于小关节前缘的滑膜囊肿发生率为 2.3%,而起源于小关节后方的滑膜囊肿则为 7.3%。好发于成人。腰椎是脊柱滑膜囊肿最常见的部位。囊肿可以压迫硬膜囊或神经根
硬膜外脂肪增多症 (图 1.176 和图 1.177)	**MRI:**椎管内可见增多的硬膜外脂肪,并导致硬膜囊的缩小	硬膜外脂肪增多症是硬膜外间隙内未包裹的成熟脂肪组织的大量沉积。可能与肥胖、长期使用类固醇药物或内源性肾上腺皮质醇增多症、库欣综合征有关。分布在胸椎(60%)多于腰椎(40%)。很少伴有神经根病和/或脊髓压迫。对有症状的病人可进行手术治疗

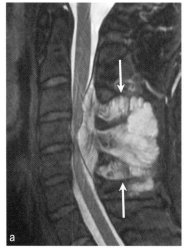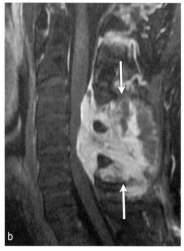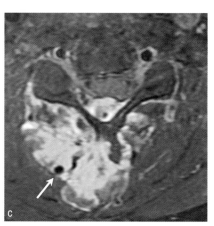

图 1.173 47 岁男性,矢状面脂肪抑制 T2WI(a)显示位于硬膜后外和椎旁软组织内高信号(↑)的血管瘤,并在矢状面(b)和横断面脂肪抑制(c)T1WI 上(↑)有强化

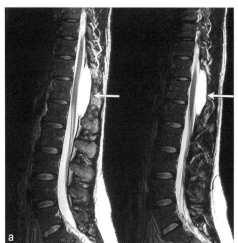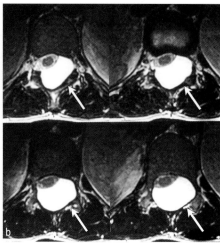

图 1.174 35 岁女性,矢状面(a)和横断面(b)T2WI 显示高信号的硬膜外蛛网膜囊肿(↑)向前推移硬膜囊,蛛网膜囊肿伴有慢性骨侵蚀和椎管的扩张

图 1.175 横断面 T2WI 显示滑膜囊肿（↑）位于退变的右侧小关节内侧

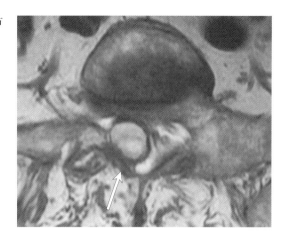

图 1.176 矢状面 T1WI(a) 和横断面 T2WI (b)显示大量高信号的背侧硬膜外脂肪（↑），代表了硬膜下脂肪增多症，导致胸椎硬膜囊前后径缩小

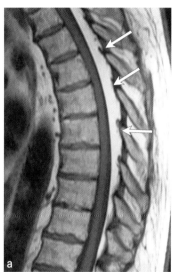
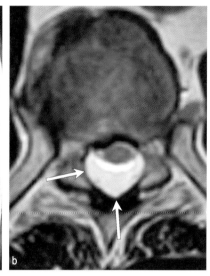

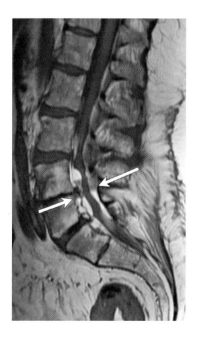

图 1.177 56 岁女性，矢状面 T1WI 显示高信号的硬膜外脂肪增多症（↑），导致腰椎硬膜囊变窄

表1.5(续) 硬膜外病变

病变	影像学表现	点评
硬膜外血管脂肪瘤 (**图1.178**)	**MRI**:病变通常位于硬膜外,T1WI上呈中等-高信号,T2WI上呈高信号。通常有明显强化 **CT**:通常呈低-中等密度,±脂肪密度区	非常罕见的良性病变,由成熟的脂肪细胞和各种大小的血管组成,从毛细血管到小的、较大的静脉和动脉。占脊柱肿瘤的1%,占硬膜外肿瘤的2%。平均年龄44岁,且病变在女性中比男性中略微多见。最常发生于胸椎。病人可表现为进行性或突发的无力、胸椎或腰痛和/或感觉迟钝。治疗方法是手术切除
髓外造血 (**图1.179**)	**MRI**:病变在T1WI和T2WI上均呈低、中等和/或高信号,取决于脂肪和红骨髓的比例与分布。可位于椎旁,±延伸入椎管中引起脊髓受压	代表髓质骨前体红细胞的增殖,继发于对异常髓内造血的生理性补偿,见于先天性疾病如血红蛋白病(镰状细胞性贫血,地中海贫血等)以及获得性疾病如骨髓纤维化、白血病、淋巴瘤、骨髓瘤或转移性癌等
神经轴突钙化性假瘤 (CAPNON) (**图1.180**)	**MRI**:病灶在T1WI上呈低信号,而T2WI信号与CT所见的致密钙化区有关,±T2WI上周边的稍高信号,±周边环状强化 **CT**:病变有不同程度的钙化和软组织密度	CAPNON是罕见的、生长缓慢的、非肿瘤性的钙化病变(也称为纤维骨性病变),可发生于中枢神经系统的任何地方,也可累及骨和/或硬膜。病变含有不同数量的纤维间质、软骨基质围绕的纺锤形、上皮样细胞和/或多核细胞,以及骨化

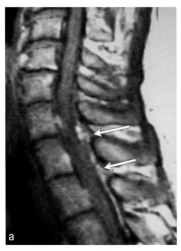
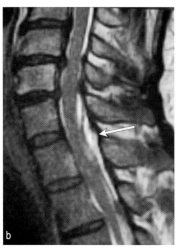
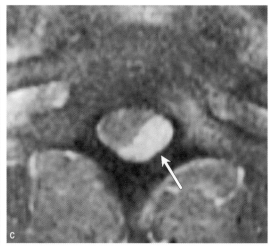

图1.178 (**a**)矢状面T1WI显示背侧硬膜外血管脂肪瘤呈混杂高、中等信号(↑);(**b**)矢状面T2WI呈高信号(↑);(**c**)硬膜外肿瘤在横断面脂肪抑制T1WI上有明显强化(↑),并使背侧硬膜囊向左缩进

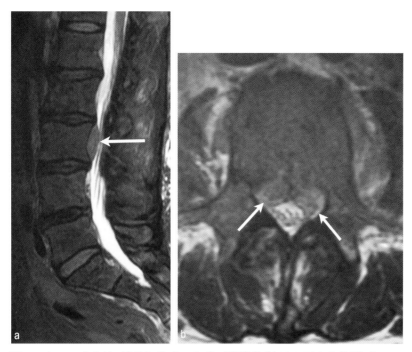

图 1.179　51 岁女性,镰状细胞病。矢状面脂肪抑制 T2WI**(a)**和横断面 T2WI**(b)**显示髓外造血形成的硬膜外前方至 L3 椎体后方软组织,髓外造血具有类似于椎体骨髓(↑)的中等信号

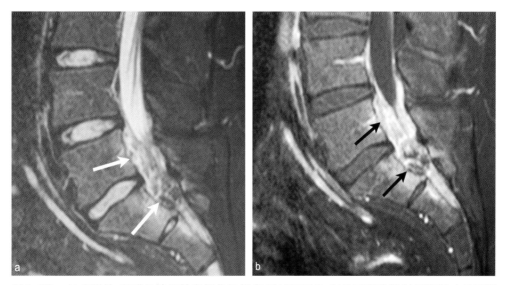

图 1.180　44 岁男性,硬膜的神经轴突钙化性假瘤(CAPNON),矢状面脂肪抑制 T2WI**(a)**显示腰骶部的硬膜增厚呈混杂低、略高信号(↑),矢状面脂肪抑制 T1WI**(b)**上对应的伴有低信号区的不均匀强化(↑),低信号区是源于钙化,硬膜增厚导致硬膜囊严重狭窄

表 1.5(续) 硬膜外病变

病变	影像学表现	点评
椎间盘突出		
手术前 （**图 1.181、图 1.182、图 1.183 和图 1.184**）	**MRI:椎间盘突出/凸出**是一种矢状面上突出的椎间盘头部大小与颈部相等的椎间盘突出症,±环状/放射状撕裂处在 T2WI 上呈高信号。椎间盘突出的信号通常类似于椎间盘本身的信号,虽然椎间盘突出偶尔在 T2WI 上呈高信号 **椎间盘突出/脱出**是一种矢状面上突出的椎间盘头部大小比颈部要大的椎间盘突出。±环状/放射状撕裂处在 T2WI 上呈高信号 **椎间盘突出/游离**是一种脱出的椎间盘碎片与椎间盘本身不相连的椎间盘突出症,±环状/放射状撕裂处在 T2WI 上呈高信号。椎间盘突出的信号通常类似于椎间盘本身的信号,但有时椎间盘突出在 T2WI 上呈高信号。椎间盘突出可位于中线、偏离中线位于侧隐窝、椎间孔的后外侧、侧方或前方。可向上、向下或在两个方向上延伸,±伴随的硬膜外血肿,±硬膜囊和/或侧隐窝和/或椎间孔内神经根的受压或移位 **CT:**椎间盘突出通常呈中等密度	椎间盘突出/凸出是一种由内环破坏或次全破坏造成的椎间盘突出(局灶性＞广泛性),髓核向纤维环的薄弱/破坏处延伸,伴有膨胀变形 **椎间盘突出/脱出**是一种髓核通过纤维环破坏处延伸伴有膨胀变形的椎间盘突出(局灶性＞广泛性) **椎间盘突出/游离**是一种突出的髓核碎片与椎间盘本身不相连的椎间盘突出

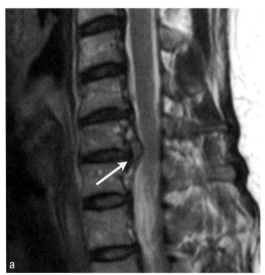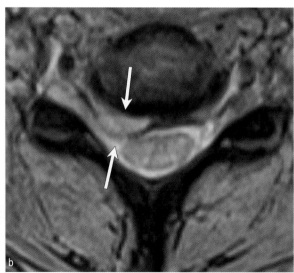

图 1.181　37 岁男性,矢状面 T2WI(**a**)和横断面梯度回波(GRE)(**b**)显示右侧向后的椎间盘突出(↑),使硬膜囊右腹侧缘缩小、右侧椎间孔中央部分变窄

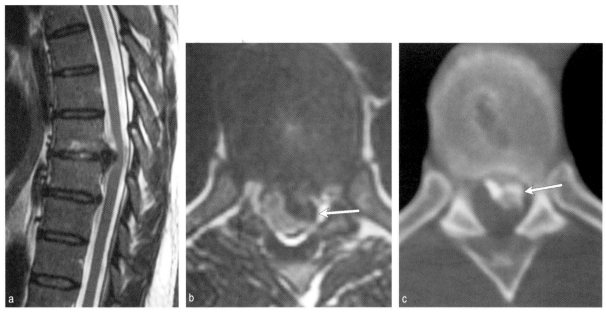

图 1.182 45 岁男性,矢状面(a)和横断面(b)T2WI 显示胸椎间盘左后侧突出(↑),使得左侧脊髓的前外侧部分缩小变形。横断面 CT(c)显示椎间盘突出的钙化(↑)

图 1.183 矢状面(a)和横断面(b)T2WI 显示右后侧腰椎间盘突出/脱出(↑)伴有纤维环的撕裂,椎间盘突出压迫硬膜囊的右腹侧缘

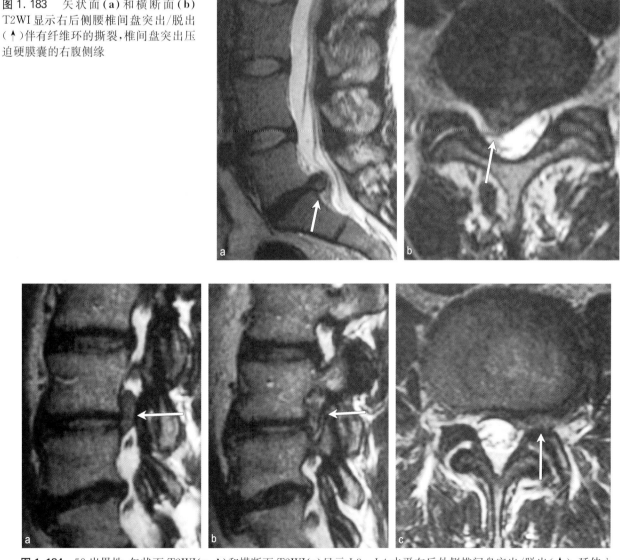

图 1.184 58 岁男性,矢状面 T2WI(a、b)和横断面 T2WI(c)显示 L3~L4 水平左后外侧椎间盘突出/脱出(↑),延伸入左侧椎间孔,压迫左侧 L3 神经根

表 1.5(续) 硬膜外病变

病变	影像学表现	点评
手术后水肿,瘢痕/肉芽组织与复发性椎间盘突出 (图 1.185 和图 1.186)	**MRI:** **椎间盘切除术后早期改变(<手术后 8 周):**位于硬膜外间隙前方的软组织,T1WI 呈中等信号、T2WI 呈中等−高信号,±由水肿和手术造成的组织损伤而形成对硬膜囊的占位效应,+强化。2 个月后逐渐恢复 **瘢痕(硬膜外纤维化)/肉芽组织(>手术后 6~8 周):**与纤维环或退化的椎间盘相比,通常在 T2WI 上呈高信号,+手术部位有明显的强化。在椎间盘切除的部位可见强化 **复发性椎间盘突出:**椎间盘突出的信号通常类似于椎间盘本身的信号。中央的椎间盘突出通常没有强化,+周边的椎间盘突出有强化。累及椎间盘中央部分的强化罕见	椎间盘切除术的改变是从局部水肿逐渐发展而来,±从手术后短期内血肿对硬膜囊的占位效应,到有强化的肉芽组织和瘢痕(硬膜外纤维化),通常没有伴随的占位效应,±邻近结构的萎缩 复发的椎间盘突出通常没有中央强化,除了内部纤维血管生长的部位之外
椎间盘向后膨隆,椎间盘膨隆骨赘复合体 (图 1.187)	**MRI:**弥漫性、广泛的椎间盘膨隆,通常伴有邻近椎体的骨赘。椎间盘高度通常降低,T1WI 上呈中等信号、T2WI 上呈低信号,与椎间盘退化和髓核的干裂有关,±椎间盘真空现象(T2WI 上极低信号),±代表纤维环横向撕裂或裂缝的 T2WI 线样高信号区域 **CT:**弥漫性、广泛的椎间盘膨隆,通常伴有邻近椎体的骨赘。椎间盘高度通常降低,呈低−中等密度,与椎间盘退化和髓核干燥有关,±椎间盘真空现象	随着年龄的增长、椎间盘的新陈代谢改变、外伤或生物力学的超负荷,椎间盘中的蛋白聚糖含量会降低,导致椎间盘的干燥、椎间盘的膨胀性流失、椎间盘的高度降低以及纤维环的膨隆,±椎管狭窄,±椎间孔缩窄,±脊柱韧带的增厚

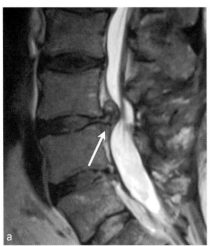
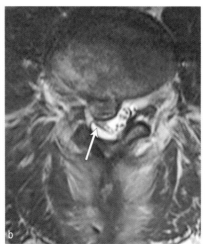
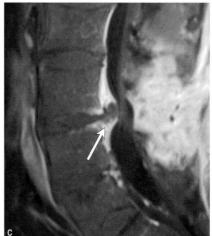
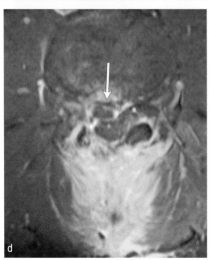

图 1.185　矢状面(**a**)和横断面(**b**)T2WI 显示右后侧复发性椎间盘突出/脱出(↑),矢状面(**c**)和横断面(**d**)脂肪抑制 T1WI 上有周边强化(↑)。在椎板切除术部位可见手术后的强化

图 1.186　右侧椎板切除术后的 54 岁女性，矢状面(a)和横断面(b)脂肪抑制 T1WI 显示手术部位因肉芽组织和瘢痕形成所造成的术后强化(↑)

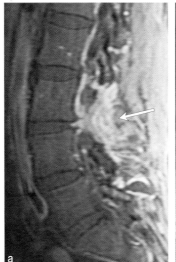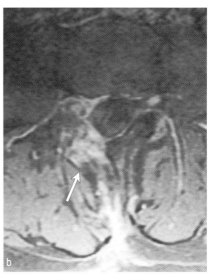

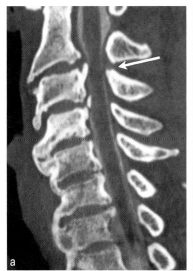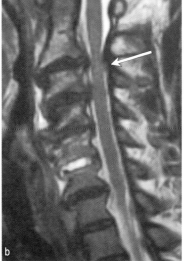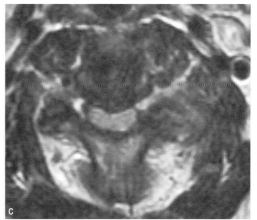

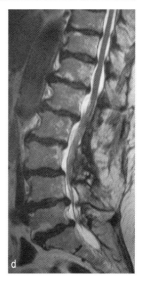

图 1.187　矢状面 CT(a)和矢状面(b)及横断面(c)T2WI 显示 C1 水平退行性椎间盘疾病，向前和向后的椎间盘膨隆、骨赘复合体，导致 C2～C3 水平严重的椎管狭窄(图 a、b↑)。另一患者的矢状面 T2WI(d)显示腰椎水平严重的退行性椎间盘疾病，椎间盘高度降低，椎间盘信号减低，向前和向后的椎间盘膨隆/骨赘复合体导致多节段的椎管狭窄

表 1.5(续)　硬膜外病变

病变	影像学表现	点评
增生性退行性小关节改变（**图 1.188**）	增生性退行性小关节使得硬膜囊的背外侧凹陷,可导致椎管狭窄	累及小关节的退化性关节炎改变通常引起小关节的肥大,这可导致椎管狭窄,通常伴有椎间盘向后膨隆/骨赘复合体
后纵韧带钙化（**图 1.189 和图 1.190**）	**MRI:**骨化的后纵韧带(PLL)在 T1WI 和 T2WI 上呈低信号,且通常无强化。经常导致椎管狭窄,±脊髓水肿或脊髓软化 **CT:**在椎间盘和椎体的背侧且跨越多节段发生的中线骨化现象。后纵韧带和椎体背缘之间可见细小的辐射状线,是继发于 PLL 非骨化的内层和骨化的外层之间的结缔组织	PLL 从 C2 水平延伸至骶骨,附着于椎间盘的纤维环和椎体背侧缘。PLL 外层纤维的骨化由板层骨和钙化的软骨组成,累及颈椎占 70%、胸椎占 15%、腰椎占 15%,可导致椎管狭窄。对于有症状者而言,通常采用手术减压

外伤

病变	影像学表现	点评
创伤相关与骨质疏松/骨质不足性椎体骨折（**图 1.187**）	**MRI:**急性/亚急性骨折可见锐利成角的骨皮质边缘,受累椎体的骨髓信号近乎或完全异常(通常在 T1WI 上呈低信号,T2WI 和脂肪抑制 T2WI 上呈高信号)。骨折后早期可见强化,骨折的终板皮质边缘没有破坏性改变,±压缩椎体向外凸的成角样形态,骨碎片向后进入椎管,±骨折畸形导致的脊髓和/或椎管受压,±半脱位,±脊柱后凸,±硬膜外血肿,±累及的骨髓后部或脊间韧带之间在 T2WI 和脂肪抑制 T2WI 上的高信号。慢性愈合期骨折的压缩椎体通常呈正常或接近正常的信号。偶尔,持续性的椎体骨髓信号异常源于不稳定和异常的轴向负荷 **CT:**急性/亚急性骨折可见锐利成角的骨皮质边缘,骨折的终板皮质边缘没有破坏性改变,±压缩椎体向外凸的成角样形态,±骨碎片向后进入椎管,±半脱位,±脊柱后凸	椎体骨折可由正常骨密度患者的外伤所引起。骨质减少患者的骨折阈值降低,与类固醇、化疗、放疗、骨质疏松、骨质软化、代谢(钙/磷)障碍、维生素缺乏、畸形性骨炎和遗传性疾病(成骨不全等)有关
病理性/肿瘤相关性椎体骨折	**MRI:**受累椎体的骨髓信号近乎或完全异常(通常在 T1WI 上呈低信号,T2WI 和脂肪抑制 T2WI 上呈高信号,具有硬化性反应的转移偶尔在 T2WI 上呈低信号)。病变通常有强化,±椎体皮质边缘破坏性的改变,±压缩椎体形态的外凸弯曲,±椎旁的肿块病灶,±其他椎体髓内的球形或弥漫性信号异常 **CT:**与透射线性和/或硬化性骨病变相关的骨折,±椎体皮质边缘破坏性的改变,±压缩椎体形态的外凸弯曲,±椎旁的肿块病灶,±其他非压缩椎体内的球形或边界不清的病灶	当椎体骨小梁被转移性骨内病变或原发性骨肿瘤破坏时,骨折的阈值就会降低

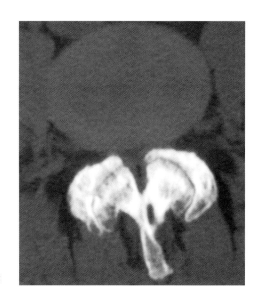

图 1.188 横断面 CT 显示明显增生的退行性小关节,引起严重的椎管狭窄

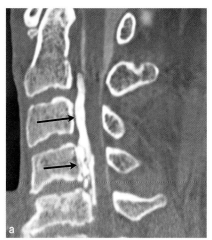 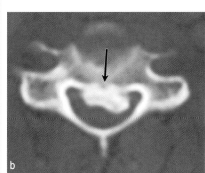 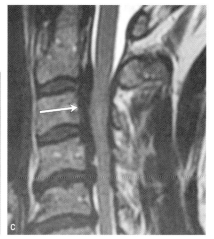

图 1.189 矢状面(**a**)和横断面(**b**)CT 显示后纵韧带的骨化(↑),矢状面 T2WI(**c**)上呈相应的低信号(↑)

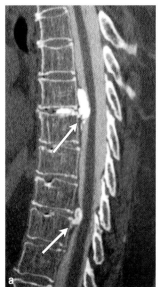 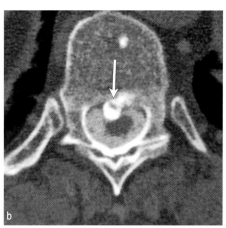

图 1.190 矢状面(**a**)和横断面(**b**)脊髓造影
CT 显示后纵韧带的局部骨化(↑)

表 1.5(续)　硬膜外病变

病变	影像学表现	点评
硬膜外血肿 (**图 1.191** 和**图 1.192**)	**急性期血肿**(<48 小时)表现为硬膜外积血,其在 T1WI 上呈低-中等信号、T2WI 上呈不均匀稍高和/或高信号,±脊髓受压,±血肿边缘极少的强化 **亚急性期血肿**(>48 小时)是硬膜外积血,其在 T1WI 上呈中等-稍高信号,脂肪抑制(FS)T1WI 呈高信号,T2WI 上呈不均匀稍高和/或高信号,±脊髓受压,±血肿中心和/或周边混杂强化及邻近硬膜强化 **陈旧性血肿**表现为硬膜外积血,在 T1WI 和 T2WI 上呈多样/不均匀信号、±脊髓受压	急性期硬膜外血肿的 MR 信号通常继发于脱氧血红蛋白,而亚急期血肿则是继发于亚铁血红蛋白。陈旧性硬膜外血肿的混杂 MR 信号与不同状态的血红蛋白和分解产物有关。硬膜外血肿可以是自发性的,可由外伤引起,也可以是凝血病、腰椎穿刺、脊髓造影或手术的并发症

感染

病变	影像学表现	点评
脊椎骨髓炎 (**图 1.193**)	**MRI:**两个或更多相邻椎体骨髓内边界模糊的区域,T1WI 上呈低-中等信号、T2WI 和脂肪抑制 T2WI 上呈高信号,且有强化,其间的椎间盘在 T2WI 上呈异常高信号且不伴有中心强化,±不规则终板缺陷(T1WI 和 T2WI 上线样低信号的消失),+椎旁软组织的强化,±硬膜外和/或椎旁脓肿,其在 T1WI 呈低信号、T2WI 上呈高信号且在 T1WI 上有周边环形强化。硬膜外脓肿通常延伸超过 2~4 个椎体节段,可导致脊髓和椎管内容物的受压,±椎体受压变形 **CT:**边界模糊、累及两个或多个相邻椎体的终板和软骨下骨的透射线区,±邻近椎旁软组织内的积液。在骨髓和椎旁软组织内可见强化,椎间盘不同程度的强化(椎间盘内的斑片区,和/或菲薄或增厚的周边强化),±硬膜外脓肿/椎旁脓肿,±椎体受压变形,±脊髓或椎管受压	脊椎骨髓炎占所有骨感染的 3%。可由远处感染的血行播散(最常见)或静脉内药物滥用所引起,也可为手术、外伤或糖尿病的并发症,或可由邻近的软组织感染播散而来。最早累及邻近终板的骨髓末梢小动脉,最终破坏并通过椎间盘向邻近的椎体传播。发生于儿童和 50 岁以上的成人之中。革兰阳性菌(**金黄色葡萄球菌、表皮葡萄球菌、链球菌**等)在化脓性骨髓炎中占 70%,而革兰阴性菌(**铜绿假单胞菌、大肠杆菌、变形杆菌**等)占 30%。真菌性骨髓炎可与脊柱化脓性感染的表现相似。**硬膜外脓肿**可由脊椎骨髓炎/椎间盘炎向后延伸发展而来
硬膜外脓肿 (**图 1.194**)	**MRI:**在 T1WI 上呈低信号、T2WI 上呈高信号且在 T1WI 上有周边环形强化的积液。硬膜外脓肿通常延伸超过 2~4 个椎体节段并可导致脊髓和椎管内容物的受压	硬膜外脓肿可由硬膜外炎性蜂窝织炎的肿块或由椎旁脓肿或脊椎骨髓炎/椎间盘炎延伸发展而来,可与手术、硬膜外麻醉、糖尿病、远处感染源或免疫抑制状态的并发症有关

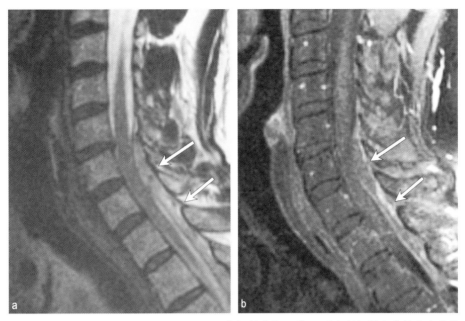

图 1.191 60 岁男性，矢状面 T2WI(a)显示背侧硬膜外血肿，呈混杂的轻微高信号和中等信号(↑)，矢状面脂肪抑制 T1WI(b)可见周边强化(↑)。硬膜外血肿压迫硬膜囊的后面

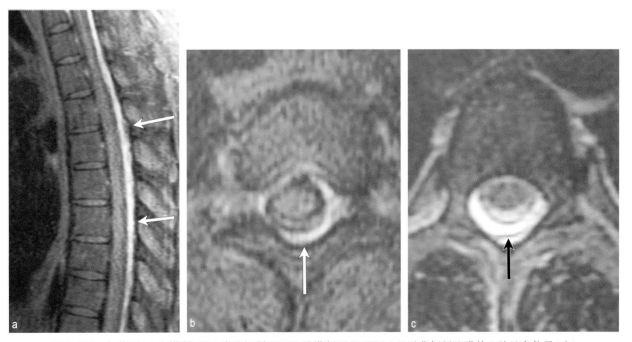

图 1.192 矢状面(a)和横断面(b)脂肪抑制 T1WI 及横断面 T2WI(c)显示背侧硬脑膜外血肿呈高信号(↑)

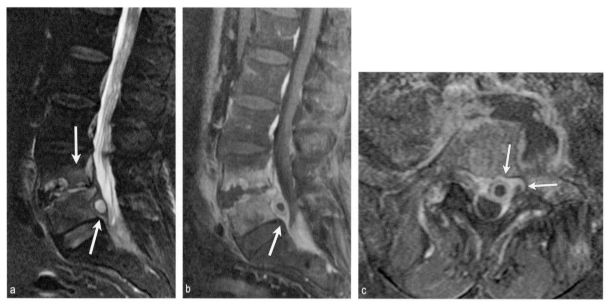

图 1.193　70 岁男性,L4～L5 水平的化脓性脊椎骨髓炎,矢状面脂肪抑制 T2WI**(a)**可见椎体骨髓内边界模糊的高信号区(↑),矢状面**(b)**和横断面**(c)**脂肪抑制 T1WI 上相应的强化(↑),可见 T2WI 上累及 L4～L5 椎间盘的异常高信号,以及邻近椎体终板的不规则。感染向后延伸至受累的硬膜外软组织,且在 L5 水平可见硬膜外脓肿(b↑)

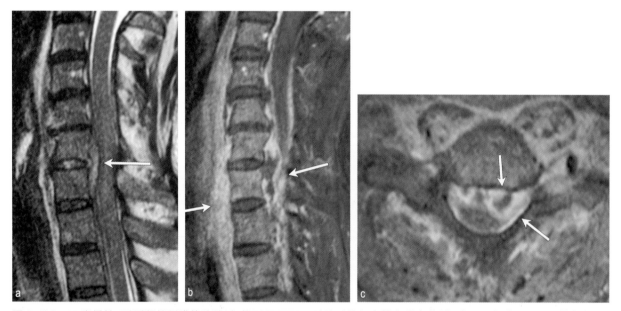

图 1.194　65 岁男性,下颈段的硬膜外脓肿,矢状面 T2WI**(a)**可见不均匀中等和稍高信号(↑),且矢状面**(b)**和横断面**(c)**脂肪抑制 T1WI 上呈不规则的边缘强化(b 右侧↑,c 两个↑)。硬膜外脓肿压迫硬膜囊和脊髓的腹侧缘。在椎前软组织内也可见异常强化,是由椎旁感染所引起(b 左侧↑)。

表 1.5(续) 硬膜外病变

病变	影像学表现	点评
结核性脊椎炎 (图 1.195)	**MRI:**两个或更多相邻椎体骨髓中边界模糊的 T1W 低-中等信号、T2WI 和脂肪抑制 T2WI 上高信号区,有强化。在疾病发展的早期,椎间盘受累的范围有限(随着疾病的进展,椎间盘受累倾向于晚期出现),±椎旁脓肿(T2WI 上高信号及周边环形强化),±终板不规则缺损(T1WI 和 T2WI 上线性低信号的消失),±硬膜外脓肿(T2WI 上高信号,积液围绕着 T1WI 上的周边环形强化),±椎体受压变形,±脊髓或椎管受压 **CT:**边界模糊的、累及两个或更多相邻椎体终板和软骨下骨的透射线区,±邻近椎旁软组织的积液(硬膜外脓肿/椎旁脓肿),±椎体受压变形,±脊髓或椎管受压。在疾病发展的早期,可见椎间盘受累的范围有限	最早累及椎体前部的骨髓,并沿前纵韧带延伸至邻近的椎骨,通常不累及椎间盘除非是在疾病发展的晚期。通常伴有椎旁脓肿,这可比椎骨异常更为明显
类风湿关节炎 (图 1.196)	**MRI:**椎体椎板、棘突、钩突和关节突侵蚀,寰枢关节上不规则、增大、强化的滑膜(血管翳在 T1WI 上呈低-中等信号、T2WI 上呈中等-高度信号)导致齿状突和横韧带的侵蚀,±横韧带的破坏,伴有 C1 对 C2 半脱位和神经损害,颅底扁平 **CT:**椎体椎板、棘突、钩突和关节突侵蚀,寰枢关节上增大的滑膜(血管翳呈低-中等密度)导致齿状突和横韧带的侵蚀,±横韧带的破坏,伴有 C1 对 C2 半脱位和神经损害,颅底扁平	病因不明的慢性多系统疾病,伴有对称分布的累及附件和轴向骨滑膜关节的持续性炎性滑膜炎。肥大和增生滑膜细胞的出现伴随着新生血管形成、血栓形成和水肿,与 B 细胞、产生抗体的浆细胞(类风湿因子和多克隆免疫球蛋白)和血管周围单核 T 细胞(CD4$^+$,CD8$^+$)的积聚有关。T 细胞产生白细胞介素-1、6、7 和 10 以及干扰素 γ、G-CSF 和肿瘤坏死因子 α。这些细胞因子和趋化因子对风湿性关节炎相关的炎性滑膜病理学改变负有责任。可导致软骨和骨的进行性破坏,导致关节功能紊乱。累及世界人口的 1%。80% 成年患者的发病年龄在 35～50 岁。最常见类型是炎症性滑膜炎引起软骨、韧带和骨的破坏/侵蚀性改变。相对而言,炎性脊椎关节炎和骶髂关节炎分别发生于 17% 和 2% 的风湿性关节炎患者之中。颈椎受累出现在 2/3 的患者中,包括青少年特发性关节炎和成人风湿性关节炎
朗格汉斯细胞组织细胞增生症/嗜酸性肉芽肿 (图 1.197)	**MRI:**椎体骨髓内单发或多发局限性的软组织病变,伴有局灶性骨质破坏/侵蚀并延伸至邻近的软组织。病变通常累及椎体,而很少累及后部结构,T1WI 上呈低-中等信号,T2WI 上呈混杂的中等-稍高信号,+强化,±邻近硬膜的强化。病变的进展可导致扁平椎(塌陷、扁平的椎体),极少或无椎体后凸及邻近椎间盘大小相对正常 **CT:**椎体骨髓内的透射线性病变,伴有局灶性的骨质破坏/侵蚀并延伸至邻近的软组织。病变通常呈低-中等密度,累及椎体而非后部结构,可有强化,±邻近硬膜的强化	网状内皮系统的疾病,由骨髓来源的树突状朗格汉斯细胞以局灶性病变或弥漫性方式浸润不同的器官。朗格汉斯细胞的卵形或卷曲细胞核偏心性位于嗜酸性胞质内。病变通常由朗格汉斯细胞、巨噬细胞、浆细胞和嗜酸性粒细胞组成。病变具有 S-100、CD1a、CD207、HLA-DR 和 β2-微球蛋白免疫活性。<15 岁儿童的患病率为每 10 万中 2 人;只有 1/3 的病变发生于成人。局部性病灶(嗜酸性肉芽肿)可为单发或多发。单发病灶在男性中比女性更常见,且常见于 <20 岁的患者中。骨髓中组织细胞的浸润导致局灶性骨皮质的破坏,并延伸至邻近的软组织。多发病灶在 <2 岁儿童中伴发于赖特勒-雪维病(淋巴结病和肝脾肿大),在 5～10 岁的儿童中伴发于韩-薛-柯病(淋巴结病、眼内炎和糖尿病)

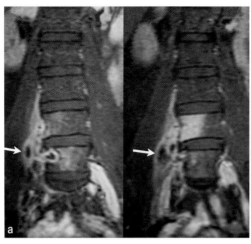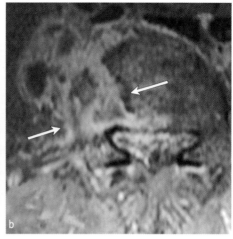

图 1.195　35 岁男性，结核性骨髓炎，冠状面(a)和横断面(b)脂肪抑制 T1WI 显示两个邻近腰椎椎体骨髓内和邻近右侧椎旁与硬膜外软组织内的异常强化，包括代表"冷脓肿"的积液周边强化(↑)，其间的椎间盘未见异常信号，在椎体的终板上未见局灶性的破坏性变化

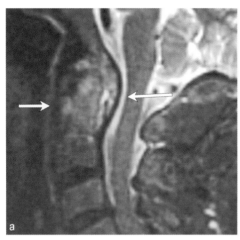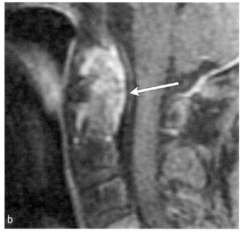

图 1.196　72 岁女性，类风湿关节炎，矢状面脂肪抑制 T2WI(a)显示寰枢关节的滑膜增厚(血管翳)呈不均匀中等-稍高信号(↑)，矢状面脂肪抑制 T1WI(b)上有强化(↑)。血管翳侵蚀齿状突的皮质边缘，伴有邻近骨髓中 T2WI 上的高信号和强化

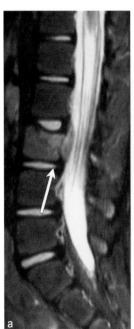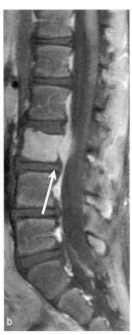

图 1.197　6 岁男性，矢状面脂肪抑制 T2WI(a)显示累及 L3 椎体的嗜酸性肉芽肿呈高信号(↑)，矢状面脂肪抑制 T1WI(b)上有相应的强化(↑)，病变向后延伸至硬膜外软组织前方，并伴有上终板的压缩变形

表 1.5(续) 硬膜外病变

病变	影像学表现	点评
焦磷酸钙沉积(CPPD)病 **(图 1.198)**	**MRI:** 增厚的滑膜通常在 T1WI 和 T2WI 上呈低-中等信号,小片低信号区可能与 CT 上的钙化相对应 **CT:** 在 C1~C2 中,可出现滑膜肥大,呈低-中等密度,并可含有钙化(软骨钙化)	CPPD 病是一种常见的疾病,通常发生于老年人,沉积在此病中的 CPPD 晶体导致透明软骨和纤维软骨的钙化。该病与软骨退化、软骨下囊肿和骨赘形成有关。有症状的 CPPD 被认为是假性痛风,因为临床特征与痛风有重叠。通常发生于膝盖、臀部、肩部、肘部和腕部,且很少发生于齿状突-C1 关节
痛风	**MRI:** 痛风石具有不同的大小和形状,且在 T1WI、脂肪抑制 T2WI 和 T2WI 上通常呈低-中等信号,T2WI 上的高信号区可视为继发于尿酸盐晶体沉积相关的水化增高区和蛋白质区。MRI 上可见骨侵蚀、滑膜血管翳、关节渗出液、骨髓和软组织水肿,痛风石可伴有不均匀、弥漫或周边/边缘的强化,痛风石的强化可能是继发于滑膜和/或邻近软组织的富血管肉芽组织及反应性炎症细胞 **CT:** 椎间盘-椎体的连接处或小关节的侵蚀、骨赘、半脱位和病理性骨折的脊柱畸形。可见有或无钙化的软组织肿胀伴痛风石出现于痛风晚期。痛风石的 CT 值通常达 160 HU,可用于缩小与其他关节疾病的鉴别诊断	累及滑膜的炎症性疾病,由单钠尿酸结晶的沉积所引起。发生于血清尿酸水平超过其在各种组织和体液中的溶解度时(男性血清的尿酸水平>7 mg/dl,女性>6 mg/dl)。可为高尿酸血症的原发疾病,由嘌呤代谢的遗传性代谢缺陷或累及肾小管尿液分泌的遗传性异常所引起。原发性痛风在男性中的发病率高达 90%。继发性痛风是由药物引起的获得性代谢变化所引起的,这些药物可以减少尿酸盐的肾脏排泄(噻嗪类利尿剂、酒精、水杨酯、环孢素)

血管性病变

动静脉畸形(AVM) **(图 1.199)**	**MRI:** 硬膜外 AVM 在 T1WI 和 T2WI 上含有多发、扭曲、管状的流空信号,继发于其内动脉的高速血流,以及信号多样的栓塞血管、不同时期的出血区和钙化。静脉成分通常有强化。除非最近有出血或静脉阻塞,否则通常不会引起占位效应 **MRA 和 CTA:** 时间分辨技术的增强 MRA 和 CTA 可以显示通过 AVM 动脉期和静脉期的血流	颅内 AVM 比脊髓 AVM 更常见。有年度的出血风险。AVM 可以是散发的/自发的(60%),或与创伤史相关的(40%)。脊髓 AVM 根据解剖成分进行分类:硬膜动静脉瘘(AVF),髓周 AVF,或硬膜外 AVF。患有硬膜 AVF 的病人通常出现进行性脊髓病,而髓周 AVF 和髓内 AVF 则可表现为蛛网膜下腔出血和/或髓内出血。最常发生于 40~50 岁的男性

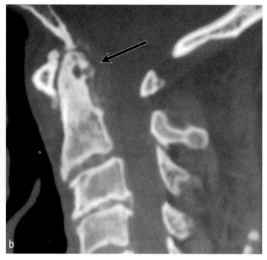

图 1.198　53 岁女性,矢状面 T2WI(**a**)显示寰枢关节的滑膜增厚呈低信号(↑),矢状面 CT(**b**)所示的钙化(↑)源于焦磷酸钙沉积(CPPD)病

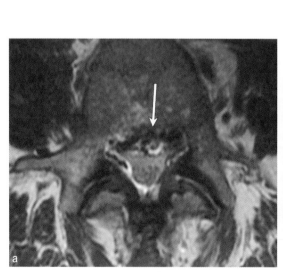
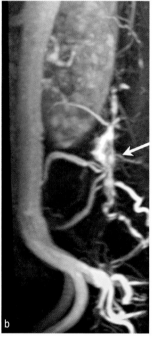

图 1.199　75 岁男性,横断面(**a**)T2WI 显示在硬膜外间隙前方的多发流空信号(↑),表示为硬膜外动静脉畸形,图(**b**)为矢状面增强 3D TOF MRA(↑)

1.6　累及脊椎的单发骨病变

- 恶性肿瘤
  - 转移性肿瘤
  - 浆细胞瘤
  - 淋巴瘤
  - 白血病
  - 脊索瘤
  - 软骨肉瘤
  - 骨肉瘤
  - 尤因肉瘤
  - 恶性纤维组织细胞瘤(MFH)
  - 血管内皮细胞瘤
  - 血管外皮细胞瘤
- 良性肿瘤
  - 骨瘤
  - 骨岛
  - 骨样骨瘤
  - 骨母细胞瘤
  - 骨软骨瘤
  - 内生软骨瘤
  - 成软骨细胞瘤
  - 骨巨细胞瘤
  - 骨韧带样纤维瘤
  - 骨内脂肪瘤
- 肿瘤样病变
  - 血管瘤
  - 动脉瘤样骨囊肿(ABC)
  - 单房性骨囊肿(UBCs)
  - Paget 病(畸形性骨炎)
  - 纤维结构不良
  - 含气囊肿
- 外伤
  - 创伤相关与骨质疏松/骨质不足性椎体骨折
  - 病理性/肿瘤相关性椎体骨折
  - 许莫结节
- 炎症
  - 类风湿关节炎
  - 朗格汉斯细胞组织细胞增生症/嗜酸性肉芽肿
- 造血异常
  - 淀粉样瘤
  - 骨梗死

表 1.6　累及脊椎的单发骨病变

病变	影像学表现	点评
恶性肿瘤		
转移性肿瘤	**MRI:**单发(或多发)边界清晰或模糊的浸润性病变,累及骨髓、硬膜外软组织和/或硬膜,T1WI 上呈低-中等信号,T2WI 上呈低、中等和/或高信号,通常有强化,±骨质破坏,±病理性椎骨骨折,±神经组织或血管受压 **CT:**单发(或多发)边界清晰或模糊的侵袭性病变,累及骨髓、硬膜和/或柔脊膜,呈低-中等密度。可有强化,±髓质骨和骨皮质的破坏(透射线性),±骨质硬化,±病理性椎骨骨折,±硬膜外肿瘤延伸引起神经组织或血管的压迫	转移性病变代表位于分隔或远离其来源部位或器官中的增殖性肿瘤细胞。转移性癌是累及骨的最常见恶性肿瘤。在成人中,转移到骨骼的病变最常发生于肺癌、乳腺癌、前列腺癌、肾癌、甲状腺癌以及肉瘤。肺、乳腺、前列腺的原发性恶性肿瘤占骨转移的 80%

表1.6(续)　累及脊椎的单发骨病变

病变	影像学表现	点评
浆细胞瘤 (图1.200)	**MRI**：累及脊椎的单发、边界清晰或模糊、弥漫性、浸润性病变；最典型的是累及椎体，而后部结构罕有累及，除非是到晚期。病变在T1WI上呈低-中等信号，T2WI上呈中等-高信号，通常有强化 **CT**：累及椎骨的边界清晰或模糊的弥漫性浸润性病变；罕有累及后部结构，除非是到晚期。病变呈低-中等密度，并可有强化。病理性椎骨骨折，±硬膜外肿瘤延伸引起的椎管受压	孤立性骨髓瘤或浆细胞瘤是一种由单克隆起源的增殖性抗体分泌浆细胞组成的恶性肿瘤。浆细胞瘤是骨髓瘤的一种罕见变异，是发生于骨单一部位的浆细胞肿瘤性肿块。在美国，每年有14 600例骨髓瘤的新发病例。多发性骨髓瘤是成人中最常见的原发性骨肿瘤。发病时的中位年龄60岁。大多数病人超过40岁。肿瘤发生于椎骨＞肋骨＞股骨＞髂骨＞肱骨＞颅面骨＞骶骨＞锁骨＞胸骨＞耻骨＞胫骨。髓外骨髓瘤常发生于椎旁及硬膜外，且可与骨内肿瘤分隔或相邻
淋巴瘤	**MRI**：单发(或多发)边界清晰或模糊的浸润性病变，累及椎体、硬膜外软组织和/或硬膜，T1WI呈低-中等信号，T2WI呈低、中等和/或高信号，通常有强化，±骨质破坏。在霍奇金病中椎体的弥漫性累及可形成"象牙椎"，在T1WI和T2WI均呈低信号 **CT**：单发(或多发)边界清晰或模糊的浸润性透射线性病变，累及椎骨的骨髓、硬膜和/或柔脊膜。病变呈低-中等密度，病理性椎骨骨折，±硬膜外肿瘤延伸导致神经组织或血管受压。可有强化，±骨质破坏。在霍奇金病中椎体的弥漫性累及可形成骨质硬化类似"象牙椎"表现，呈弥漫性高密度	淋巴瘤可引起受累椎体单一(或多个)部位不同程度破坏性或浸润性的骨髓/骨质改变。淋巴瘤可从骨延伸至椎管内或椎管外的邻近软组织，或早期只累及硬膜外软组织或仅蛛网膜下腔。可发生于任何年龄(发病高峰在30~50岁)

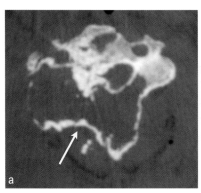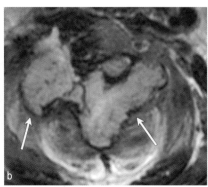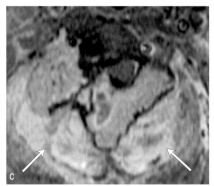

图1.200　51岁男性，累及C3椎骨的浆细胞瘤，横断面CT(**a**)显示膨胀性、硬化性、后部结构的边缘破坏(↑)，导致椎管狭窄。肿瘤在横断面T2WI(**b**)上呈稍高信号(↑)，并在横断面脂肪抑制T1WI(**c**)上有强化(↑)，在邻近的骨外软组织中也有强化

表 1.6(续) 累及脊椎的单发骨病变

病变	影像学表现	点评
白血病	**MRI:**累及骨髓的单发(或多发)边界清晰或模糊的浸润性病变,在 T1WI 上呈低-中等信号,T2WI 和脂肪抑制 T2WI 上呈中等-高信号,通常有强化,±骨质破坏和骨外延伸 **CT:**累及椎骨骨髓的单发(或多发)边界清晰或模糊的浸润性透射线性病变	累及骨髓的淋巴组织肿瘤(肿瘤细胞也可在周围血液中)。在儿童和青少年中,急性淋巴细胞白血病(ALL)是最常见的白血病。在成人中,慢性淋巴细胞白血病(小淋巴细胞性淋巴瘤)是最常见类型的淋巴细胞白血病。髓性白血病是来源于异常骨髓祖细胞的肿瘤。急性髓细胞性白血病(AML)发生于青少年和青年,占儿童白血病的 20%。慢性粒细胞性白血病(CML)通常累及 25 岁以上的成年人
脊索瘤 (**图 1.201** 和**图 1.202**)	**MRI:**肿瘤通常位于中线部位,且常有分叶状或浅分叶状的边缘。病变可累及骨髓,伴有骨小梁和骨皮质的破坏并向骨外延伸。软骨样脊索瘤可位于中线或偏离中线。典型的脊索瘤在 T1WI 上呈低-中等信号,而在 T2WI 上则呈明显不均匀的高信号。脊索瘤通常有强化,且通常为不均匀型 **CT:**边界清晰、分叶状、透射线性病变,呈低-中等密度,通常有强化(通常不均匀)。可为局部侵袭性且伴有骨质侵蚀/破坏,通常累及椎体的背侧部分并延伸至椎管	罕见的、局部侵袭性的、生长缓慢的、低级至中级的恶性肿瘤,起源于沿骨轴的异位脊索残留。软骨样脊索瘤(占所有脊索瘤的 5%~15%)同时含有脊索和软骨样化生。含有肉瘤成分的脊索瘤被称为未分化脊索瘤或肉瘤样脊索瘤(占所有脊索瘤的 5%)。脊索瘤占原发性恶性骨肿瘤的 2%~4%,占原发性骨肿瘤的 1%~3%,占颅内肿瘤的<1%。病人的年龄 6~84 岁(中位年龄 58 岁),男:女比例为 2:1。部位:骶骨(50%)>颅骨(35%)>椎骨(15%)

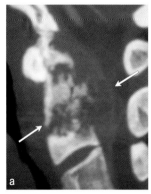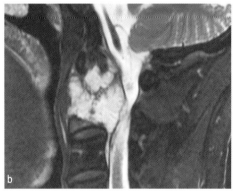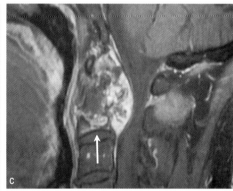

图 1.201 67 岁男性,矢状面 CT(**a**)显示脊索瘤(↑)累及 C2 椎骨并伴有骨质破坏及硬膜外肿瘤向后延伸。肿瘤在矢状面脂肪抑制 T2WI(**b**)上呈高信号且在矢状面脂肪抑制 T1WI(**c**)上有强化(↑)

图 1.202 48 岁男性,矢状面 T2WI(**a**)显示累及 L4 椎体后部结构的脊索瘤呈高信号(↑),且在横断面脂肪抑制 T1WI(**b**)上有强化(↑)

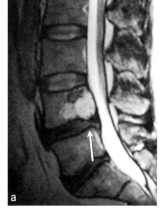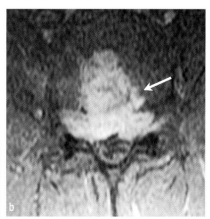

表 1.6(续) 累及脊椎的单发骨病变

病变	影像学表现	点评
软骨肉瘤 (图 1.203)	**MRI:**肿瘤通常在 T1WI 上呈低-中等信号,质子密度加权成像(PDWI)上呈中等信号,T2WI 上呈不均匀的中等-高信号。± T2WI 的低信号区与矿化的软骨基质有关。病变通常有不均匀强化。可见随着肿瘤向骨外延伸所引起的皮质破坏区 **CT:**分叶状透射线性病灶,呈低-中等密度,±基质矿化,可有强化(通常是不均匀的)。可为局部侵袭性且伴有骨质侵蚀/破坏,可累及椎骨的任何部位	软骨肉瘤是在肉瘤样基质内含有软骨形成的恶性肿瘤。占恶性骨病变的12%～21%,占原发骨肉瘤的21%～26%,最大者 91 岁,平均年龄 40 岁,中位年龄26～59 岁。罕见的、生长缓慢的肿瘤(占骨肿瘤的 16%),通常发生于成人(高峰期在50～60 岁),男性＞女性,散发性(75%),其他软骨病变如软骨瘤、骨软骨瘤等的恶性退化/转化(25%)
骨肉瘤 (图 1.204)	**MRI:**破坏性的骨髓质内恶性病变,在 T1WI 上呈低-中等信号,T2WI 上呈混杂的低、中等、高信号,通常有基质矿化/骨化(T2WI 上低信号),且通常有强化(通常是不均匀的)。皮质破坏区常见,肿瘤由此扩展到骨外软组织。低信号源于针状、反应性的骨膜反应和瘤骨形成 **CT:**破坏性的恶性病变,呈低-中等-高密度,在病变内或骨外肿瘤延伸之内通常＋基质矿化/骨化,可有强化(通常是不均匀的)。骨皮质破坏和肿瘤的硬膜外延伸可压迫椎管和脊髓	恶性肿瘤由增殖性肿瘤梭形细胞组成,产生骨样和/或未成熟的瘤骨。肿瘤最常起源于髓质骨内。两个高峰发病年龄,较大的发病年龄出现在 10～20 岁,占超过一半的病例;第二个小高峰出现在 60 岁以上的成年人,占所有病例的 10%。骨肉瘤在儿童中作为原发性肿瘤而发生,在成人中与 Paget 病、骨辐射、慢性骨髓炎、骨母细胞瘤、骨巨细胞瘤和纤维性发育不良有关
尤因肉瘤 (图 1.205)	**MRI:**累及骨髓的破坏性恶性病变,T1WI 上呈低-中等信号,T2WI 和脂肪抑制 T2WI 呈混杂的低、中等和/或高信号,通常有强化(通常不均匀)。常可见肿瘤通过皮质破坏部位向骨外延伸。肿瘤的硬膜外延伸可以压迫椎管和脊髓 **CT:**累及脊柱的破坏性恶性病变,透射线性的低-中等密度,典型者缺乏基质矿化,可有强化(通常是不均匀的)	骨的恶性原始肿瘤,由伴有圆形细胞核的未分化小细胞组成。占原发性恶性骨肿瘤的6%～11%,占原发性骨肿瘤的5%～7%。通常发生于 5～30 岁,男性多于女性。尤因肉瘤通常有染色体 11 和 22:t(11;22)(q24:q12)的异位,导致 11q24 上的 *FL1-1* 基因与 22q12 上的 *EWS* 基因融合。局部侵袭性,具有较高的转移潜力

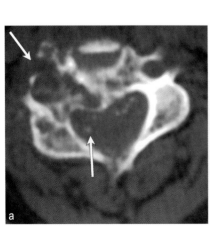
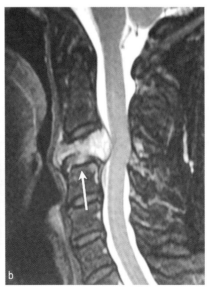
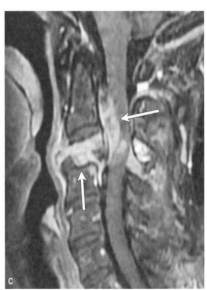

图 1.203 60 岁女性。**(a)**横断面 CT 显示累及 C3 椎骨的软骨肉瘤,伴有骨质破坏和骨外肿瘤的延伸,含有弧形和环形软骨基质矿化(↑);**(b)**矢状面脂肪抑制 T2WI 显示肿瘤呈高信号,并引起累及 C3 椎体上下终板的病理性压迫性骨折畸形(↑);**(c)**骨内和骨外肿瘤在矢状面脂肪抑制 T1WI 上有强化(↑)

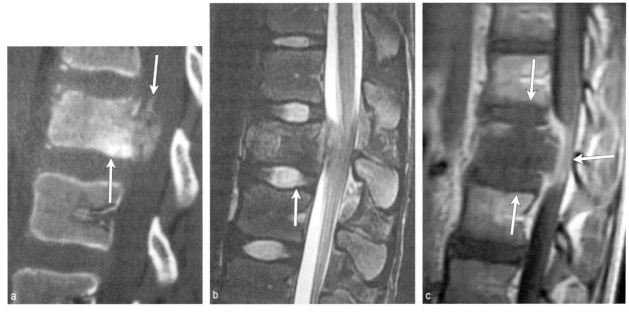

图 1.204 12 岁男性。(a)矢状面 CT 显示累及 L1 椎骨的骨肉瘤,椎体内有不均匀的骨质硬化伴有骨皮质破坏和硬膜外延伸(↑),内含紊乱的肿瘤基质骨化;(b)肿瘤在矢状脂肪抑制 T2WI 上呈混杂的低和中等信号(↑);(c)矢状面 T1WI 上有不均匀强化(↑)

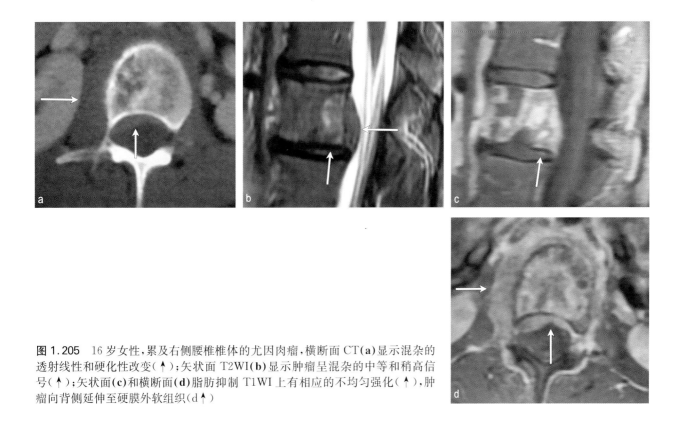

图 1.205 16 岁女性,累及右侧腰椎椎体的尤因肉瘤,横断面 CT(a)显示混杂的透射线性和硬化性改变(↑);矢状面 T2WI(b)显示肿瘤呈混杂的中等和稍高信号(↑);矢状面(c)和横断面(d)脂肪抑制 T1WI 上有相应的不均匀强化(↑),肿瘤向背侧延伸至硬膜外软组织(d↑)

表1.6(续)　累及脊椎的单发骨病变

病变	影像学表现	点评
恶性纤维组织细胞瘤(MFH) (图1.206)	**MRI:**骨髓内病变,伴有不规则边缘,皮质破坏区并向骨外延伸。肿瘤通常在 T1WI 上呈低-中等信号,T2WI 和脂肪抑制 T2WI 上呈不均匀的中等-高信号,可伴有骨梗死、骨囊肿、慢性骨髓炎、Paget 病以及其他经治疗的原发性骨肿瘤。病变通常有明显不均匀的强化 **CT:**肿瘤通常伴有皮质破坏区和骨外软组织肿块,呈低-中等密度且可有强化。骨皮质破坏和肿瘤的硬膜外延伸可以压迫椎管和脊髓	恶性肿瘤累及软组织且罕有累及骨骼,起源于未分化的间质细胞。世界卫生组织(WHO)现在使用未分化多形性肉瘤来命名多形性 MFH。含有细胞分化受限的细胞,如纤维母细胞、肌纤维母细胞、组织细胞样细胞、间变性巨细胞和炎性细胞等混合物。占原发性恶性骨肿瘤的 1‰~5‰或占所有原发性骨肿瘤的 1‰~3‰。患者的年龄 11~80 岁(中位年龄 48 岁,平均年龄 55 岁)
血管内皮细胞瘤	**MRI:**骨髓内肿瘤,通常边缘锐利,可有浅分叶。病变通常在 T1WI 上呈低-中等和/或高信号,在 T2WI 和脂肪抑制 T2WI 上呈不均匀的中等-高信号伴有或不伴低信号区。可为多灶性病变。可见肿瘤通过皮质破坏区向骨外延伸。病变经常表现为明显的不均匀强化 **CT:**病变通常边缘锐利,可有浅分叶,且通常为低-中等密度,可为骨内透射线性的病变或硬膜外软组织病变,可为多灶性病变,可见肿瘤通过皮质破坏区向骨外延伸,病变可有强化	低级别的成血管/内皮恶性肿瘤,具有局部侵袭性,与高级别的内皮肿瘤如血管肉瘤相比罕有转移。在原发性恶性骨肿瘤中占比不足 1%。患者的年龄 10~82 岁(中位年龄 36~47 岁)。多灶性病变的患者比单灶性肿瘤的患者平均年轻 10 岁
血管外皮细胞瘤	**MRI:**病变通常在 T1WI 上呈低-中等信号,T2WI 上呈稍高-高信号。在 T1WI 和 T2WI 上,在肿瘤内和/或在肿瘤边缘可见代表血管的细管状流空信号,也可以排列成"辐轮状"模式。典型者有强化 **CT:**肿瘤通常边界清晰。骨内病变可为透射线性,伴有或不伴分叶状边缘,且骨外病变可为低-中等密度。病变可含有稍明显的中央或外周血管,±出血区。可有强化	可能为血管周起源的罕见恶性肿瘤,显示周细胞样分化伴有不同形状的周细胞(卵圆形、圆形、梭形)和邻近覆以内皮细胞的不规则分支血管,可发生于软组织中而在骨骼中较少发生,占原发性骨肿瘤<1%,发生于 1~90 岁的患者(中位年龄 40 岁)

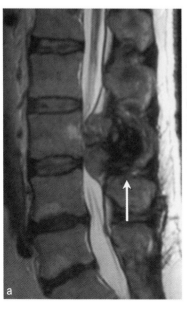
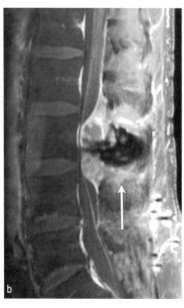

图 1.206　56 岁男性。**(a)**矢状面 T2WI 显示恶性纤维组织细胞瘤累及 L3 椎体的后部结构(↑),伴有肿瘤向骨外延伸及椎管受压;**(b)**肿瘤在矢状面脂肪抑制 T1WI 上有不均匀强化(↑)

表 1.6(续) 累及脊椎的单发骨病变

病变	影像学表现	点评
良性肿瘤		
骨瘤 （**图 1. 207**）	**MRI：**典型者表现为边界清晰的致密性骨区，在 T1WI、T2WI 和脂肪抑制 T2WI 上呈低信号。骨瘤无邻近软组织的浸润，不伴有骨质破坏区或软组织肿块，不伴有骨膜反应，除非正巧伴有先前的外伤 **CT：**通常表现为局限性不透射线的卵圆形或球形灶，累及骨皮质表面或位于骨髓质内，可有或不接触骨皮质的内层	良性原发性骨肿瘤，由致密的层状、非板层状和/或致密的骨皮质组织，通常位于骨表面。多发性骨瘤常发生于加德纳综合征中，这是一种常染色体显性疾病，伴有肠道息肉病、纤维瘤和硬纤维瘤。在原发性良性骨肿瘤中占比不足 1%，发生于 16～74 岁的患者中，最常见于 60 岁
骨岛 （**图 1. 208**）	**MRI：**典型者表现为骨髓中边界清晰的致密性骨区，在 T1WI、T2WI 和脂肪抑制 T2WI 上呈低信号，没有骨质破坏或骨膜反应的伴随表现 **CT：**通常表现为髓质骨内边界清晰的不透射线的卵圆形或球形灶，可有或不接触骨皮质的内层	骨岛（内生骨疣）是骨髓质内非肿瘤性的成熟致密层状骨区，被视为骨成熟过程中局灶性骨吸收障碍而形成的发育异常

图 1.207 冠状面（**a**）和横断面（**b**）CT 显示骨内的骨瘤（↑）

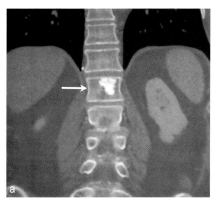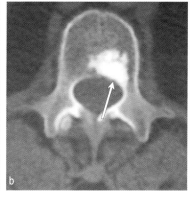

图 1.208 70 岁女性。（**a**）侧位 X 线片显示 L4 椎体内的骨岛（↑）；（**b**）在矢状面 T2WI 上呈低信号（↑）

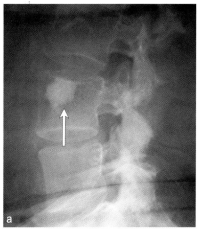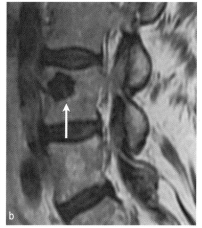

表 1.6(续) 累及脊椎的单发骨病变

病变	影像学表现	点评
骨样骨瘤 (图 1.209)	**MRI:**骨样骨瘤通常表现为骨骼的致密梭形增厚,并在 T1WI、T2WI 和脂肪抑制(FS)T2WI 上呈低信号。在增厚的骨骼内部,通常可见直径<1.5 cm 的球形或卵圆形区域(瘤巢)。相对于邻近的皮质增厚区域,瘤巢可有不规则的、明显的或不明显的边缘。瘤巢在 T1WI 上可呈低-中等信号,在 T2WI 和 FS T2WI 上可呈低-中等信号或高信号。瘤巢内的钙化在 T2WI 上可呈低信号。增强后,瘤巢可见不同程度的强化 **CT:**位于后部结构中的骨内局灶性透射线性病变,直径通常<1.5 cm。低-中等密度的中央区可有强化,围绕着高密度的外周区(反应性骨质硬化)	良性骨病变,含有带血管骨小梁的瘤巢,围绕着成骨细胞性的硬化。14%的骨样骨瘤位于脊柱,通常发生于 5~25 岁的患者中(中位年龄 17 岁),且男性多于女性。病变伴有局灶性疼痛和触痛,通常于夜间加重,阿司匹林可缓解。骨样骨瘤占原发性良性骨肿瘤的 11%~13%。治疗采用手术或经皮消融技术
骨母细胞瘤 (图 1.210)	**MRI:** 病变表现为球形或卵圆形区域,直径>1.5~2 cm,位于骨髓质和/或骨皮质内。病变在 T1WI 上呈低-中等信号,在 T2WI 和脂肪抑制(FS)T2WI 上呈低-中等信号和/或高信号,钙化或矿化区域可在 T2WI 表现为低信号区。增强后,骨母细胞瘤显示出不同程度的强化。骨皮质增厚区和骨髓质硬化区可见于骨母细胞瘤附近,通常在 T1WI、T2WI 和脂肪抑制 T2WI 上呈低信号。边界模糊的骨髓信号改变区在 T1WI 上呈低-中等信号、在 T2WI 和 FS T2WI 上呈高信号,且相应的强化可见于骨母细胞瘤邻近的骨髓内及邻近的骨外软组织中 **CT:** 膨胀性透射线性的椎骨病变,直径通常>1.5 cm,位于后部结构(90%),±延伸至椎体(30%),±硬膜外延伸(40%),呈低-中等密度,通常为骨质硬化区所包裹,可有强化,±脊髓/椎管受压	罕见的良性成骨性肿瘤,组织学上与骨样骨瘤有关。骨母细胞瘤比骨样骨瘤更大并呈渐进增大。占原发性良性骨肿瘤的 3%~6%,占所有原发性骨肿瘤的<1%~2%。1/3 的骨母细胞瘤累及脊柱。发生于 1~30 岁的患者中(中位年龄 15 岁,平均年龄 20 岁)
骨软骨瘤 (图 1.211 和图 1.212)	**MRI:**起源于皮质外层的局灶性外凸病变,中心区域在 T1WI 和 T2WI 上呈类似于骨髓的中等信号,周边有 T1WI 和 T2WI 低信号带围绕。在儿童和年轻人中通常可见软骨帽。当软骨帽的厚度>2 cm 时,恶性的可能性增高 **CT:**典型者起源于椎体的后部结构,局灶性无柄或凸起的骨性病变,伴有与骨髓髓腔相连的中心区,±软骨帽。当软骨帽的厚度>2 cm 时,恶性的可能性增加	良性的软骨类肿瘤,起源于骨形成过程中生长板周边的缺陷,伴有向外的骨生长并覆以软骨帽。通常为良性病变,除非伴有疼痛和软骨帽的增大。骨软骨瘤为常见病变,占原发性骨肿瘤的 14%~35%。发生于中位年龄为 20 岁的患者中,高达 75%的患者<20 岁,可为多发性病变(遗传性骨软骨瘤)且恶性的可能性增高

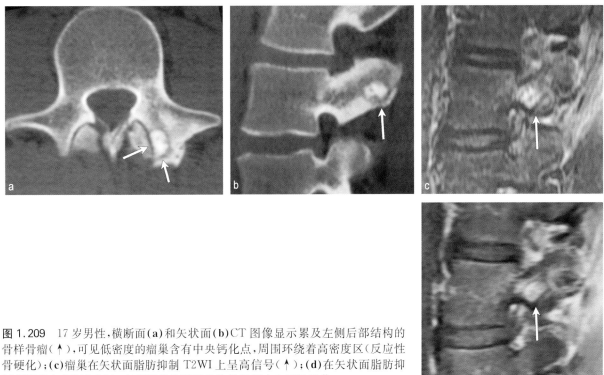

图 1.209 17 岁男性，横断面(**a**)和矢状面(**b**)CT 图像显示累及左侧后部结构的骨样骨瘤(↑)，可见低密度的瘤巢含有中央钙化点，周围环绕着高密度区(反应性骨硬化)；(**c**)瘤巢在矢状面脂肪抑制 T2WI 上呈高信号(↑)；(**d**)在矢状面脂肪抑制 T1WI 上有强化(↑)，在邻近的骨髓和骨外软组织中也可见强化

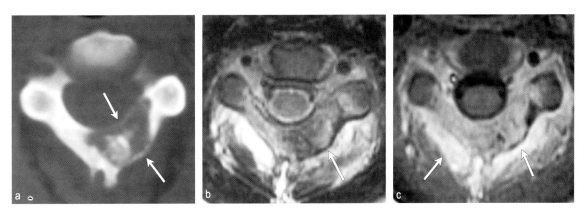

图 1.210 4 岁女性。(**a**)横断面 CT 显示累及 C3 左侧椎板的骨母细胞瘤(↑)，可见局限性含有钙化的透射线性区域，皮质骨边缘变薄并轻微膨胀，且在邻近骨髓中有硬化反应；(**b**)横断面 T2WI 上呈不均匀、边界模糊的稍高信号(↑)；(**c**)在横断面脂肪抑制 T1WI 上，病变内、邻近骨髓和骨外软组织中可见相应的强化(↑)

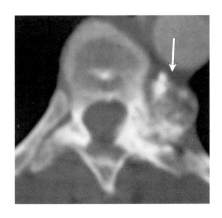

图 1.211 43 岁女性，横断面 CT 显示起源于胸椎左侧椎弓外侧的骨软骨瘤(↑)

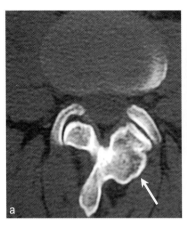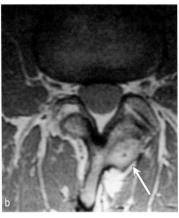

图1.212 48岁男性,横断面CT(a)和横断面T1WI(b)显示起源于左椎板侧面的骨软骨瘤(↑)

表1.6(续) 累及脊椎的单发骨病变

病变	影像学表现	点评
内生软骨瘤	**MRI:**分叶状、边界清晰的骨髓内病变,可见轻微扇贝样骨内膜,很少发生骨皮质膨胀。病变通常在T1WI上呈低-中等信号,T2WI和脂肪抑制T2WI上病灶大多呈高信号,伴有灶性和/或带状低信号,代表基质矿化与纤维束的区域。在T2WI上,病变外的骨髓中通常未见异常的高信号区域。病变通常有不同形式的强化(周边曲线样分叶状,中央结节样/小叶间隔外周分叶状,或不均匀弥漫性) **CT:**分叶状透射线性病变,呈低-中等密度,±基质矿化,可有强化(通常不均匀)。可为局灶侵袭性的,且伴有骨质侵蚀/破坏,通常累及后部结构	良性骨髓内病变,由透明软骨组成,占良性骨肿瘤的10%。内生软骨瘤可为单发性(88%)或多发性(12%)。奥利尔病(Ollier's disease)是一种软骨发育不良性疾病,累及软骨内成骨且导致多发性内生软骨瘤(内生软骨瘤病)。混合性软骨瘤病是一种内生软骨瘤病和骨软骨瘤病的合并症,且罕见。马富奇病(Maffucci's disease)是指一种多发性内生软骨瘤和软组织血管瘤的综合征,且非常罕见。患者年龄3~83岁(中位年龄35岁,平均年龄38~40岁),高峰为30岁和40岁,发病率在男性和女性中都一样
软骨母细胞瘤	**MRI:**肿瘤通常具有清晰的分叶状边缘,典型者在T1WI上呈低-中等的不均匀信号,并在T2WI上呈混杂性的低、中等和/或高信号。T2WI上的低信号区继发于软骨基质矿化和/或含铁血黄素沉积。可见分叶状、边缘或间隔的强化。T2WI和脂肪抑制T2WI边界模糊的高信号且有相应强化的区域,通常见于邻近病变的骨髓中,代表由肿瘤前列腺素合成所引起的炎症反应 **CT:**肿瘤通常是透射线性的,伴有分叶状的边缘,且通常呈低-中等密度。高达50%的肿瘤有软骨基质矿化,病变可有强化,皮质破坏并不常见,继发于病灶的骨膨胀可导致脊髓受压	良性软骨类肿瘤,伴有软骨样细胞和软骨基质形成区,通常发生于儿童和青少年(中位年龄17岁,长骨病变的平均年龄为16岁,而其他骨病变的平均年龄为28岁)。大多数明确诊断的病例在5~25岁。很少发生于脊柱。脊柱肿瘤通常累及胸椎的椎体和椎弓根

表 1.6(续)　累及脊椎的单发骨病变

病变	影像学表现	点评
骨巨细胞瘤 (图 1.213 和图 1.214)	**MRI:**病变在 T1WI 和 T2WI 上可见菲薄的低信号边缘,骨巨细胞瘤的实性成分通常在 T1WI 上呈低-中等信号,在 T2WI 上呈中等-高信号,在脂肪抑制(FS)T2WI 上呈高信号,T2WI 上的低信号区可能是继发于含铁血黄素的沉积。动脉瘤样骨囊肿可见于 14% 的骨巨细胞瘤,皮质变薄、膨胀和/或破坏可发生于骨外扩张的区域。肿瘤显示不同程度的强化,边界模糊且伴有强化的区域以及 FS T2WI 上的高信号区可见于病灶周边部的骨髓,伴有骨质破坏的透射线性表现,可能代表着肿瘤前列腺素水平升高相关的反应性炎症和水肿改变 **CT:**局灶性透射线性椎体病变,呈低-中等密度,且可有强化。±脊髓/椎管管受压,±病理性骨折。发生部位:椎体＞椎体和椎弓＞仅椎弓	侵袭性肿瘤,由肿瘤性单核细胞和散在的多核性骨细胞样巨细胞所组成。占原发性非恶性骨肿瘤的 23%,占所有原发性骨肿瘤的 5%～9%。患者的中位年龄 30 岁,局部侵袭性病变很少转移。通常累及长骨,只有 4% 累及椎骨,发生于青少年和成人(20～40 岁)
骨韧带样纤维瘤 (图 1.215)	**MRI:**局灶性病变伴有不连续的过渡带。病变通常在 T1WI 上呈低-中等信号,在 T2WI 上呈不均匀的中等-高信号。病变在 T1WI 和 T2WI 上可见内部或边缘区域、继发于病灶内致密胶原成分的低信号带,和/或在 T2WI 上源于囊性区的高信号灶。在 T2WI 上的曲线样低信号区可见于病变的边缘。病变有不同程度和不同形式的强化 **CT:**典型透射线性、分叶状、位于中央的病变,伴有不连续的过渡带,有或没有边缘的分叶状表现,骨膨胀伴皮质变薄,反应性硬化和/或骨膜反应。病变通常没有基质矿化	韧带样纤维瘤是一种罕见的骨内硬纤维肿瘤,由邻近胶原且含有细长或梭形细胞的良性纤维组织所构成。占原发性骨病变的<1%,发生于 1～71 岁的患者中(平均年龄 20 岁,中位年龄 34 岁),高峰出现在 20 岁
骨内脂肪瘤 (图 1.216)	**MRI:**病变在 T1WI 和 T2WI 上均呈高信号,与脂肪成分有关,± T2WI 上高信号的囊性区,± T1WI 和 T2WI 上低信号的钙化。病灶内脂肪在脂肪抑制(FS)T1WI 和 FS T2WI 上信号被抑制,± FS T1WI 上的周边环样强化和中心强化 **CT:**病变因脂肪成分而呈低密度,±水样密度的囊性区,±钙化,±菲薄的硬化边缘	不常见的良性错构瘤,由成熟的白色脂肪组织组成,不伴有细胞异型性。骨样或软骨样化生伴黏液样变,可与脂肪瘤伴发。占骨肿瘤的 0.1%,且很可能被低估了

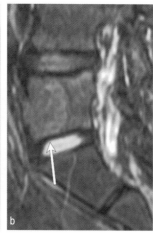
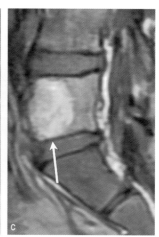

图 1.213 13 岁女性。(**a**)矢状面 CT 显示累及 L5 椎体前部的透射线性巨细胞瘤(↑)；(**b**)矢状面 T2WI 上呈中等信号(↑)；(**c**)矢状面脂肪抑制 T1WI 上有强化(↑)，肿瘤侵蚀椎体前面的皮质边缘

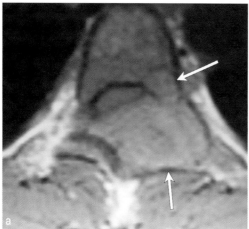
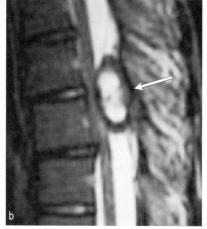

图 1.214 15 岁男性。(**a**)横断面 T1WI 显示中等信号的骨巨细胞瘤，累及椎体、左侧椎弓根、左侧横突和左侧椎板(↑)；(**b**)矢状面 T2WI 显示肿瘤中心高信号围绕着低信号环(↑)，肿瘤伴有骨皮质破坏和硬膜外延伸，引起脊髓受压

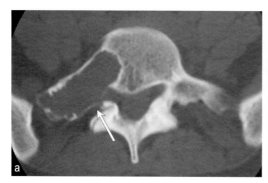
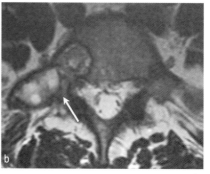

图 1.215 33 岁女性。(**a**)横断面 CT 显示韧带样纤维瘤，累及 L5 椎体、右侧椎弓根和右侧横突，表现为膨胀性的透射线性病变，伴有皮质边缘变薄和膨胀(↑)；(**b**)病变在横断面 T2WI 上呈混杂的中等、稍高、低和高信号(↑)

图 1.216 73 岁女性。(a)矢状面 T1WI 显示 L4 椎体的骨内脂肪瘤呈高信号(↑);(b)病变信号在脂肪抑制 T2WI 上消失(↑)

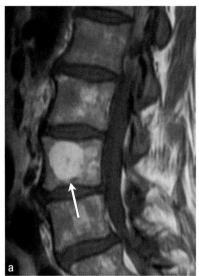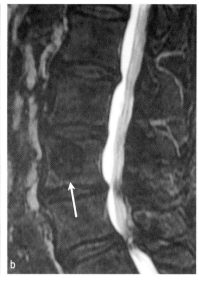

表 1.6(续) 累及脊椎的单发骨病变

病变	影像学表现	点评
肿瘤样病变		
血管瘤 (**图 1.217、图 1.218** 和**图 1.219**)	**MRI:**在 T1WI 上,血管瘤的信号通常与邻近含脂肪成分的正常骨髓相仿或更高。血管瘤通常有强化(轻度到明显)。血管瘤的骨外延伸缺乏脂肪组织,并导致 T1WI 上中等信号。与骨内血管瘤伴发的病理性骨折通常会表现为 T1WI 上低-中等信号 **CT:**局灶性或弥漫性的椎体病变,含有软组织和/或脂肪密度,±增厚的垂直骨小梁不伴骨皮质破坏。通常位于椎体内,±延伸至椎弓根或孤立性位于椎弓根内。可有强化,且 30％的病例为多发。发病部位:胸椎(60％)＞腰椎(30％)＞颈(10％)	骨和/或软组织的良性错构瘤样病变。累及脊柱的最常见良性病变,发生于女性多于男性。病变是由骨髓内覆以内皮细胞的毛细血管和海绵状间隙组成,伴有增厚的垂直骨小梁和继发性的骨小梁减少。血管瘤见于 11％的尸检中,且通常无症状,尽管很少引起导致神经受压的骨膨胀和硬膜外延伸(通常在胸椎区域),可增加骨折伴硬膜外血肿的可能性
动脉瘤样骨囊肿(ABC) (**图 1.220**)	**MRI:**ABC 在 T1WI 和 T2WI 上通常可见低信号的环,靠近正常髓质骨且位于骨外软组织之间。在 T1WI 和 T2WI 上呈低、中等和/或高信号的不同组合,以及液-液平面,通常可见于 ABC。在病灶边缘和内部间隔可见不同程度的强化 **CT:**局灶性椎体病变,通常累及后部结构,±累及椎体,伴有不同的低、中等、高和/或混杂密度,±围以菲薄的骨壳,±分叶,±单个或多个液-液平面,±病理性骨折	肿瘤样膨胀性骨病变,含有充满血液的海绵状间隙。ABC 可为原发性骨病变(66％)或继发于其他骨病变/肿瘤(如骨巨细胞瘤、软骨母细胞瘤、骨母细胞瘤、骨肉瘤、纤维性发育不良、纤维肉瘤、恶性纤维组织细胞瘤以及转移性疾病)。占原发性骨肿瘤样病变的 11％。患者的年龄通常在 1～25 岁(中位年龄 14 岁)。发病部位:腰椎＞颈椎＞胸椎。临床表现可有神经功能缺损和疼痛

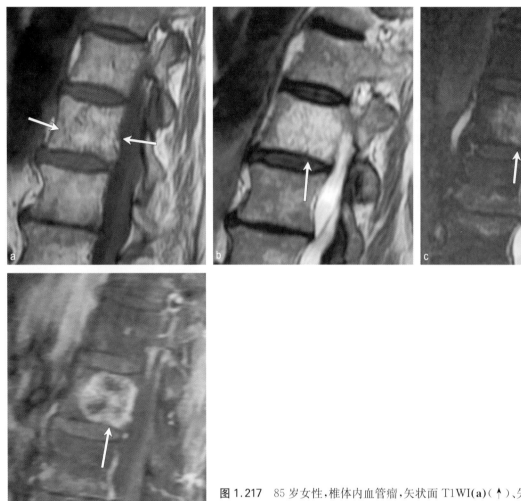

图 1.217　85 岁女性,椎体内血管瘤,矢状面 T1WI(a)(↑)、矢状面 T2WI(b)(↑)和矢状面脂肪抑制 T2WI(c)(↑)上呈稍高信号,血管瘤在矢状面脂肪抑制 T1WI(d)上呈不均匀强化(↑)

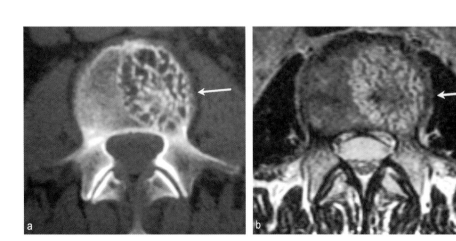

图 1.218　(a)横断面 CT 显示椎体内血管瘤(↑),局灶性的边缘,且含有由脂肪和软组织密度区分隔的增厚骨小梁;(b)横断面 T2WI 显示血管瘤(↑)主要呈高信号以及源于增厚骨小梁的低信号灶

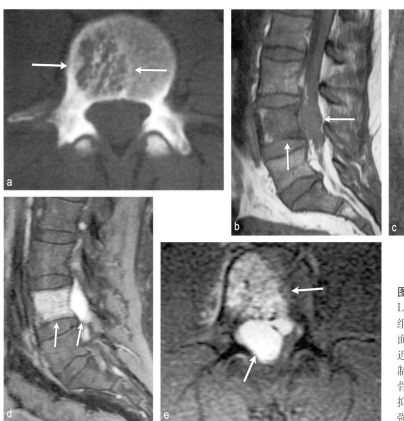

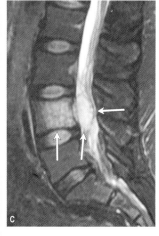

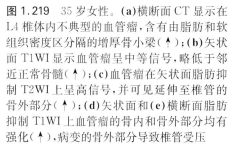

图 1.219 35 岁女性。(a)横断面 CT 显示在 L4 椎体内不典型的血管瘤,含有由脂肪和软组织密度区分隔的增厚骨小梁(↑);(b)矢状面 T1WI 显示血管瘤呈中等信号,略低于邻近正常骨髓(↑);(c)血管瘤在矢状面脂肪抑制 T2WI 上呈高信号,并可见延伸至椎管的骨外部分(↑);(d)矢状面和(e)横断面脂肪抑制 T1WI 上血管瘤的骨内和骨外部分均有强化(↑),病变的骨外部分导致椎管受压

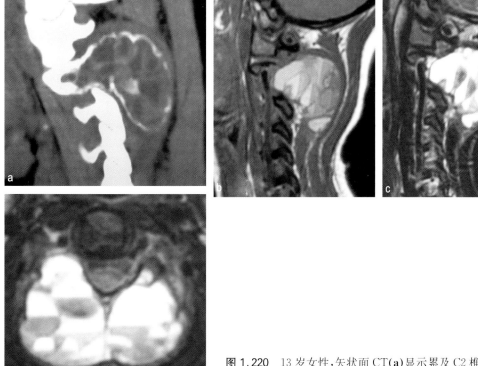

图 1.220 13 岁女性,矢状面 CT(a)显示累及 C2 椎骨后部结构的动脉瘤样骨囊肿,皮质边缘变薄、膨胀,矢状面 T1WI(b)、矢状面(c)和横断面(d)T2WI 上可见多发液-液平面

表 1.6(续)　累及脊椎的单发骨病变

病变	影像学表现	点评
单房性骨囊肿(UBCs) (图 1.221)	**MRI**:UBCs 为局灶性病变,伴有 T1WI 上低信号的薄壁围绕着 T1WI 上低-中等信号且 T2WI 上高信号的液体,可出现液-液平面。可发生轻度到中度的骨膨胀,伴有不同程度的表面皮质变薄。对于无病理性骨折的 UBCs,在病变的边缘可见菲薄的边缘强化。伴有病理性骨折的 UBCs 可在 T1WI 上呈不均匀或均匀的低-中等或稍高信号,在 T2WI 和脂肪抑制 T2WI 上呈不均匀或均匀的高信号,不规则的周边强化以及内部间隔强化 **CT**:局灶性、髓质内、透射线性病变,边界清晰且可为光滑的或轻微分叶状。UBCs 内没有基质矿化。UBCs 不伴有骨外软组织肿块。CT 扫描可显示液-液平面和纤维性间隔	骨髓内非肿瘤性的腔内充满浆液或浆液血性液体。占原发性骨肿瘤样病变的 9%,85% 发生在 20 岁内(中位年龄 11 岁)。通常发生于长骨而很少发生于椎骨
Paget 病(畸形性骨炎) (图 1.222 和图 1.223)	**MRI**:大多数累及脊柱的病例都是在晚期或非活动期。表现为骨膨胀和皮质增厚,在 T1WI 和 T2WI 上均呈低信号。增厚皮层的内缘可不规则且不清晰的。骨髓内可见 T1WI 和 T2WI 低信号区,继发于增厚的骨小梁。在晚期或非活动期 Paget 病中,骨髓的信号可类似于正常骨髓,含有脂肪信号的灶性区,继发于硬化区的 T1WI 和 T2WI 低信号区,并可见脂肪抑制 T2WI 上高信号区,是由水肿或持续的纤维血管组织所引起 **CT**:累及单个或多个椎体的膨胀性硬化/溶解过程,伴有混杂的中等-高密度。骨髓质和骨皮质之间不规则/不清晰的边界,也可导致弥漫性硬化——"象牙椎"	Paget 病是一种慢性骨骼疾病,其内有无序的骨吸收和编织状的骨形成,导致骨性畸形。副黏病毒可能是病原体。高达 66% 的 Paget 病患者是多骨型。Paget 病伴发继发性肉瘤样变的风险不足 1%。2.5%~5% 发生于 55 岁以上白种人中,而 10% 发生于 85 岁以上,可导致椎管和神经孔的狭窄

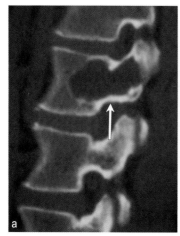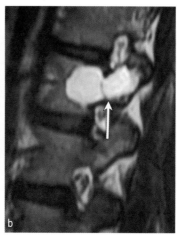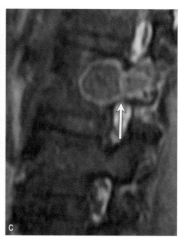

图 1.221　矢状面 CT(**a**)显示单房性骨囊肿,累及椎体并延伸至椎弓根,边界清晰,其内液体样密度(↑),矢状面 T2WI(**b**)上呈高信号(↑),矢状面脂肪抑制 T1WI(**c**)上可见菲薄的周边强化(↑)

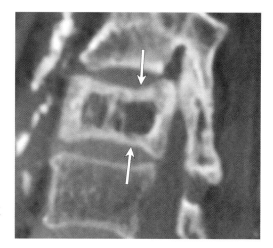

图1.222　76岁女性，累及腰椎的Paget病，矢状面CT显示受累腰椎（↑）有轻微增大且增厚的皮质边缘，骨髓质和骨皮质之间的界限不清，混合性骨硬化和透射线性/脂肪的髓质区

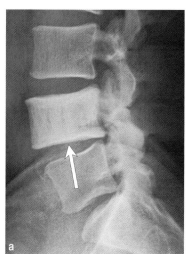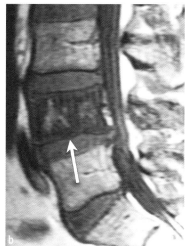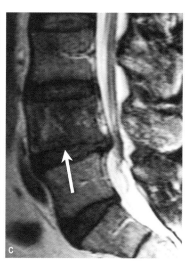

图1.223　(a)累及L4椎体的Paget病患者，侧位X线片(↑)显示弥漫性增大和硬化（"象牙椎"）；矢状面T1WI（↑)(b)和T2WI(↑)(c)上呈相应的混杂信号，以低信号为主。

表1.6(续)　累及脊椎的单发骨病变

病变	影像学表现	点评
骨纤维结构不良（图1.224）	**MRI**：特征取决于骨板、胶原、梭形成纤维细胞、出血和/或囊性改变的比例。病变通常是边界清晰的，在T1WI上呈低或低-中等信号，在T2WI上呈低、中等和/或高信号的不同组合，常被不同厚度的低信号环所包绕。少数病变中可见内部间隔和囊性变。骨膨胀常见。所有或部分病变可有不均匀、弥漫或周边的强化 **CT**：累及单个或多个椎骨的膨胀性过程，伴有混杂的中等和高密度，通常有磨玻璃样表现	良性骨髓质的纤维-骨性病变，最常见的是散发性累及单一部位，称为单骨性纤维结构不良（80%～85%），或为多部位的（多骨性纤维结构不良）。源于原始骨到成熟板层骨正常重建过程中的发育障碍，伴有发育不良的纤维组织内所产生的未成熟骨小梁。发病年龄≤1～76年；75%发生于30岁之前。单骨性纤维结构不良的中位年龄21岁；多骨性纤维结构不良的发病年龄为8～17岁。大多数病例在3～20岁确诊。纤维结构不良通常累及长骨和颅骨，很少累及椎骨，可导致椎管和神经孔狭窄

表 1.6(续) 累及脊椎的单发骨病变

病变	影像学表现	点评
含气囊肿 (**图 1. 225**)	**MRI**:椎体内局灶性的、由气体形成的无信号区 **CT**:椎体内局灶性的含气体区,±菲薄的硬化边缘	不常见的、良性的、充满气体的骨内病变,发生于骶髂关节附近,且很少位于椎体内。可源于伴有真空现象的退行性椎间盘通过椎体终板延伸而来,或由退行性小关节面剥离产生的氮气所引起。其大小可变或不可变和/或逐渐由液体或肉芽组织所填充

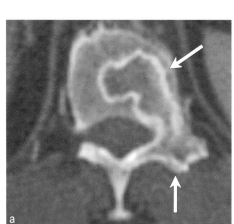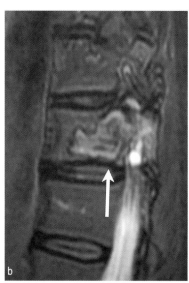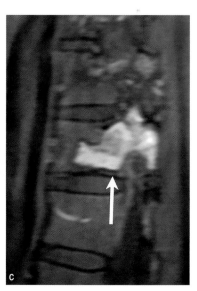

图 1.224 56 岁男性,累及椎体、左侧椎弓根、左侧横突和左侧椎板的纤维结构不良,横断面 CT(**a**)显示病灶有边界清晰的菲薄硬化边缘,围绕着低-中等密度的中央区域(↑)。病变在矢状面脂肪抑制 T2WI(**b**)上呈稍高信号伴有小片低信号区(↑),矢状面脂肪抑制 T1WI(**c**)上有明显的强化(↑)

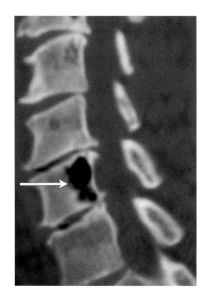

图 1.225 53 岁男性,矢状面 CT 显示椎体内气体密度的含气囊肿(↑),可见邻近严重的退行性椎间盘疾病

表 1.6(续)　累及脊椎的单发骨病变

病变	影像学表现	点评
创伤相关与骨质疏松/骨质不足性椎体骨折（**图 1. 226**；亦见**图 1.119**）	**MRI:**急性/亚急性骨折可见锐利成角的皮质边缘,受累椎骨的骨髓中可见近乎完全或完全异常的信号（通常是在 T1WI 上呈低信号,在 T2WI 和脂肪抑制 T2WI 上呈高信号）,在骨折后早期可见强化。在终板骨折的皮质边缘没有破坏性的改变,±压缩椎体外凸的成角形状,±椎体后缘骨折碎片进入椎管,±与骨折畸形有关的脊髓和/或椎管受压,±半脱位,±脊柱后凸,±硬膜外血肿,±累及后部结构的骨髓或棘韧带之间、在 T2WI 和脂肪抑制 T2WI 上呈高信号。慢性期愈合性骨折的压缩椎体中通常为正常或接近正常的信号。有时,椎体骨髓中持续的信号异常是由不稳定和不正常的轴向负荷所造成的 **CT:**急性/亚急性骨折可见锐利成角的皮质边缘,在终板骨折的皮质边缘没有破坏性的改变,±压缩椎体外凸的成角形状,±椎体后缘骨折碎片进入椎管,±半脱位,±脊柱后凸	椎骨骨折在正常骨密度患者中可由外伤引起。骨折的阈值在骨质疏松症患者中降低,与类固醇、化疗、放疗、骨质疏松、骨软化、代谢（钙磷）紊乱、维生素缺乏、Paget 病和家族遗传疾病（成骨不全等）有关
病理性/肿瘤相关性椎体骨折（**图 1. 303**）	**MRI:**受累椎骨中近乎完全或完全异常的骨髓信号（通常是在 T1WI 上呈低信号,在 T2WI 和脂肪抑制 T2WI 上呈高信号,偶尔在 T2WI 上的低信号源于伴有硬化反应的转移瘤）。病变通常有强化,±椎骨皮质边缘的破坏性改变,±压缩椎体外凸的弓形形状,±椎旁肿块病灶,±其他未压缩椎骨内的球形或弥漫性信号异常 **CT:**与透射线性和/或硬化性骨病变有关的骨折,±椎骨皮质边缘的破坏性改变,±压缩椎体弓形外凸,±椎旁肿块病灶,±其他未压缩椎体内的球形或边界模糊的病灶	当椎骨的骨小梁被转移性骨内病变或原发性骨肿瘤破坏时,骨折的阈值就会降低
许莫结节（**图 1. 227** 和**图 1. 228**）	**MRI:**由椎间盘组织在邻近椎体终板上形成的局灶性压迹,±伴随的、边界模糊的骨髓水肿样改变,在 T1WI 上呈低-中等信号、T2WI 和脂肪抑制 T2WI 上呈高信号（可形成同心环样表现）,以及强化。许莫结节压迫的终板皮质边缘是完整的,在 T1WI 和 T2WI 上呈低信号 **CT:**终板皮质的局灶性受压,皮质边缘完整	许莫结节是椎间盘组织突出到椎体终板,可为散发性/特发性或与创伤有关。导致骨骼弱化的情况（退行性疾病、骨软化、感染、骨内肿瘤）易形成许莫结节。反应性水肿改变可见于许莫结节邻近的骨髓中,源于肉芽组织和/或炎症。急性形成的许莫结节可伴有突发的局部背部疼痛和相应的骨髓水肿

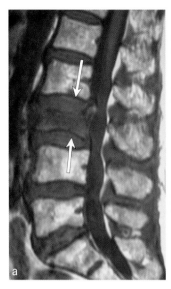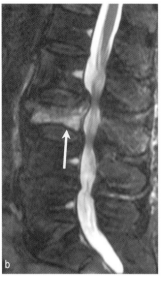

图 1.226　82 岁女性。(a)矢状面 T1WI 显示累及 L3 椎体上下终板的骨质疏松/不足性骨折(↑)呈髓内低信号;(b)矢状脂肪抑制 T2WI 上相应骨髓的高信号(↑),压缩成角的终板边缘是完整的,没有骨皮质破坏的证据

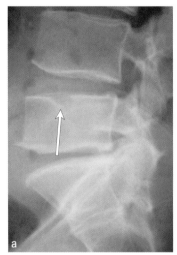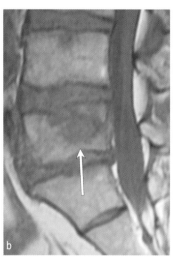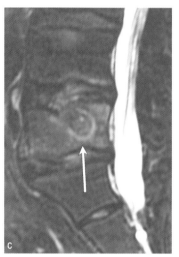

图 1.227　35 岁男性。(a)侧位 X 线片显示 L5 椎体上终板巨大许莫结节畸形(↑);(b)矢状面 T1WI 上相应骨髓的低-中等信号(↑);(c)矢状面脂肪抑制 T2WI 上不均匀的低-中等信号伴周围骨髓的稍高信号(↑)

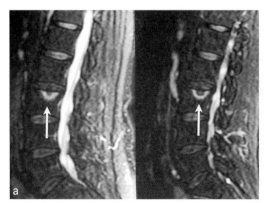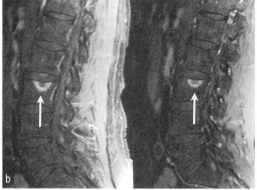

图 1.228　(a)矢状面脂肪抑制 T2WI 显示 L3 椎体上终板的急性/亚急性许莫结节,周围的邻近骨髓呈高信号(↑);(b)矢状面脂肪抑制 T1WI 上有相应的强化(↑)

表 1.6(续)　累及脊椎的单发骨病变

病变	影像学表现	点评
类风湿性关节炎 **(图 1.229)**	**MRI:**椎板、棘突、钩突和椎间关节的侵蚀。寰枢关节处不规则、增大、强化的滑膜(血管翳在 T1WI 上呈低-中等信号,在 T2WI 上呈中等-高信号)导致齿状突和横韧带的侵蚀。±横韧带破坏伴有 C1 与 C2 半脱位和神经受压,±颅底凹陷 **CT:**椎板、棘突、钩突和椎间关节受侵蚀。寰枢关节处不规则、增大、强化的滑膜(血管翳呈低-中等密度)导致齿状突和横韧带的侵蚀,±横韧带破坏伴有 C1 与 C2 半脱位和神经受压,±颅底凹陷	病因未知的慢性多系统疾病,是一种对称分布、累及四肢和中轴骨滑膜关节的持续性炎性滑膜炎。滑膜细胞肥大和增生伴发新生血管形成、血栓形成和水肿,伴有 B 细胞、产生抗体的浆细胞(类风湿因子和多克隆免疫球蛋白)和血管周围单核 T 细胞(CD4$^+$,CD8$^+$)的聚集。T 细胞产生白细胞介素 1、6、7 和 10,以及干扰素 γ、G-CSF 和肿瘤坏死因子 α。这些细胞因子和趋化因子是类风湿关节炎相关炎性滑膜病理学上的原因。可导致进行性的软骨和骨质破坏,引起关节功能紊乱。影响 1% 的世界人口。80% 的成年患者年龄在 35~50 岁。最常见类型的炎性滑膜炎引起软骨、韧带和骨质的破坏/侵蚀性改变。炎性脊膜炎和骶髂关节炎分别发生于 17% 和 2% 的类风湿关节炎患者中。累及颈椎发生于 2/3 同时患有先天性特发性关节炎和成人类风湿关节炎患者
郎格汉斯细胞组织细胞增生症/嗜酸性肉芽肿 **(图 1.230)**	**MRI:**椎体髓内的单发或多发局灶性软组织病变,伴有局部骨质破坏/侵蚀并延伸至邻近软组织中。病变通常累及椎体,偶尔也累及后部结构,在 T1WI 上呈低-中等信号,在 T2WI 上呈混杂的中等-稍高信号,+强化,±邻近硬膜的强化。病变的进展可引起扁平椎(塌陷、扁平的椎体),伴有轻微或无脊柱后凸及相对正常的邻近椎间盘 **CT:**椎体髓内的单发或多发局灶性透射线性病变,伴有局部骨质破坏/侵蚀并延伸至邻近软组织中。病变通常呈低-中等密度且累及椎体,偶尔也累及后部结构,可有强化,±邻近硬膜的强化。病变的进展可引起扁平椎(塌陷、扁平的椎体),伴有轻微或无脊柱后凸及相对正常的邻近椎间盘	网状内皮系统疾病,骨髓起源的树状朗格汉斯细胞以局部病灶或弥漫性方式浸润不同的器官。朗格汉斯细胞具有偏心的卵圆形或卷曲的细胞核位于白色至嗜酸性的细胞质中。病变通常由朗格汉斯细胞、巨噬细胞、浆细胞和嗜酸性粒细胞组成。病变具有免疫活性的 S-100、CD1a、CD207、HLA-DR 和 β2-微球蛋白。在<15 岁儿童中的患病率为 2/10 万;只有 1/3 的病变发生于成人。局限性病灶(嗜酸性肉芽肿)可为单发或多发的。单发病变在男性中比女性更常见,且在<20 岁的患者中更常见。髓质骨中组织细胞的增殖导致骨皮质局限性破坏,并延伸至邻近软组织。多发病变在<2 岁儿童中与勒-雪病(Letterer-Siwe disease,淋巴结病和肝脾肿大)有关,在 5~10 岁儿童中与韩-雪-柯病(Hand-Schuller-Christian's disease,淋巴结病、突眼症和糖尿病)有关

造血异常

病变	影像学表现	点评
淀粉样瘤 **(图 2.231)**	**MRI:**病变在 T1WI 上可呈低-中等信号,在 T2WI 上呈中等到稍高信号。病变可有强化 **CT:**骨内淀粉样病变可表现为骨质减少、穿凿样透射线性破坏或单灶性或多灶性透射线区。病变可呈低-中等密度并可有强化	罕见疾病,细胞外嗜酸性物质渗透入不同组织(包括骨骼、肌肉、肌腱、腱鞘、韧带和滑膜),这种物质由 β-叠层状结构的不溶性蛋白质(淀粉样蛋白)组成。淀粉样瘤为单部位累及。淀粉样变是一种原发性疾病,与免疫失调有关或继发于慢性炎性疾病

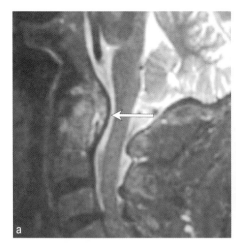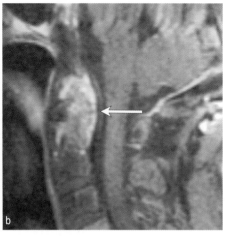

图 1.229　72 岁女性,类风湿关节炎。(a)矢状面脂肪抑制 T2WI 显示寰枢关节处的滑膜增厚(血管翳)呈不均匀的中等和稍高信号(↑);(b)矢状面脂肪抑制 T1WI 上有强化(↑),血管翳侵蚀齿状突上段的皮质边缘,伴有 T2WI 上异常升高的信号及邻近骨髓内的强化

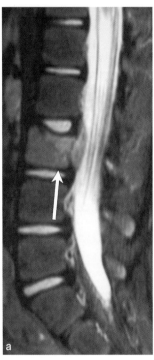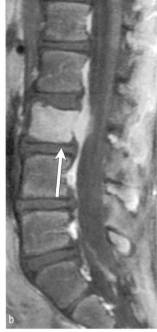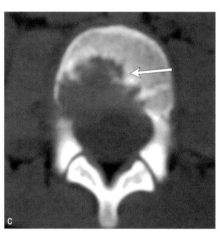

图 1.230　6 岁男性。(a)矢状面脂肪抑制 T2WI 显示累及 L3 椎体的嗜酸性肉芽肿呈高信号(↑);(b)矢状面脂肪抑制 T1WI 上有相应的强化(↑),病变从后向前延伸至硬膜外软组织,并伴有上终板的受压变形;(c)横断面 CT 显示病变造成局灶性骨质破坏(↑)

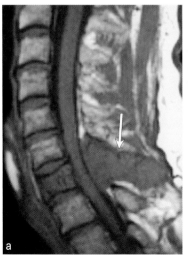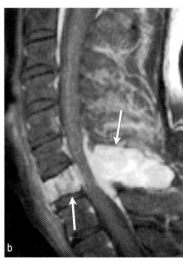

图 1.231　58 岁男性,累及 C7 椎骨的淀粉样瘤。(a)矢状面 T1WI 呈低-中等信号(↑);(b)脂肪抑制 T1WI 上有强化(↑),病变的骨外延伸引起脊髓受压

表 1.6(续) 累及脊椎的单发骨病变

病变	影像学表现	点评
骨梗死 (图 1.232)	**MRI:** 在缺血的早期,脂肪抑制(FS)T2WI 上可见骨髓内弥漫性边界模糊的高信号区。在骨梗死区内,T1WI 和 T2WI 上的曲线样低信号代表骨髓内常见的纤维化区。除了上述发现外,还可见骨髓内 T1WI 上低信号、T2WI 和 FS T2WI 上高信号的不规则区域,代表水肿形成的液性区、缺血/梗死区,或可能出现的骨折。偶尔可见 T1WI 和 T2WI 上呈高信号的不规则区域,源于出血伴有纤维化和液性区。双边征(T2WI 上相邻的曲线样低信号和高信号带)经常可见于梗死的边缘,代表骨质吸收和愈合的边界。在注射造影剂后,可见由内部肉芽组织形成的不规则强化 **CT:**局灶性环形病灶或在髓质骨内边界模糊的密度增高区,通常无强化,±合并的骨折	骨梗死是累及骨小梁和骨髓的缺血性坏死区。可为特发性或由外伤、皮质类固醇治疗、化疗、放疗、阻塞性血管疾病、胶原血管疾病和其他自身免疫性疾病、代谢蓄积性疾病(戈谢病等)、镰状细胞病、地中海贫血、高压事件/潜水病、怀孕、酗酒、胰腺炎、感染和淋巴增殖性疾病所引起。骨坏死在黄骨髓中比红骨髓中更常见

图 1.232 15 岁男性,矢状面 T1WI 显示椎体内的骨梗死(↑)伴有曲线样低信号线,梗死是由之前的放疗所造成

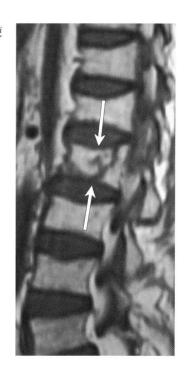

1.7 累及脊椎的多灶性病变和/或边界模糊的信号异常

- 恶性肿瘤
  - 转移性肿瘤
  - 骨髓瘤
  - 非霍奇金淋巴瘤(NHL)
  - 霍奇金病(HD)
  - 白血病
  - 血管内皮细胞瘤
- 良性肿瘤和肿瘤样病变
  - 血管瘤
  - 囊性血管瘤病
  - Paget 病(畸形性骨炎)
  - 纤维结构不良
  - 蜡油样骨病
- 创伤性损伤
  - 创伤相关与骨质疏松/骨质不足性椎体骨折
  - 病理性/肿瘤相关性椎体骨折
- 感染
  - 脊柱骨髓炎/硬膜外脓肿
  - 结核性脊椎炎
- 炎症
  - 强直性脊柱炎
  - 类风湿关节炎
  - 朗格汉斯细胞组织细胞增生症/嗜酸性肉芽肿
  - 结节病
  - 痛风
  - 肥大细胞增生症

- 造血异常
  - 辐射损伤
  - 骨梗死
  - 骨髓坏死
  - 遗传性贫血(镰状细胞性贫血,地中海贫血、缺铁性贫血)
  - 外源性促红细胞生成素的骨髓增生
  - 粒细胞/巨噬细胞集落刺激因子(G/M－CSF)
  - 血色素沉着症和多次输血引起的铁沉积
  - 骨髓增生异常综合征
  - 慢性骨髓增殖性疾病(CMPD)
  - 瓦尔登斯特伦巨球蛋白血症(淋巴浆细胞淋巴瘤)
- 代谢性/遗传性疾病
  - 继发性甲状旁腺功能亢进-肾性骨营养不良
  - 营养不良的骨髓浆液性萎缩
  - 黏多糖病
  - 成骨不全症
  - 骨硬化病
  - 原发性草酸盐沉着症
- 退行性疾病
  - 椎间盘退行性疾病相关的骨髓变化
  - 弥漫性特发性骨质增生症(DISH)
  - 舒尔曼病(Scheuermann's disease)
  - 神经病理性脊柱

表1.7　累及脊椎的多灶性病变和/或边界模糊的信号异常

病变	影像学表现	点评
恶性肿瘤		
转移性肿瘤 （**图1.233**和**图1.234**）	**MRI**：单发（或多发）边界清晰或模糊的浸润性病变，累及骨髓、硬膜外软组织和/或硬膜，T1WI 上呈低-中等信号，T2WI 上呈低、中等和/或高信号，通常＋强化，±骨质破坏，±病理性椎骨骨折，±神经组织或血管受压 **CT**：单发（或多发）边界清晰或模糊的侵袭性病变，累及骨髓、硬膜和/或柔脊膜，呈低-中等密度。±强化，±骨髓质和骨皮质的破坏（透射线性），±骨质硬化，±病理性椎骨骨折，±硬膜外肿瘤延伸引起神经组织或血管的压迫	转移性病变代表位于分隔或远离其来源部位或器官中的增殖性肿瘤细胞。转移性癌是累及骨的最常见恶性肿瘤。在成人中，转移到骨骼的病变最常发生于肺癌、乳腺癌、前列腺癌、肾癌、甲状腺癌以及肉瘤。肺、乳腺、前列腺的原发性恶性肿瘤占骨转移的80%

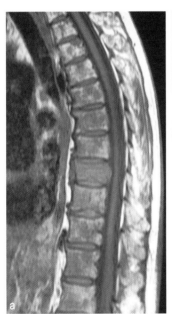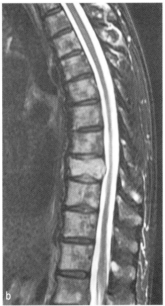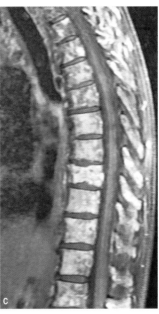

图1.233　63岁女性，累及脊柱骨髓的广泛转移性乳腺癌，矢状面 T1WI(**a**)上可见多发边界模糊的低-中等信号区，矢状面脂肪抑制 T2WI(**b**)上呈稍高信号，脂肪抑制 T1WI(**c**)上有强化

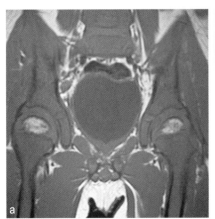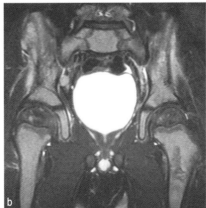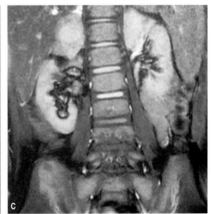

图1.234　2岁男童，广泛转移性神经母细胞瘤，累及脊柱、骨盆和股骨的骨髓，冠状面 T1WI(**a**)上可见弥漫的低-中等信号，冠状面脂肪抑制 T2WI(**b**)上的异常高信号，脂肪抑制 T1WI(**c**)上有强化

表 1.7(续) 累及脊椎的多灶性病变和/或边界模糊的信号异常

病变	影像学表现	点评
骨髓瘤 (图 1.235)	**MRI:**多发性骨髓瘤或单发性浆细胞瘤是发生于椎骨、硬膜外软组织及硬膜的边界清晰或模糊的弥漫性浸润性病变。累及椎体最典型,后部结构很少累及,除非到晚期,且很少累及软组织而不伴有骨质破坏的改变。病变在 T1WI 上呈低-中等信号,在 T2WI 上呈中等-高信号,并且通常有强化 **CT:**累及椎骨和硬膜的边界清晰或模糊的弥漫性、浸润性、透射线性病灶,伴有椎体累及。后部结构很少累及,除非到晚期。病变呈低-中等密度+强化。病理性椎骨骨折,±硬膜外肿瘤延伸引起椎管受压	骨髓瘤是恶性肿瘤,由单克隆起源的增殖性抗体分泌浆细胞组成。多发性骨髓瘤原发于骨髓内。孤立性骨髓瘤或浆细胞瘤是一种罕见的变异,在单一部位的骨或软组织中出现浆细胞组成的肿瘤样肿块。在诊断和后期发现的病例中,高达 18% 的病例是髓外/骨外骨髓瘤。在美国,每年有14 600 例新病例发生。多发性骨髓瘤是成人中最常见的原发骨肿瘤。发现时的中位年龄 60 岁,大多数患者年龄超过 40 岁 肿瘤发生于椎骨＞肋骨＞股骨＞髂骨＞肱骨＞颅面骨＞骶骨＞锁骨＞胸骨＞耻骨＞胫骨。髓外骨髓瘤通常发生于椎旁和/或硬膜外的部位,可与骨内的肿瘤分开或毗邻
非霍奇金淋巴瘤(NHL) (图 1.236)	**MRI:**骨内 NHL 通常表现为髓内的 T1WI 上呈低-中等信号、T2WI 上呈稍高到高信号且在脂肪抑制 T2WI 上呈高信号的区域。在 T1WI 和 T2WI 上的低信号区可能是继发于纤维化。皮质破坏区可与骨外软组织病变伴发,典型的 NHL 有强化。由于邻近骨外 NHL 的侵入,也可导致骨皮质和骨髓质的破坏 **CT:**单发或多发的边界清晰或模糊的浸润性、透射线性病变,累及椎骨的骨髓、硬膜和/或柔脊膜。病变呈低-中等密度,±病理性椎体骨折,±硬膜外肿瘤延伸引起神经组织或血管的受压。可有强化,±骨质破坏	淋巴瘤是一组淋巴系统肿瘤,其肿瘤细胞通常出现于淋巴组织内(淋巴结和网状内皮组织的器官)。与白血病不同的是,淋巴瘤通常以分散的肿块出现。几乎所有的骨原发性淋巴瘤都是 B 细胞型 NHL。NHL 经常起源于淋巴结外,并以不可预知的模式传播
霍奇金病(HD) (图 1.237)	**MRI:**骨内 HD 通常表现为髓内的 T1WI 上呈低-中等信号、T2WI 上呈中等-稍高和/或高信号且在脂肪抑制 T2WI 上呈高信号的区域。髓内骨病变可为边界模糊或清晰。多灶性病变可见于长骨和椎骨中。皮质破坏区可与骨外软组织病变伴随发生。大多数病变有强化。在平片或 CT 上所见 HD 受累骨伴随的硬化,通常在 T1WI 上呈低信号、在 T2WI 上呈多变的/混杂信号。由邻近骨外淋巴瘤病侵袭所致骨皮质和骨髓质的破坏也可发生于 HD 中 **CT:**可见浸润性的透射线性病变,累及椎体骨髓、硬膜和/或柔脊膜。病变呈低-中等密度,病理性椎体骨折,±硬膜外肿瘤延伸引起神经组织或血管的受压。累及骨髓的 HD 可伴发骨质硬化,包括弥漫性高密度的"象牙椎"模式	淋巴瘤是一组淋巴系统肿瘤,其肿瘤细胞通常出现于淋巴组织内(淋巴结和网状内皮组织的器官)。与白血病不同的是,淋巴瘤通常以分散的肿块出现。HD 通常起源于淋巴结内,且经常沿着淋巴链传播

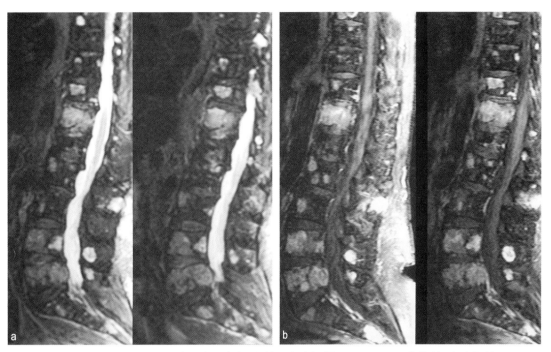

图 1.235　多发骨髓瘤可见椎骨髓内的多发病变，矢状面脂肪抑制 T2WI(**a**)上呈高信号，脂肪抑制 T1WI(**b**)上有强化

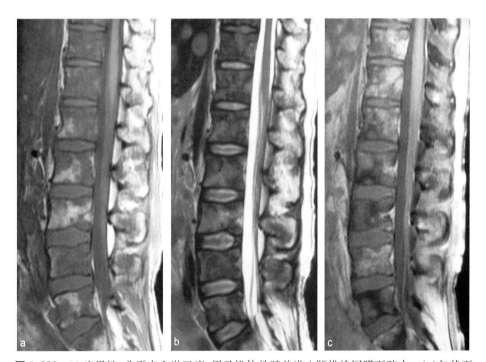

图 1.236　39 岁男性，非霍奇金淋巴瘤，累及椎体骨髓并进入腰椎蛛网膜下腔内。(**a**)矢状面 T1WI 上可见骨髓内呈低-中等信号的不规则区；(**b**)矢状面 T2WI 上可见骨髓内不均匀性混杂低、中等及稍高信号区；(**c**)在矢状面脂肪抑制 T1WI 上可见所有骨髓内的不均匀强化，以及累及马尾的硬膜囊内可见弥漫性轻度强化

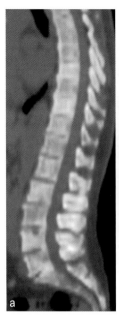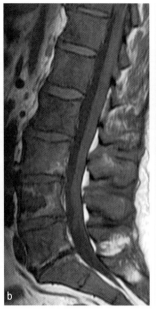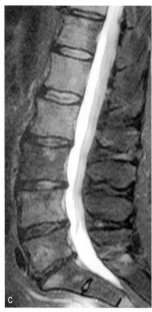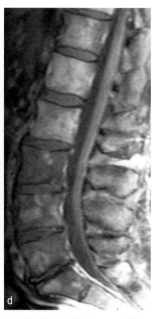

图 1.237 46 岁男性,霍奇金病和骨硬化性病变。**(a)**矢状面重建 CT 上可见累及胸椎和腰椎的多个椎骨;**(b)**矢状面 T1WI 上可见骨髓内多发边界模糊的低-中等信号病灶;**(c)**矢状面脂肪抑制 T2WI 上呈不均匀稍高信号;**(d)**矢状面 脂肪抑制 T1WI 上有轻度不均匀的强化

表 1.7(续) 累及脊椎的多灶性病变和/或边界模糊的信号异常

病变	影像学表现	点评
白血病 (**图 1.238** 和**图 1.239**)	**MRI:**急性淋巴母细胞性骨白血病(ALL)、慢性淋巴细胞性白血病(CLL)、急性髓细胞性白血病(AML)及慢性粒细胞白血病(CML)浸润骨髓可表现为弥漫性或边界模糊区,在 T1WI 和 PDI 上呈低-中等信号,在 FS T2WI 上呈中等-略高-高信号,也可见局灶性或地图样的类似信号改变。注射对比剂后,在 T1WI 和压脂 T1WI 上,ALL、CLL、AML 和 CML 都可有强化,±骨质破坏和骨外延伸。应该注意的是,在<7 岁的儿童中,正常骨髓也可有强化 **CT:**单发或多发的边界清晰或模糊的浸润性透射线性病灶,累及椎骨的骨髓	累及骨髓的淋巴组织肿瘤,肿瘤细胞也可位于周围血液中。在儿童和青少年中,急性淋巴细胞性白血病(ALL)是最常见的类型。在成人中,慢性淋巴细胞性白血病(小淋巴细胞性淋巴瘤/慢性淋巴细胞性白血病)是最常见类型的淋巴细胞性白血病。粒细胞性白血病是来源于异常骨髓祖细胞的肿瘤。急性髓细胞性白血病(AML)发生于青少年和青年,占儿童白血病的 20%。慢性粒细胞白血病(CML)通常累及 25 岁以上的成年人
血管内皮细胞瘤 (**图 1.240**)	**MRI:**骨髓内肿瘤,通常边缘锐利,可能有轻微的分叶。病变通常在 T1WI 上呈低-中等和/或高信号,在 T2WI 和脂肪抑制 T2WI 上呈不均匀的中等-高信号,伴有或不伴低信号区。可为多灶性病变。可见肿瘤通过皮质破坏区向骨外延伸。病变经常表现为明显的不均匀强化 **CT:**病变通常边缘锐利,可有浅分叶,且通常为低-中等密度,可为骨内透射线性的病变或硬膜外软组织病变,可为多灶性病变,可见肿瘤通过皮质破坏区向骨外延伸。病变可有强化	低级别的成血管/内皮恶性肿瘤,具有局部侵袭性,与高级别的内皮肿瘤如血管肉瘤相比罕有转移。在原发性恶性骨肿瘤中占比不足 1%。患者的年龄 10～82 岁(中位年龄 36～47 岁)。多灶性病变的患者比单灶性肿瘤的患者平均年轻 10 岁

图 1.238 18 岁女性,急性淋巴母细胞性白血病。(**a**)矢状面脂肪抑制 T2WI 显示 L4 和 L5 椎骨和骶骨骨髓中弥漫性、异常的稍高信号(↑),以及骨外肿瘤向椎管、椎前和骶前软组织中的延伸;(**b**)MRI 上肿瘤受累部位在矢状面[18]F FDG PET/CT 上显示相应的异常吸收(↑)

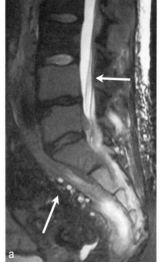
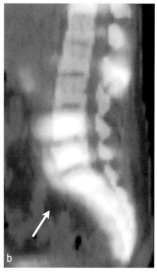

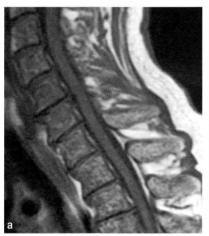
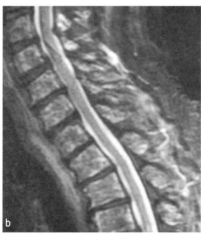
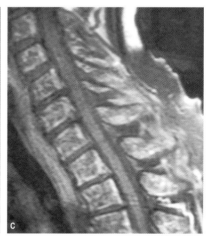

图 1.239 77 岁男性,慢性淋巴细胞性白血病。(**a**)矢状面 T1WI 显示不均匀的低和中等骨髓信号;(**b**)矢状面脂肪抑制 T2WI 上显示相应的不规则、不均匀的稍高信号;(**c**)矢状面脂肪抑制 T1WI 上有不均匀的强化

图 1.240 42 岁女性,累及 L2、L3 和 L5 椎骨的多灶性血管内皮细胞瘤。矢状面 T1WI(**a**)和矢状面 STIR(**b**)(↑)上肿瘤呈混杂的低、中等和高信号。矢状面脂肪抑制 T1WI(**c**)上病变有不均匀强化(↑)

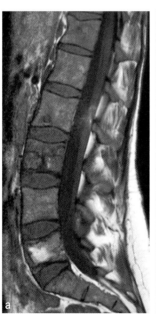
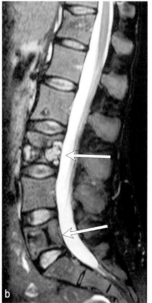
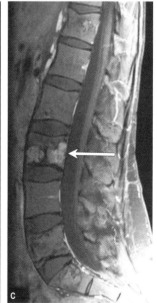

表 1.7(续) 累及脊椎的多灶性病变和/或边界模糊的信号异常

病变	影像学表现	点评
良性肿瘤和肿瘤样病变		
血管瘤 （**图 1.241**）	**MRI:**骨血管瘤通常为边界清晰的病灶,在 T1WI、T2WI 和脂肪抑制 T2WI 上呈中等至高信号。在 T1WI 上,血管瘤的信号通常等于或高于邻近正常骨髓的信号而低于脂肪组织。血管瘤通常有强化(轻度到明显)。血管瘤的骨外延伸缺乏脂肪组织,并导致 T1WI 上的中等信号。骨内血管瘤伴有的病理骨折通常会导致骨髓在 T1WI 上呈低-中等信号 **CT:**局灶性或弥漫性的椎体病变,通常为透射线性,不伴有骨小梁的破坏,位于椎体内,±延伸至椎弓根或局限于椎弓根内。典型者呈低-中等密度伴有垂直骨小梁的增厚,可有强化。30%的病例为多发性。发病部位:胸椎(60%)＞腰椎(30%)＞颈椎(10%)	骨和/或软组织的良性错构瘤样病变。累及脊柱最常见的良性病变,发生于女性要多于男性。由骨髓内覆以内皮细胞的毛细血管和海绵状间隙组成,伴有垂直骨小梁的增厚和次级骨小梁的减少,可见于 11% 的尸检中。通常无症状,很少引起骨膨胀和导致神经受压的硬膜外延伸(通常在胸椎区),骨折伴硬膜外血肿的可能性增加
囊性血管瘤病 （**图 1.242**）	**MRI:**局限性的、边界模糊或弥漫性椎骨病变,通常位于椎体,±延伸至椎弓根或局限于椎弓根内。典型者在 T1WI 上呈混杂的低-中等和/或高信号,在 T2WI 和脂肪抑制 T2WI 上呈高信号,伴有垂直骨小梁的增厚,且通常有强化 **CT:**多发卵圆形的透射线性肿瘤,可有蜂窝状和/或肥皂泡状表现	罕见的多发性骨或软组织病变,含有内皮覆盖的腔伴纤细的壁,且不被肿瘤或反应性组织所包裹

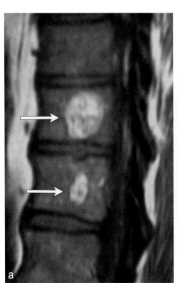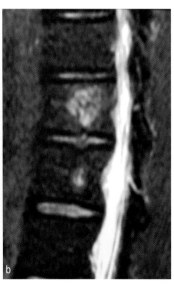

图 1.241 两个相邻椎体中的血管瘤表现为局限性病变,矢状面 T1WI(a)(↑)和脂肪抑制 T2WI(b)上呈高信号

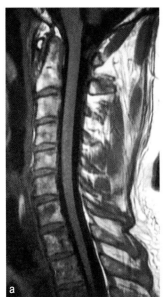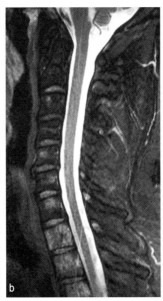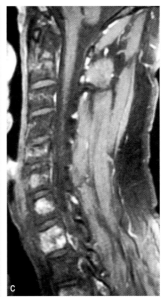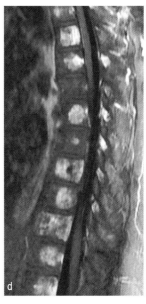

图 1.242　44 岁男性，囊性血管瘤病。(a)矢状面 T1WI 显示多个椎体内局限性且边界不清的病变；(b)脂肪抑制 T2WI 上呈混杂的低、中等和高信号；(c、d)矢状面脂肪抑制 T1WI 上有强化

表 1.7(续)　累及脊椎的多灶性病变和/或边界模糊的信号异常

病变	影像学表现	点评
Paget 病（畸形性骨炎）（图 1.243）	**MRI:**大多数累及脊柱的病例都是在晚期或非活动期。表现为骨膨胀和皮质增厚，在 T1WI 和 T2WI 上均呈低信号。增厚皮层的内缘可为不规则且不清晰的。骨髓内可见 T1WI 和 T2WI 上的低信号区，继发于增厚的骨小梁。在晚期或非活动期 Paget 病中，骨髓的信号可类似于正常骨髓，含有脂肪信号的灶性区，继发于硬化区的 T1WI 和 T2WI 低信号区，并可见脂肪抑制 T2WI 上的高信号区，是由水肿或持续的纤维血管组织所引起 **CT:**累及单个或多个椎体的膨胀性硬化/溶解过程，伴有混杂的中等-高密度。骨髓质和骨皮质之间不规则/不清晰的边界，也可导致弥漫性硬化——"象牙椎"	Paget 病是一种慢性骨骼疾病，其内有无序的骨吸收和编织状的骨形成，导致骨性畸形。副黏病毒可能是病原体。高达 66% 的 Paget 病患者是多骨型。Paget 病伴发继发性肉瘤样变的风险不足 1%。2.5%～5% 发生于 55 岁以上白种人中，而 10% 发生于 85 岁以上。可导致椎管和神经孔的狭窄
骨纤维结构不良	**MRI:**特征取决于骨板、胶原、梭形成纤维细胞、出血和/或囊性改变的比例。病变通常是边界清晰的，在 T1WI 上呈低或低-中等信号。在 T2WI 上，病变呈低、中等和/或高信号的不同组合，常被不同厚度的低信号环所包绕。少数病变中可见内部间隔和囊性变。骨膨胀常见，所有或部分病变可有不均匀、弥漫或周边的强化 **CT:**累及单个或多个椎骨的膨胀性过程，伴有混杂的中等和高密度，通常有磨玻璃样表现	良性骨髓质的纤维-骨性病变，最常见的是累及单一部位散发性的，称为单骨性纤维结构不良（80%～85%），或为多部位的（多骨性纤维结构不良）。源于原始骨到成熟板层骨正常重建过程中的发育障碍，伴有发育不良的纤维组织内所产生的未成熟骨小梁。发病年龄 1～76 岁，75% 发生于 30 岁之前。单骨性纤维结构不良的中位年龄 21 岁；多骨性纤维结构不良发病年龄为 8～17 岁。大多数病例在 3～20 岁确诊。纤维结构不良通常累及长骨和颅骨，很少累及椎骨。可导致椎管和神经孔狭窄

表1.7(续) 累及脊椎的多灶性病变和/或边界模糊的信号异常

病变	影像学表现	点评
蜡油样骨病 (**图1.244**)	**MRI:**信号的变化基于病变中矿化骨质、软骨和软组织成分的相对比例。沿骨皮质的矿化骨样带通常在T1WI和T2WI上呈低信号,且没有强化。软组织病变也可发生于皮质病变的附近,在T1WI和T2WI上呈混杂信号 **CT:**矿化带通常呈高密度,沿增厚的皮质骨分布;骨病变中通常没有强化。非矿化部分可呈低-中等密度,且可有强化。骨斑点症通常表现为髓质骨内多发局限性透射线性的卵圆形或球形病灶,通常为3~5 mm。病灶的长轴通常与邻近的骨小梁平行,有些病灶可与骨皮质的内层相连	罕见的骨发育异常,增厚的皮质具有"流下的蜡烛油样"形状。伴发软组织肿块的发生率为25%。软组织病变通常含有软骨样物质、矿化骨质和纤维血管组织的混合物。手术通常只针对引起症状的病变。骨斑点症(播散性致密性骨病,或斑点状骨病)是一种硬化性骨发育不良,在骨髓质中可见大量的小圆形或卵圆形透射线性病灶,呈多发性骨岛样表现。可发生于任何年龄,且通常无症状。25%的骨病变可伴皮下结节、瘢痕形成、硬皮病样病变(科斯综合征,即播散性豆状皮肤纤维瘤综合征)。骨斑点症也可作为其他硬化性骨发育不良的重叠症状出现,如蜡油样骨病和纹状骨病

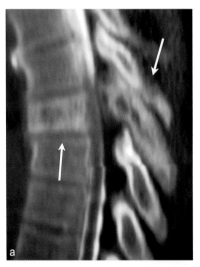

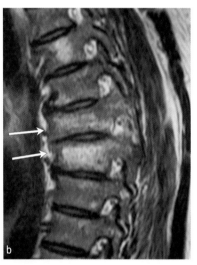

图1.243 累及相邻两个胸椎的 Paget 病。(a)矢状面脊髓造影 CT 显示膨胀性骨质硬化改变,呈混杂的中等和高密度(↑);(b)受累骨髓(↑)在矢状面 T2WI 上呈不均匀的稍高信号

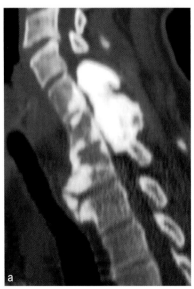

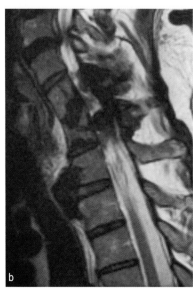

图1.244 46 岁男性,蜡油样骨病。(a)矢状面 CT 显示累及 C5 到 T1 椎体的皮质增生性增厚区;(b)皮质增生在矢状面 T2WI 上呈低信号

表 1.7(续)　累及脊椎的多灶性病变和/或边界模糊的信号异常

病变	影像学表现	点评
创伤相关与骨质疏松/骨质不足性椎体骨折 （**图 1.245，图 1.246** 和**图 1.247**）	**MRI:**急性/亚急性骨折可见锐利成角的皮质边缘,受累椎骨的骨髓中可见近乎完全或完全异常的信号(通常是在 T1WI 上呈低信号,在 T2WI 和脂肪抑制 T2WI 上呈高信号)。在骨折后的早期可见强化。在终板骨折的皮质边缘没有破坏性的改变,±压缩椎体外凸的成角形状,±椎体后缘骨折碎片进入椎管,±与骨折畸形有关的脊髓和/或椎管受压,±半脱位,±脊柱后凸,±硬膜外血肿,±累及后部结构的骨髓或棘韧带之间、在 T2WI 和脂肪抑制 T2WI 上的高信号。慢性期愈合性骨折的压缩椎体中通常为正常或接近正常的信号。有时,椎体骨髓中持续的信号异常是由不稳定和不正常的轴向负荷所造成的 **CT:**急性/亚急性骨折可见锐利成角的皮质边缘,在终板骨折的皮质边缘没有破坏性的改变,±压缩椎体外凸的成角形状,±椎体后缘骨折碎片进入椎管,±半脱位,±脊柱后凸	椎骨骨折在正常骨密度患者中可由外伤引起。骨折的阈值在骨质疏松症患者中降低,与类固醇、化疗、放疗、骨质疏松、骨软化、代谢(钙磷)紊乱、维生素缺乏、Paget 病和家族遗传疾病(成骨不全等)有关
病理性/肿瘤相关性椎体骨折 （**图 1.248**）	**MRI:**受累椎骨中近乎完全或完全异常的骨髓信号(通常是在 T1WI 上呈低信号,在 T2WI 和脂肪抑制 T2WI 上呈高信号,偶尔在 T2WI 上的低信号源于伴有硬化反应的转移瘤)。病变通常有强化,±椎骨皮质边缘的破坏性改变,±压缩椎体外凸的弓形形状,±椎旁肿块病灶,±其他椎骨内的球形或弥漫性信号异常 **CT:**与透射线性和/或硬化性骨病变有关的骨折,±椎骨皮质边缘的破坏性改变,±压缩椎体弓形外凸,±椎旁肿块病灶,±其他未压缩椎体内的球形或边界模糊的信号异常	当椎骨的骨小梁和皮质被转移性骨内病变或原发性骨肿瘤破坏时,骨折的阈值就会降低

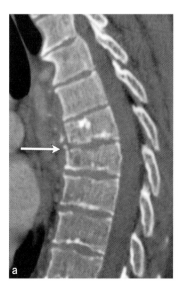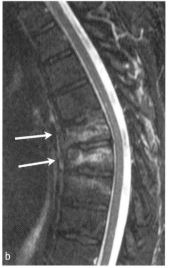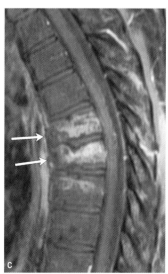

图 1.245　54 岁男子。(a)矢状面 CT 显示累及 T6 和 T7 椎体的急性创伤性压缩骨折(↑);(b)矢状面脂肪抑制 T2WI 显示骨折椎体骨髓内的异常高信号(↑);(c)矢状面脂肪抑制 T1WI 上有相应的强化(↑),断裂的皮质边缘成角

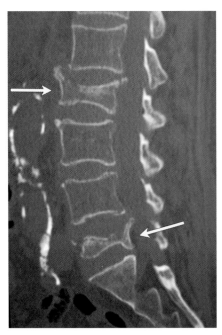

图 1.246　85 岁男性,矢状面 CT 显示骨质疏松/骨质不足性骨折累及 L2 和 L5 椎体(↑)

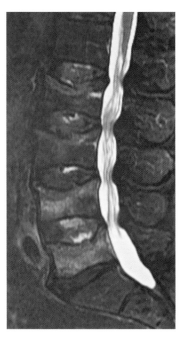

图 1.247　75 岁女性,矢状面脂肪抑制 T2WI 显示新近的骨质疏松/骨质不足性骨折累及 L2、L3、L4 和 L5 椎体上终板,伴有其下骨髓内的高信号

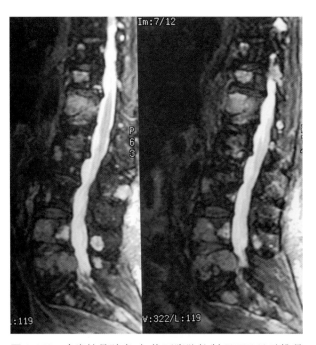

图 1.248　多发性骨髓瘤,矢状面脂肪抑制 T2WI 显示椎骨骨髓内的多发病变,包括部分椎骨伴发的病理性/肿瘤相关性骨折

表 1.7(续) 累及脊椎的多灶性病变和/或边界模糊的信号异常

病变	影像学表现	点评
脊椎骨髓炎/硬膜外脓肿 （**图 1.249**）	**MRI：**两个或更多相邻椎体骨髓内的边界模糊区，T1WI 上呈低-中等信号、T2WI 和脂肪抑制 T2WI 上呈高信号。两个或更多相邻椎体骨髓内的病灶有强化，+其间的椎间盘在 T2WI 上呈异常高信号且不伴有中心强化，±不规则终板缺陷（T1WI 和 T2WI 上线样低信号的消失），+椎旁软组织的强化，±硬膜外和/或椎旁脓肿，其在 T1WI 呈低信号、T2WI 上呈高信号且在 T1WI 上有周边环形强化。硬膜外脓肿通常延伸超过 2～4 个椎体节段，可导致脊髓和椎管内容物的受压，±椎体受压变形 **CT：**边界模糊、累及两个或多个相邻椎体的终板和软骨下骨的透射线性区，±邻近椎旁软组织内的积液，在骨髓和椎旁软组织内可见强化，椎间盘不同程度的强化（椎间盘内的斑片区和/或菲薄或增厚的周边强化），±硬膜外脓肿/椎旁脓肿，±椎体受压变形，±脊髓或椎管受压	脊椎骨髓炎占所有骨感染的 3%。可由远处感染的血行播散（最常见）或静脉内药物滥用所引起，也可为手术、外伤或糖尿病的并发症，或可由邻近的软组织感染播散而来。最早累及邻近终板的骨髓末梢小动脉，最终破坏并通过椎间盘向邻近的椎体传播。发生于儿童和 50 岁以上的成人。革兰阳性菌（**金黄色葡萄球菌、表皮葡萄球菌、链球菌**等）在化脓性骨髓炎中占 70%，而革兰阴性菌（**铜绿假单胞菌、大肠杆菌、变形杆菌**等）占余下的 30%。真菌性骨髓炎可与脊柱化脓性感染的表现相似。**硬膜外脓肿**可由炎性蜂窝织炎的硬膜外肿块引起或由椎旁炎性脓肿、脊椎骨髓炎/椎间盘炎延伸而来，可伴发于手术的并发症、硬膜外麻醉、糖尿病、远处感染源或免疫抑制状态
结核性脊椎炎 （**图 1.250**）	**MRI：**两个或更多相邻椎体骨髓中边界模糊的 T1 低-中等信号、T2WI 和脂肪抑制 T2WI 上高信号，有强化。在疾病发展的早期，椎间盘受累的范围有限，随着疾病的进展，椎间盘受累倾向于晚期出现；±椎旁脓肿呈 T2WI 高信号及周边环形强化，±终板不规则缺损（T1WI 和 T2WI 上线性低信号的消失），±硬膜外脓肿（T2WI 上高信号的积液围绕着 T1WI 上的周边环形强化），±椎体受压变形，±脊髓或椎管受压 **CT：**边界模糊的、累及两个或更多相邻椎体终板和软骨下骨的透射线区，±邻近椎旁软组织的积液（硬膜外脓肿/椎旁脓肿），±椎体受压变形，±脊髓或椎管受压。在疾病发展的早期，可见椎间盘受累的范围有限	最早累及椎体前部的骨髓，并沿前纵韧带延伸至邻近椎骨，通常不累及椎间盘，除非是在疾病发展的晚期。通常伴有椎旁脓肿，这可比椎骨异常更为明显

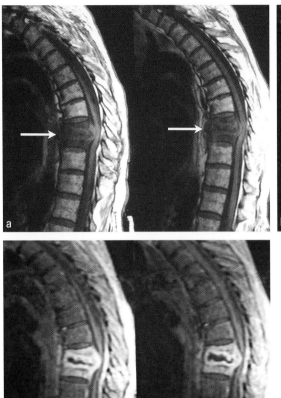
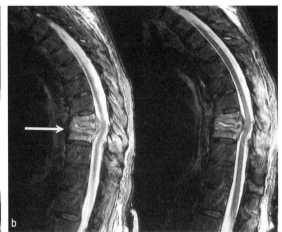
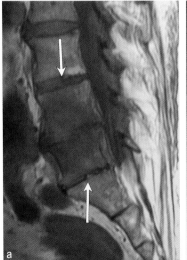

图 1.249　77 岁女性，化脓性骨髓炎，累及两个相邻的胸椎椎体伴其间椎间盘的感染。(a)矢状面 T1WI 上呈边界模糊的低信号区(↑)；(b)矢状面脂肪抑制 T2WI 可见各椎体骨髓内和其间椎间盘内的高信号(↑)；在 T1WI 和脂肪抑制 T2WI 上可见椎体终板的低信号线消失；(c)注射对比剂后，在矢状面脂肪抑制 T1WI 上可见受累骨髓内弥漫性明显强化；在椎间盘的边缘以及椎旁和硬膜外等部位可见异常强化，代表着蜂窝织炎/早期硬膜外脓肿的形成；炎性硬膜外病变围绕脊髓并使其腹侧缘凹陷，代表着脊髓压迫

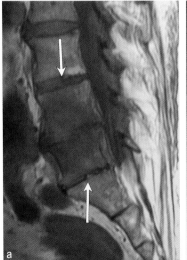
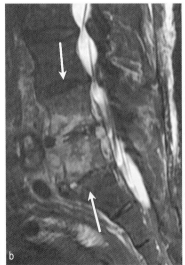
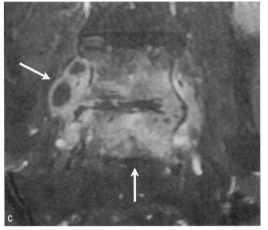

图 1.250　85 岁男性，结核性脊髓炎。(a)矢状面 T1WI 显示边界模糊的低信号区，累及 L4 和 L5 椎体的骨髓(↑)；(b)矢状面脂肪抑制 T2WI 上呈相应的高信号(↑)；(c)冠状面脂肪抑制 T1WI 上有强化(c 中的下↑)。在 T2WI 上，其间椎间盘未见异常的高信号，终板基本上是完整的，感染在韧带下的扩散导致右侧椎旁脓肿(c 中的上↑)，可见不规则的周边强化区

表1.7(续) 累及脊椎的多灶性病变和/或边界模糊的信号异常

病变	影像学表现	点评
强直性脊柱炎 (图1.251和图1.252)	**CT:** 矿化的韧带骨赘跨越多个椎间盘使椎体成方形,骨质疏松,骶髂关节的侵蚀并最终使骶髂关节和椎体小关节融合。骨折风险增加 **MRI:** T2WI上的高信号和强化的区域可见于椎体角("亮角征")、骶髂关节和其他骨髓内的活动性炎症部位。炎症的进展导致椎体成方形伴有矿化的韧带骨赘跨越椎间盘、骨质疏松以及骶髂关节的侵蚀,最终使骶髂关节和小关节融合	慢性、渐进性、自身免疫性炎性疾病,累及脊柱和骶髂关节。在90%的病例中与HLA-B27抗原有关,患者在20~30岁时发病,且男性:女性为3:1。炎症发生于附着点(韧带、肌腱、关节囊与骨连接的部位)。其他类型类风湿因子血清反应阴性的炎性脊柱关节炎是银屑病关节炎、炎症性肠病(溃疡性结肠炎和克罗恩病)相关关节炎和反应性关节炎。MRI上的"亮角征"可见于这些类风湿因子血清反应阴性的炎性脊柱关节炎
类风湿关节炎 (图1.253)	**MRI:** 椎板、棘突、钩突和椎间关节受侵蚀。寰枢关节处不规则、增大、强化的滑膜(血管翳在T1WI上呈低-中等信号,在T2WI上呈中等-高信号)导致齿状突和横韧带的侵蚀。±横韧带破坏伴有C1与C2半脱位和神经受压,±颅底凹陷。疾病晚期可见小关节和钩突关节的强直 **CT:** 椎板、棘突、钩突和椎间关节受侵蚀。寰枢关节处不规则、增大、强化的滑膜(血管翳呈低-中等密度)导致齿状突和横韧带的侵蚀。±横韧带破坏伴有C1与C2半脱位和神经受压,±颅底凹陷。疾病晚期可见小关节和钩突关节强直	病因未知的慢性多系统疾病,是一种对称分布、累及四肢和中轴骨滑膜关节的持续性炎性滑膜炎。滑膜细胞肥大和增生伴发新生血管形成、血栓形成和水肿,伴有B细胞、产生抗体的浆细胞(类风湿因子和多克隆免疫球蛋白)和血管周围单核T细胞(CD4⁺,CD8⁺)的聚集。T细胞产生白细胞介素1、6、7和10,以及干扰素γ、G-CSF和肿瘤坏死因子α。这些细胞因子和趋化因子是类风湿关节炎相关炎性滑膜病理学上的原因,可导致进行性软骨和骨质破坏,引起关节功能紊乱。影响1%的世界人口,80%的成年患者年龄在35~50岁。炎性滑膜炎常引起软骨、韧带和骨质的破坏/侵蚀性改变。炎性脊膜炎和骶髂关节炎分别发生于17%和2%的类风湿关节炎患者中,累及颈椎发生于2/3同时患有先天性特发性关节炎和成人类风湿关节炎的患者中

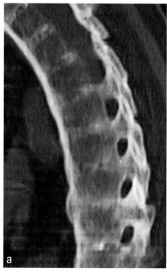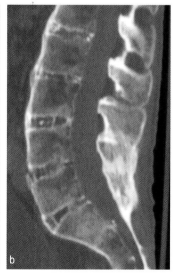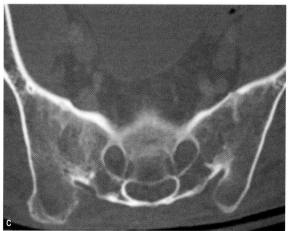

图1.251 (a、b)强直性脊柱炎的矢状面CT显示椎体成方形,伴有矿化的韧带骨赘跨越椎间盘的前缘,骨质疏松以及小关节融合;(c)横断面CT显示双侧骶髂关节强直

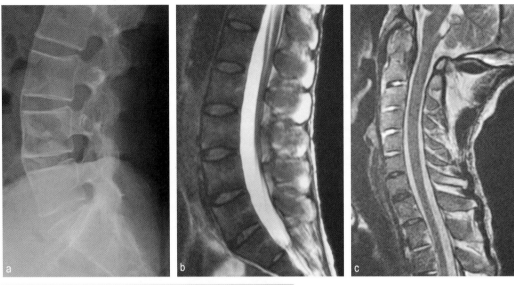

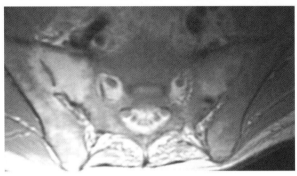

图 1.252 40 岁男性,强直性脊椎炎。(a)侧位 X 线片显示矿化的韧带骨赘跨越椎间盘前缘;(b、c)矢状面 T2WI 显示椎体角附近的骨髓中有稍高信号的小区,以及在韧带骨赘下方的活动性炎症部位;(d)横断面 T1WI 显示双侧骶髂关节的强直,伴有软骨下的骨髓脂肪变

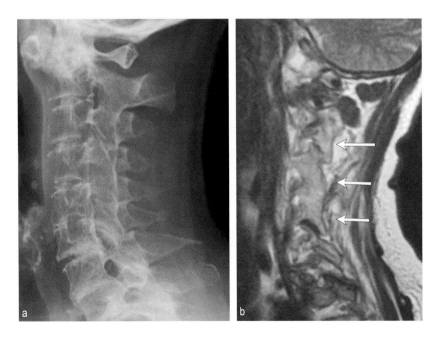

图 1.253 74 岁女性,类风湿关节炎。(a)侧位 X 线片显示弥漫性骨质疏松及多发小关节强直;(b)亦见于矢状面 T2WI(↑)

表1.7(续) 累及脊椎的多灶性病变和/或边界模糊的信号异常

病变	影像学表现	点评
朗格汉斯细胞组织细胞增生症/嗜酸性肉芽肿 (图1.254)	**MRI:** 椎体髓内的单发或多发局限性病变,伴有局部骨质破坏/侵蚀并延伸至邻近软组织中。病变通常累及椎体,偶尔也累及后部结构,在T1WI上呈低-中等信号,在T2WI上呈混杂的中等-稍高信号,+强化,±邻近硬膜的强化。病变进展可引起扁平椎(塌陷、扁平的椎体),伴有轻微或无脊柱后凸及相对正常的邻近椎间盘 **CT:** 椎体髓内的透射线性病变,伴有局部骨质破坏/侵蚀并延伸至邻近软组织中。病变通常呈低-中等密度且累及椎体,偶尔也累及后部结构,可有强化,±邻近硬膜的强化	网状内皮系统疾病,骨髓起源的树状朗格汉斯细胞以局部病灶或弥漫性方式浸润不同的器官。朗格汉斯细胞具有偏心的卵圆形或卷曲的细胞核位于白色至嗜酸性细胞质中。病变通常由朗格汉斯细胞、巨噬细胞、浆细胞和嗜酸性粒细胞组成。病变具有免疫活性的S-100、CD1a、CD207、HLA-DR和β_2-微球蛋白。在<15岁儿童中的患病率为2/10万;只有1/3的病变发生于成人。局限性病灶(嗜酸性肉芽肿)可为单发或多发的。单发病变在男性中比女性更常见,且在<20岁的患者中更常见。髓质骨中组织细胞的增殖导致骨皮质的局限性破坏,并延伸至邻近软组织。多发病变在<2岁儿童中与勒-雪病(Letterer-Siwe disease,淋巴结病和肝脾肿大)有关,在5~10岁儿童中与韩-雪-柯病(Hand-Schuller-Christian's disease,淋巴结病、突眼症和糖尿病)有关
结节病 (图1.255)	**MRI:** 病变在骨髓中可有局限性和/或不明显的边界。在骨髓中也可见不规则的融合或斑片区以及弥漫点状形式的信号改变,被称为骨结节。病变通常在T1WI上呈低-中等信号,且在T2WI和脂肪抑制T2WI上通常呈稍高-高信号。病变偶尔在T2WI上也可呈低或中等信号。在T2WI上低信号的病变与平片和CT上的骨硬化相对应。在注射对比剂后,可见不同程度的强化 **CT:** 与髓内病变伴发的皮质破坏不常见,不同于累及短骨的结节	结节病是一种慢性系统性肉芽肿性疾病,病因不明,在不同组织和器官中发生非干酪样肉芽肿。结节病似乎与辅助T细胞诱导的、对抗原或自身抗原的异常或过度的细胞免疫反应有关,导致在受累组织中聚集大量激活的T细胞。手部和足部的短骨是常见的受累部位,但可累及任何的骨骼。在长骨和中轴骨中,结节病变通常是多发的,大小不等,或为骨髓中孤立性病变

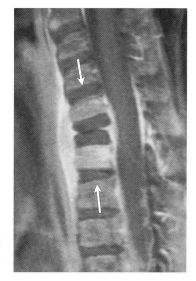

图1.254 8岁女性,朗格汉斯细胞组织细胞增生症,矢状面脂肪抑制T1WI显示嗜酸性肉芽肿引起的颈椎椎体的塌陷,伴有邻近椎前和硬膜外的强化,以及邻近椎体强化(↑)

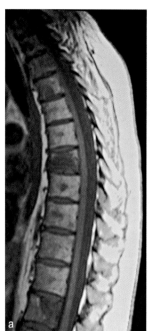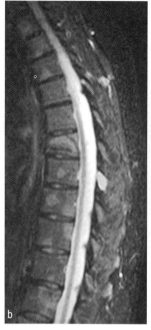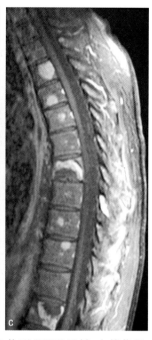

图 1.255 50 岁男性，结节病和脊柱多发骨内病变。**(a)**矢状面 T1WI 呈低-中等信号；**(b)**矢状面脂肪抑制 T2WI 呈稍高信号；**(c)**病变在矢状脂肪抑制 T1WI 上有强化

表 1.7(续) 累及脊椎的多灶性病变和/或边界模糊的信号异常

病变	影像学表现	点评
痛风 （图 1.256）	**CT:**椎间盘-椎骨连接处、钩突和小关节的侵蚀，±脊柱畸形伴有半脱位和病理性骨折。在痛风的晚期可见伴有或不伴有钙化痛风石的软组织肿胀。痛风石的 CT 值通常达 160 HU，可与其他关节疾病鉴别诊断 **MRI:**痛风石大小和形状不等，通常在 T1WI、脂肪抑制 T2WI 和 T2WI 上呈低信号，T2WI 上的高信号区可视为继发于水合作用增加及与尿酸盐晶体沉积物相关的蛋白质区。骨侵蚀、滑膜血管翳、关节积液、骨髓和软组织水肿可见于 MRI。痛风石可伴有不均匀、弥漫性或周边/边缘的强化模式	累及滑膜的炎性疾病，源于尿酸钠结晶的沉积，发生于血清尿酸水平超过其在不同组织和体液中的溶解度时（男性血清尿酸水平＞7 mg/dl，女性＞6 mg/dl），可为嘌呤代谢的遗传性代谢缺陷或累及肾小管尿酸盐分泌的遗传性异常而引起的原发性疾病。原发性痛风的发病率在男性中高达 90%，继发性痛风是由药物引起的获得性代谢变化所引起，这些药物可以减少尿酸盐的肾脏排泄（噻嗪类利尿剂，酒精，水杨酸，环孢素）
肥大细胞增生症 （图 1.257）	**CT:**髓质骨内边缘不明显的硬化性混杂的病变、透射线性区或硬化性和透射线性病变 **MRI:**硬化性病变通常在 T1WI 和 T2WI 上呈低信号，而透射线性病变在 T2WI 和脂肪抑制（FS）T2WI 上可呈中等程度、稍高-高信号。骨髓信号异常也包括不同程度的非脂肪区，均匀或不均匀，在 T1WI 呈低信号，在 FS T2WI 或 STIR 上呈中等、稍高和/或高信号。在某些情况下，骨髓信号在 T1WI 和 FS T2WI 或 STIR 上可为正常或中等信号	异质性少见疾病，肥大细胞在不同组织中的病理性聚集（年龄 10～70 岁，平均 40 岁），可分为 4 个临床类别。第 1 类是最常见的，包括累及皮肤的 1A（皮肤肥大症或色素性荨麻疹）和 1B，或系统性肥大细胞增多症，肥大细胞出现在不同组织中（骨髓、脾、胃肠道和淋巴结）。第 1 类通常预后良好。第 2 类包括伴发骨髓增殖性或骨髓异常增生性疾病的肥大细胞增生症。预后取决于骨髓增生的相关程度。第 3 类（伴嗜酸性粒细胞的淋巴结肥大细胞增多症，或侵袭性肥大细胞增生症）预后不良，与大量肥大细胞负担有关。第 4 类源于肥大细胞白血病且预后非常差

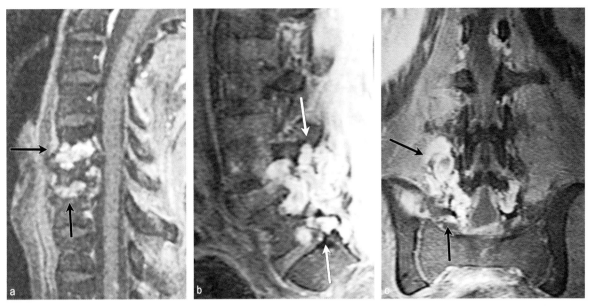

图1.256 60岁男性,痛风,矢状面**(a、b)**和冠状面**(c)**脂肪抑制 T1WI 显示 C5~C6 和 C6~C7 水平钩椎关节以及右 L4~L5 和 L5~S1 小关节处的强化和骨性侵蚀(↑)

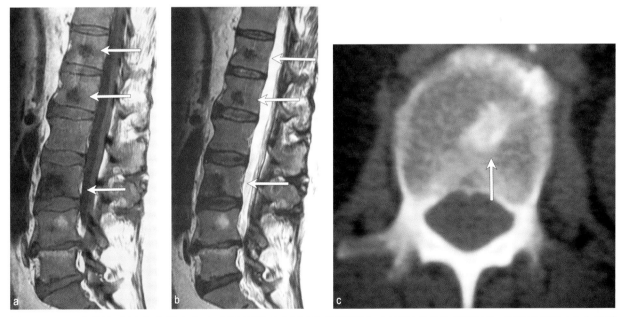

图1.257 68岁男性,肥大细胞增生症,矢状面 T1WI**(a)**(↑)和 T2WI**(b)**(↑)可见多灶性低信号区,横断面 CT**(c)**上为骨质硬化(↑)

表 1.7(续) 累及脊椎的多灶性病变和/或边界模糊的信号异常

病变	影像学表现	点评
造血异常		
辐射损伤 (**图 1.258**)	**MRI:** 受累骨髓内有类似于脂肪的信号,可出现骨梗死	放射治疗或辐射暴露通常会将红骨髓转化为黄骨髓,导致骨髓细胞和红细胞的损伤
骨梗死 (**图 1.259**)	**MRI:** 在缺血的早期,脂肪抑制(FS)T2WI 上可见骨髓内弥漫性边界模糊的高信号区。在骨梗死区内,T1WI 和 T2WI 上的曲线样低信号代表骨髓内常见的纤维化区。除了上述发现外,还可见骨髓内 T1WI 上低信号、T2WI 和 FS T2WI 上高信号的不规则区域,代表水肿形成的液性区、缺血/梗死区,或可能出现的骨折。偶尔可见 T1WI 和 T2WI 上呈高信号的不规则区域,源于出血伴有纤维化和液性区。双边征(T2WI 上相邻的曲线样低信号和高信号带)经常可见于梗死的边缘,代表骨质吸收和愈合的边界。在注射对比剂后,可见由内部肉芽组织形成的不规则强化	骨梗死是累及骨小梁和骨髓的缺血性坏死区,可为特发性或由外伤、皮质类固醇治疗、化疗、放疗、阻塞性血管疾病、胶原血管疾病和其他自身免疫性疾病、代谢蓄积性疾病(戈谢病等)、镰状细胞病、地中海贫血、高压事件/潜水病、怀孕、酗酒、胰腺炎、感染和淋巴增殖性疾病所引起。骨坏死在黄骨髓中比红骨髓中更常见
骨髓坏死 (**图 1.260**)	**MRI:** 脊柱和骨盆骨髓中的多灶性区域,在 T1WI 和 T2WI 上呈低-中等信号或信号降低,周围环绕着低信号,并可有不规则的强化。在脂肪抑制 T2WI 和 STIR 上亦可出现周围高信号区。这些发现可与骨梗死相重叠。与缺血性坏死不同,椎体塌陷在骨髓坏死中并不常见	骨髓组织和无定形嗜酸性物质内骨髓基质坏死性疾病,伴有骨髓脂肪流失区。伴发于血液恶性肿瘤、化疗后,以及源于药物治疗、镰状细胞病和感染。与缺血性坏死不同,骨髓坏死中留存着针状的髓内骨质。与再生障碍性贫血不同,骨髓坏死时网状骨髓结构被破坏。患者表现出骨痛(80%)、发热(70%)和疲劳。预后通常很差,并且与疾病的严重程度和范围有关

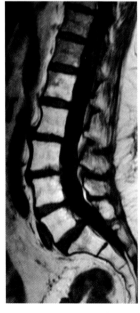

图 1.258 盆腔肿瘤放疗引起的腰骶骨髓脂肪变,在矢状面 T1WI 上表现为高信号区

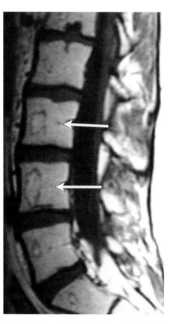

图 1.259 21 岁女性,之前接受过放疗,矢状面 T1WI 显示腰骶骨髓内高信号脂肪化的骨髓,其内有骨梗死,表现为菲薄低信号边缘的卵圆形病变(↑)

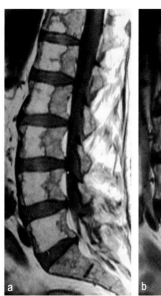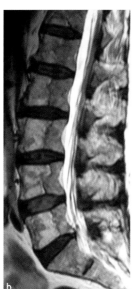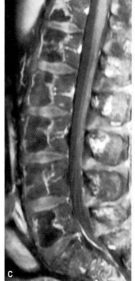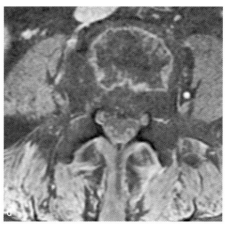

图 1.260　68 岁女性,淋巴瘤接受高剂量化疗后的骨髓坏死。骨髓内可见多发不规则区,矢状面 T1WI(**a**)和 T2WI(**b**)上呈混杂的低-中等信号,周围环绕着低信号边缘,矢状面(**c**)和横断面(**d**)脂肪抑制 T1WI 上有不规则的强化

表 1.7(续)　累及脊椎的多灶性病变和/或边界模糊的信号异常

病变	影像学表现	点评
遗传性贫血 (**图 1.261 和图 1.262**)	**MRI:**受累骨髓可在 T1WI 和 T2WI 上呈不均匀或均匀的低和/或中等信号,在脂肪抑制 T2WI 上与肌肉相比呈低信号或等-稍高信号。通常无异常强化,除非有叠加感染或新近的骨梗死	遗传性贫血导致正常骨髓成分的增生。镰状细胞病是最常见的血红蛋白病,其异常的血红蛋白 S 与自身结合,或与其他类型血红蛋白如 C、D、E 或地中海贫血结合。血红蛋白 SS、SC 和 S 地中海贫血引起最严重的镰状红细胞。除了在镰状细胞病中所见的骨髓增生外,还可发生骨梗死和髓外造血。β 地中海贫血是一种缺乏合成血红蛋白 β 链的疾病,导致红细胞过剩,引起造血和溶血功能障碍。β 链减少在重型(纯合子)中可为严重的,在中间型(杂合)为中等的,或在轻型(杂合子)是轻度的
外源性促红细胞生成素的骨髓增生 (**图 1.263**)	**MRI:**受累骨髓在 T1WI 和 T2WI 上的信号相对于脂肪呈轻度到中度相降低,在脂肪抑制 T2WI 上相对于肌肉呈等信号且相对于脂肪呈轻度高信号	外源性促红细胞生成素可用于治疗贫血
粒细胞/巨噬细胞集落刺激因子(G/M-CSF) (**图 1.264**)	**MRI:**使用 G/M-CSF 诱导红骨髓的恢复,弥漫型比局灶性更常见。受累骨髓在 T1WI 和 T2WI 上相对于脂肪信号轻度降低,在脂肪抑制 T2WI 上相对于肌肉呈等信号且相对于脂肪则轻度升高	G/M-CSF 作为化疗的辅助手段,通过调节造血干细胞的增殖和分化,以纠正与治疗相关的中性粒细胞减少

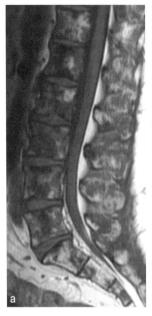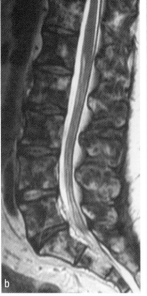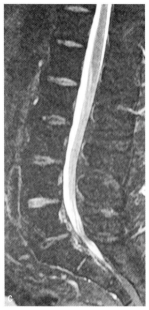

图1.261 36岁男性,镰状细胞性贫血,矢状面T1WI(a)和T2WI(b)显示不均匀的低和中等信号骨髓;矢状面脂肪抑制T2WI(c)显示均匀的低信号骨髓

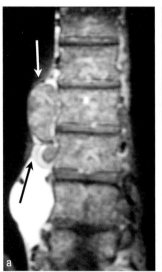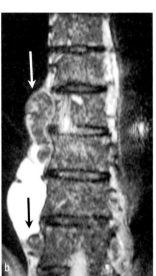

图1.262 54岁男性,镰状细胞病和髓外造血。冠状面T1WI(a)和冠状面T2WI(b)上,骨髓呈不均匀混杂的低-中等信号和稍高信号,相对于脂肪呈低信号,右侧椎旁髓外造血(a、b↑)与椎体骨髓的信号相类似

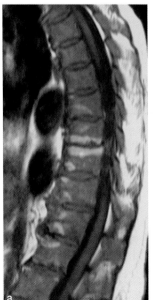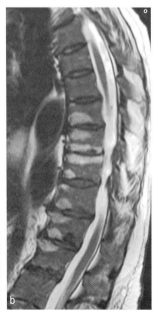

图1.263 60岁女性,接受外源性促红细胞素治疗贫血。矢状面T1WI(a)和矢状面T2WI(b)上,骨髓信号相对于脂肪呈轻度到中度的降低

图 1.264 79 岁女性，中性粒细胞减少症，接受粒细胞集落刺激因子治疗。矢状面 T1WI(a)和矢状面 T2WI(b)上，骨髓信号相对于脂肪呈不均匀的轻度到中度降低

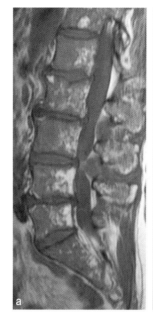
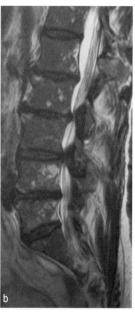

表 1.7(续)　累及脊椎的多灶性病变和/或边界模糊的信号异常

病变	影像学表现	点评
血色素沉着症和多次输血引起的铁沉积（**图 1.265**）	**MRI:**受累骨髓可在 T1WI 和 T2WI 上呈低信号	血色素沉着症是一种铁储存障碍，在不同的组织中有异常增加的铁沉积。血色素沉着症是一种原发性常染色体隐性遗传疾病，肠道吸收铁增加，导致全身铁的含量增加 10～50 倍。原发性疾病与 6 号染色体上的基因突变有关，发生率为(3～5)/1 000。通常发生于成人，偶尔也发生于儿童。继发性血色素沉着症是源于输血治疗镰状细胞病和地中海贫血、酒精性肝病和过量饮食铁而引起的铁过载
骨髓增生异常综合征（**图 1.266**）	**MRI:**骨髓信号在脂肪抑制 T2WI 和 STIR 上相对于肌肉可为等信号或高信号，取决于骨髓内细胞增生的程度及疾病所处的阶段。可进展为骨髓纤维化和骨髓硬化	骨髓异常增生综合征(MDS)是与骨髓细胞株发育不良有关的无性造血干细胞疾病，导致功能性造血减少。在 MDS 中，原始粒细胞可高达 20%。进行性骨髓衰竭可发生于 MDS，并最终发展为急性髓系白血病。MDS 通常发生于 60 岁以上的成年人中，发病率最高可达 30/100 万。MDS 包括慢性单核细胞白血病、非典型慢性粒细胞白血病、前少年单核细胞白血症及未分类的骨髓异常增生/骨髓增殖性疾病
慢性骨髓增殖性疾病(CMPD)（**图 1.267**）	**MRI:**受累骨髓通常在 T1WI 上呈低或低 - 中等信号，在 T2WI 和脂肪抑制 T2WI 上呈稍高信号。CMPD 通常起病隐匿，但可进展为骨髓纤维化、骨髓硬化和急性白血病	CMPD 是骨髓疾病，其有一个或多个造血干细胞(粒细胞、红细胞和/或巨核细胞)的增殖。与骨髓异常增生综合征不同的是，在 CMPD 中，血细胞和血小板的成熟相对正常，以及源于异常无性增殖的细胞数量增加。CMPD 的发病率为 90/100 万，通常见于 40 岁以上的成年人。骨髓原始细胞的百分比不足 10%。CMPD 包括真性红细胞增多(PCV)、慢性特发性骨髓纤维化、原发性血小板减少症、慢性嗜酸细胞性白血病、慢性中性粒细胞白血病和慢性粒细胞性白血病的早期阶段[费城染色体 t(9;22)(q34;q11)，BCR/ABL 阳性]。PCV 每年的发病率高达 13/100 万，是由红细胞缺乏正常调节机制而导致无性造血干细胞的增殖。可同时发生其他的骨髓无性增殖。PCV 分为两期。初始期跟随着红细胞增多期后，与贫血和细胞减少、骨髓纤维化和急性白血病的潜在发展有关

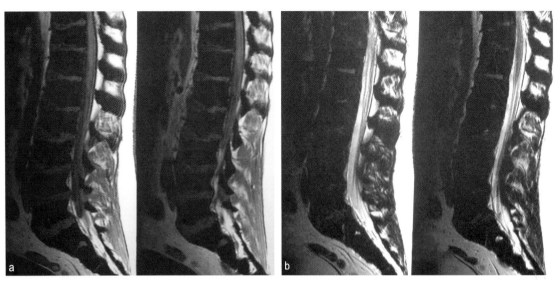

图 1.265 22 岁男性,重型地中海贫血症。矢状面 T1WI(a)和 T2WI(b)显示由多次输血引起的血色素沉着和铁沉积积造成的骨髓弥漫低信号

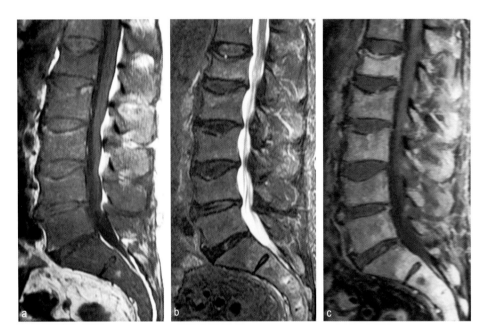

图 1.266 74 岁男性,慢性骨髓增生异常综合征。矢状面 T1WI(a)显示椎骨骨髓内弥漫的低-中等信号,脂肪抑制 T2WI(b)上呈中等到轻度增高的信号,脂肪抑制 T1WI(c)上有轻度弥漫性强化

图 1.267 42 岁男性,慢性骨髓增生性疾病。矢状面 T1WI(a)显示骨髓不均匀的低-中等信号;矢状面脂肪抑制 T2WI(b)上不均匀的轻度高信号;侧位 X 线片(c)显示不均匀且不规则的骨质硬化

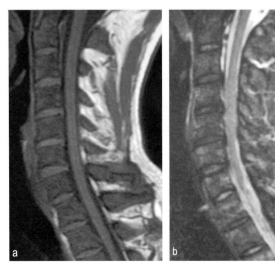
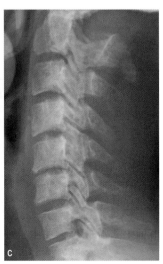

表 1.7(续)　累及脊椎的多灶性病变和/或边界模糊的信号异常

病变	影像学表现	点评
瓦尔登斯特伦巨球蛋白血症（淋巴浆细胞淋巴瘤） （**图 1.268**）	**MRI**:骨髓可不伴有异常信号，或有不规则和/或弥漫性的、类似于红骨髓再转换的表现。骨髓中的信号变化可变得更加明显，并可有强化，伴有骨髓淋巴浆细胞浸润的增加	瓦尔登斯特伦巨球蛋白血症也被称为淋巴浆细胞淋巴瘤，是一种罕见的浆细胞样淋巴细胞、浆细胞和小 B 细胞肿瘤，通常累及骨髓、脾脏和淋巴结。通常伴有血清单克隆 IgM 蛋白的浓度 >3 g/dl，经常伴有高粘度和冷球蛋白血症。发生于老年人（平均年龄 63 岁），中位存活时间为 5 年

代谢性/遗传性疾病

病变	影像学表现	点评
继发性甲状旁腺功能亢进-肾性骨营养不良 （**图 1.269**）	**MRI**:在继发性甲状旁腺功能亢进中，在 T1WI 和 T2WI 上可见骨内的低信号区，与骨质硬化区相对应。在脊柱中，可见 T1WI 和 T2WI 上的低信号带与 X 线片和 CT 上的硬化带相对应，平行于椎板（"夹心椎"）。棕色瘤是单发或多发的透射线性病灶，边界模糊或局灶性的边缘，在 T1WI 上呈低-中等信号，T2WI 上呈高信号	与肾衰竭/终末期肾病有关的继发性甲状旁腺功能亢进比原发性甲状旁腺功能亢进更为常见。发生于骨的成骨性和破骨性变化可见于继发性甲状旁腺功能亢进(与异常维生素 D 代谢有关的终末期肾病中继发于低钙血症的甲状旁腺增生)和原发性甲状旁腺功能亢进症(甲状旁腺腺瘤或增生引起的 PTH 过度分泌)。可导致骨软化引起的病理骨折。与继发性甲状旁腺功能亢进不同的是，在原发性甲状旁腺功能亢进中，弥漫性或斑片状骨质硬化很少发生。棕色瘤在原发性甲状旁腺功能亢进中比继发性更为常见
营养不良的骨髓浆液性萎缩 （**图 1.270**）	**MRI**:根据营养不良的严重程度，受累骨髓可在 T1WI 上呈低-中等信号，在 T2WI 和脂肪抑制 T2WI 上呈高信号。通常无强化。骨髓信号异常可为局灶性或弥漫性	在各种原因(营养不良、吸收不良、神经性厌食症/暴食症、慢性肾功能不全、艾滋病病毒感染和癌症)引起的消瘦病人中，脂肪组织在骨髓和皮下组织中进行性减少，随后是眼眶脂肪的消失。随着营养不良的进展，浆液性萎缩发生于骨髓中，其中含有透明质酸的细胞外基质堆积伴有脂肪和造血细胞的萎缩。骨髓中浆液性萎缩的程度和范围与体质指数和血红蛋白浓度有关。下肢是浆液萎缩的常见部位，通常是远端比近端更为明显

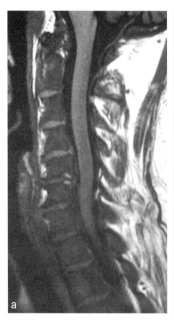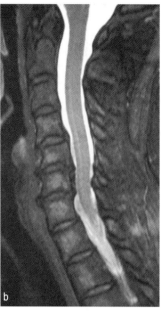

图 1.268　62 岁女性，瓦尔登斯特伦巨球蛋白血症（淋巴浆细胞淋巴瘤）。矢状面 T1WI(a)显示骨髓弥漫性低-中等信号；矢状面脂肪抑制 T2WI(b)上呈不规则的轻度高信号区

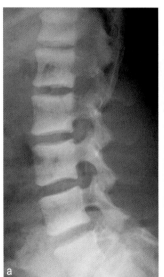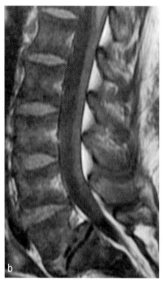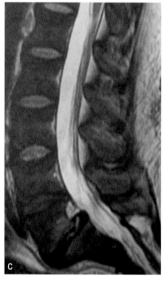

图 1.269　34 岁女性，肾性骨病。侧位 X 线片(a)显示与终板平行的硬化带（"夹心椎"）。矢状面 T1WI(b)和 T2WI(c)上的低信号区与骨质硬化区相对应

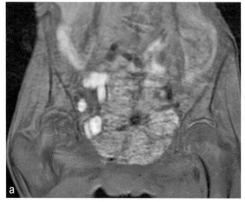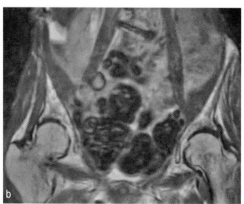

图 1.270　66 岁女性，吸收不良综合征和恶病质伴有严重弥漫性骨髓浆液性萎缩。(a)冠状面 T1WI 上可见软组织和骨髓中正常脂肪信号的消失；(b)冠状面 T2WI 上可见骨髓内弥漫性异常高信号

表 1.7（续） 累及脊椎的多灶性病变和/或边界模糊的信号异常

病变	影像学表现	点评
黏多糖病 （**图 1.271**）	**CT 和 MRI：** 影像学表现包括楔形变的椎体伴有前缘喙状突出（中部突出见于 Morquio 病；前后突出见于 Hurler 病/Hunter 病）、椎体的高度降低、椎间盘扩大、椎管狭窄、齿状突发育不全、锁骨增厚、桨状肋、耻骨联合增宽、喇叭形髂骨、股骨颈扩大、±股骨头缺如、髋外翻、掌骨缩短、马德隆畸形和长骨骨干扩大。骨髓 MRI 信号可在正常范围内，或在 T1WI 上轻度降低和/或在 T2WI 上轻度升高	由特定溶酶体酶缺陷引起的遗传性黏多糖分解代谢紊乱。MPS Ⅰ型（Hurler,Scheie 综合征）＝α-L-艾杜糖醛酸苷酶缺乏症；MPS Ⅱ型（Hunter 综合征）＝X 连锁艾杜糖醛酸-2-硫化酶缺乏症；MPS Ⅲ型（Sanfilippo A，B，C，D 综合征）＝硫酸乙酰肝素分解酶的常染色体隐性缺陷；MPS Ⅳ（Morquio 综合征），N-乙酰半乳糖-6-硫酸酶的常染色体隐性缺陷；MPS Ⅵ（Maroteaux-Lamy 综合征）＝N-乙酰半乳糖-4-硫脂酶的常染色体隐性缺陷；MPS Ⅶ（Sly 综合征）＝β-葡糖醛酸酶的常染色体隐性缺陷；而 MPS Ⅸ＝透明质酸酶缺乏症。代谢紊乱导致溶酶体中有毒代谢物的积累。治疗包括酶替代和骨髓移植
成骨不全症 （**图 1.272**）	**CT：** 弥漫性骨质疏松伴有骨折倾向	也被称为"脆骨病"，成骨不全（OI）有 4～7 种类型。OI 是一种遗传性疾病，伴有异常的 Ⅰ 型纤维胶原蛋白产生和骨质疏松症，源于 17q21.31-q22.05 染色体的 COL 1A1 基因突变和染色体 7q22.1 上的 COL 1A2 基因突变。导致骨骼脆弱容易发生重复的微骨折和重塑
骨硬化病 （**图 1.273**）	**MRI：** 骨髓内 T1WI 和 T2WI 上弥漫性低信号 **CT：** 弥漫性骨硬化区	骨硬化病有四种类型：早熟型为常染色体隐性形式，通常是致命的；延迟型为常染色体显性形式，由 Albers-Schonberg 描述，可无症状，直到出现病理骨折或贫血；中间型为常染色体隐性形式，患者的身材矮小、肝脏肿大和贫血；管状酸中毒型为常染色体隐性形式，出现脑内钙化以及肾小管酸中毒、智力发育迟缓、肌肉无力和肌张力减退
原发性草酸盐沉着症 （**图 1.274**）	**MRI：** 在 T1WI 和 T2WI 上的弥散性信号降低 **CT：** 早期 CT 表现包括骨质硬化和骨质疏松，以及长骨和颅骨上的菲薄、横行、硬化带。晚期表现包括弥漫性骨质硬化和/或致密的骨内硬化带	1 型原发性高草酸尿症是一种罕见的常染色体隐性疾病（12 000 例活产中有 1 例），其中含有 AGXT 基因突变，导致过氧化物酶丙氨酸乙醛酸转氨酶的缺乏。系统性的草酸积累和沉淀于多个器官（肾脏、肝脏、眼睛、心脏和骨骼）中，从而导致器官衰竭。50%的病人在 15 年内有终末期肾衰竭。治疗采用肝-肾联合移植

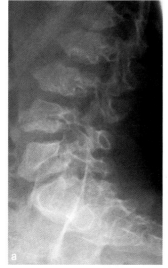
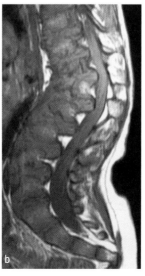
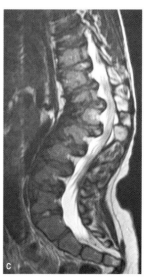

图 1.271 Morquio 综合征。X 线片（**a**）显示楔形变的椎体伴有前缘中央性喙状突出，椎体高度降低，椎间盘扩大和椎管狭窄；骨髓 MRI 信号（**b**）在矢状面 T1WI 上轻度降低；在 T2WI（**c**）上轻度升高

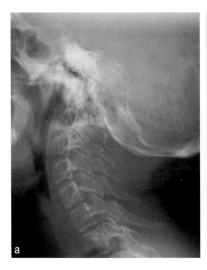
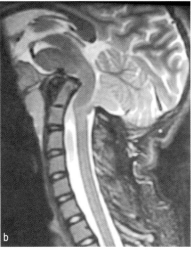

图 1. 272　15 岁女性，成骨不全症。(a)侧位 X 线片显示弥漫性骨质缺乏和颅底凹陷；(b)矢状面 T2WI 显示齿状突向上向颅内延伸，使得脑桥延髓结合部凹陷

图 1.273　婴儿骨硬化病。(a)X 线片显示致密的弥漫性骨硬化；(b)矢状面 T1WI 上骨髓内可见相应的弥漫性低信号

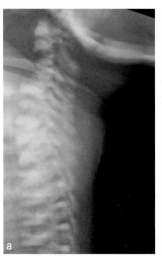
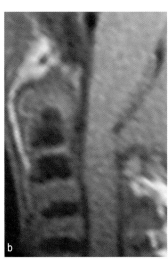

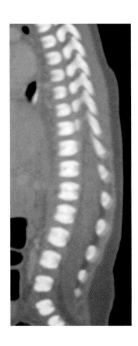

图 1.274　婴儿，原发性草酸盐沉着症，矢状面 CT 显示弥漫性骨质硬化

表 1.7(续) 累及脊椎的多灶性病变和/或边界模糊的信号异常

病变	影像学表现	点评
退行性疾病		
退行性椎间盘疾病相关的骨髓变化（**图 1.275** 和**图 1.276**）	1 型：邻近完整终板的骨髓内边界模糊区，T1WI 上呈低-中等信号（T1WI：相对于正常骨髓降低），T2WI 上呈轻度高信号（T2WI：相对于正常骨髓升高），脂肪抑制 T2WI 呈高信号，通常伴有强化，而其间的椎间盘通常呈退行性变化 2 型：邻近完整终板的骨髓内边界模糊区，T1WI 上呈中等-稍高信号（T1WI：相对于正常骨髓升高），T2WI 上呈中等到轻度高信号（T2WI：相对于正常骨髓正常或升高），脂肪抑制 T2WI 呈低或中等信号，±强化，而其间的椎间盘通常呈退行性变化	终板的边缘通常是完整的，T1WI 和 T2WI 上菲薄线样低信号带与 T2WI 上低信号的退行性椎间盘相邻。此两者的表现与椎骨骨髓炎的 MRI 特征不同，后者经常破坏终板和纤维环，并见椎间盘内 T2WI 上的高信号

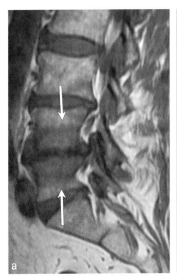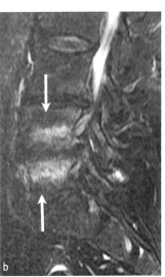

图 1.275 1 型退行性椎间盘疾病相关的骨髓变化。(**a**)邻近完整椎体终板的骨髓内可见 T1WI 上低-中等信号的边界模糊区(↑)；(**b**)脂肪抑制 T2WI 上呈高信号(↑)，L4～L5 水平退行性的椎间盘

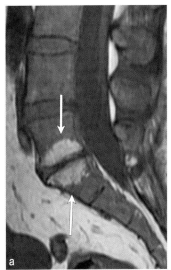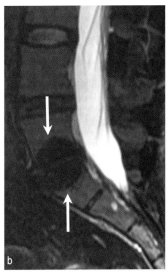

图 1.276 2 型退行性椎间盘疾病相关的骨髓变化。完整端板邻近的骨髓内可见边界模糊区，矢状面 T1WI(**a**)上脂肪信号(↑)，脂肪抑制 T2WI(**b**)上低信号(↑)，L5～S1 水平退行性的椎间盘

表 1.7(续) 累及脊椎的多灶性病变和/或边界模糊的信号异常

病变	影像学表现	点评
弥漫性特发性骨质增生症(DISH) (图 1.277)	**MRI:**骨刺(骨赘)发生于椎体边缘,T1WI 和 T2WI 上呈周边低信号,覆盖脂肪化的骨髓,伴有或不伴有水肿反应。在中轴骨中,可见累及前纵韧带的骨化呈沿着椎体前缘延伸并穿过椎间盘的平滑起伏带 **CT:**椎体边缘的骨刺通常与椎间盘突出相一致。椎间盘通常高度降低,呈低-中等信号,与椎间盘退变和髓核纤维环干裂有关,±椎间盘真空现象	骨赘生物,通常与前纵韧带和后纵韧带邻近的退行性椎间盘疾病有关。脊柱骨赘是一种与退行性椎间盘突出有关的骨化生反应,取代了纵向韧带。在 4 个或更多相邻椎体上平滑或桥接的骨赘生物被称为弥漫性特发性骨质增生症(DISH)
舒尔曼病(Scheuermann 病) (图 1.278)	**MRI 和 CT:**椎体楔形变,胸椎终板不规则,±腰椎板,+多发许莫结节畸形,+胸椎后凸	在青少年和年轻的成人中胸椎的进行性疼痛或无症状的脊柱后凸,继发于多个胸椎椎体前部的楔形变,以及终板上的皮质异常伴随着多发许莫结节畸形,也可累及腰椎。伴有与胶原蛋白减少和黏多糖水平增高相关的椎体终板软骨内骨化紊乱。治疗包括支撑和康复,手术很少用于治疗这种疾病
神经病理性脊柱 (图 1.279)	**MRI:**椎骨的破裂,脂肪抑制 T2WI 上骨髓信号异常增高,伴有强化,半脱位和退行性软骨下骨囊肿。椎间盘环形的强化。在脊旁软组织中,常见的征象包括水肿和强化。累及神经性关节的叠加感染通常伴有软组织的异常,如脓肿、溃疡和/或窦道 **CT:**椎骨的破裂,高密度的不规则无结构区,以及椎间盘真空现象	发生于严重神经病变的患者,对创伤和疼痛的感知受损,且经常伴有外周血管疾病,可源于脊髓损伤或脊髓空洞症。神经病理性骨关节病变发生于骨骼、软骨、关节、肌腱和韧带的慢性重复性创伤,导致关节不稳定、软骨损伤、软骨下退行性骨变化、治疗反应不良、缺血性骨变化、畸形和新骨形成的增多。在神经病理性骨关节病变的糖尿病患者中,通常会发生叠加感染

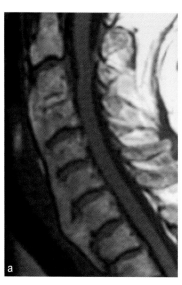
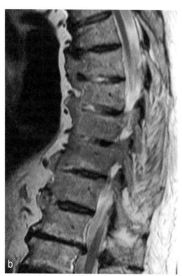

图 1.277 矢状面 T1WI(a)和矢状面 T2WI(b)显示累及前纵韧带沿椎体前缘的平滑起伏骨化带延伸穿过椎间盘,代表弥漫性特发性骨质硬化症(DISH)

图 1.278　15 岁男性,舒曼病,矢状面脂肪抑制 T2WI 显示多个胸椎水平的许莫结节伴有过度的脊柱后凸

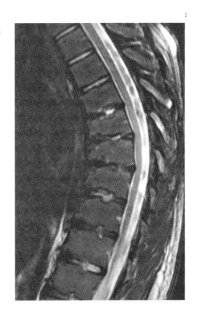

图 1.279　既往脊髓横断的患者。矢状面(**a**)和冠状面(**b**)T2WI 显示胸腰椎交界处的神经病理性脊柱改变(↑),邻近椎骨的破裂和破坏

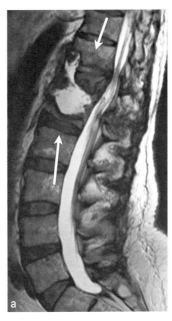
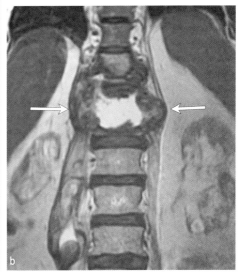

1.8 脊柱创伤性病变

- 创伤性/骨质疏松性骨折
- 枕骨髁骨折
- 寰枢关节脱位
- Jefferson C1 骨折
- C2 齿状突骨折
- C2 体部骨折，Ⅰ型
- C2 体部骨折，Ⅱ型
- C2 体部骨折，Ⅲ型（爆裂性骨折）
- C2 体部骨折，Ⅳ型
- C2 刽子手骨折
- 颈椎过曲损伤
- 颈椎过伸损伤骨折
- 颈椎过曲-旋转损伤
- 颈椎爆裂性骨折
- 颈椎骨折/错位

- 颈椎侧曲损伤
- 铲土者骨折（Clay-shoveler 骨折）
- 胸椎/腰椎前部压缩性骨折
- 胸椎/腰椎侧位压缩性骨折
- 胸椎/腰椎小关节-椎板骨折
- 胸椎/腰椎 Chance 骨折
- 胸椎/腰椎骨折-脱位
- 强直性脊柱炎的骨折
- 骨折（恶性相关性）
- 硬膜外血肿
- 峡部裂
- 峡部应力性损伤/骨折
- 椎缘骨
- 急性许莫氏结节畸形
- 神经根撕裂

表 1.8 脊柱创伤性病变

病变	影像学表现	点评
外伤性/骨质疏松性骨折（**图 1.280 和图 1.281**）	**急性/亚急性外伤性椎骨骨折**可见锐利成角的皮层边缘，骨折的终板皮层边缘没有破坏性的改变，±压缩椎体凸向外的成角形态，±与骨折畸形相关的脊髓和/或椎管受压，±骨碎片进入椎管，±半脱位，±脊柱后凸，±硬膜外血肿 **急性/亚急性骨质疏松性椎骨骨折**通常可见锐利成角的皮层边缘，骨折的椎体皮层边缘没有破坏性的改变，±累及其他椎体的压缩畸形，±压缩椎体凸向外的成角形态，±与骨折畸形相关的脊髓和/或椎管受压，±骨碎片进入椎管，±半脱位，±脊柱后凸，±硬膜外血肿 **慢性愈合性骨折**通常在被压缩的椎体内可见正常或接近正常的骨髓信号。有时，由于不稳定和不正常的轴向负荷，椎骨骨髓内的信号异常持续存在	椎骨骨折可源于正常骨的外伤或异常骨的病理性骨折，与原发性骨肿瘤/病变、转移性疾病、骨梗死（类固醇、化疗、放疗）、骨质疏松、骨质软化、代谢（钙/磷酸盐）紊乱、维生素缺乏、Paget 病和遗传性疾病（成骨不全等）有关

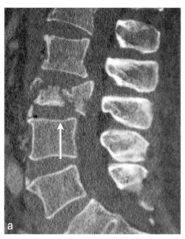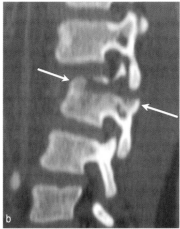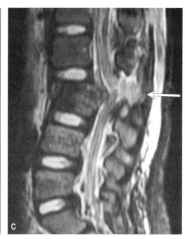

图 1.280 **(a)**48 岁男性,矢状面 CT 显示累及 L3 椎体的前、上、后、下皮质边缘(↑)创伤性压缩骨折;**(b)**7 岁女童,矢状面 CT 显示横行骨折(Chance 骨折),累及 L3 椎体并向后延伸至后部结构(↑);**(c)**与图**(b)**同一儿童的矢状面 T2WI 显示边界模糊的高信号区,与累及 L3 椎体后部结构的骨折部位相对应(↑)

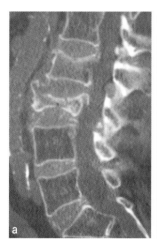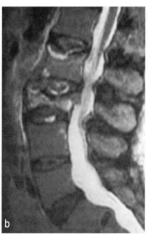

图 1.281 86 岁女性,骨质疏松。**(a)**矢状面 CT 表现为累及 L3 椎体前、上、后、下皮质边缘以及 L2 椎体上终板的压缩骨折,压缩的 L3 椎体背上缘成角凸向椎管,导致椎管狭窄;**(b)**矢状面 T2WI 显示压缩的 L2 和 L3 椎体内骨髓信号增高,继发于与近期骨折相关的水肿

表 1.8(续) 脊柱创伤性病变

病变	影像学表现	点评
枕骨髁骨折 **(图 1.282)**	一侧或两侧枕骨边缘毛糙的碎片,骨折可延伸累及舌下神经管和颈静脉孔	**1 型**:枕骨髁的创伤性、粉碎性嵌插骨折,由轴向负荷机制形成,伴有最小的移位,由高能钝性创伤引起(通常是稳定性骨折,如果只有单侧) **2 型**:对头部的直接打击导致的枕骨髁骨折,由剪切机制形成,骨折可延伸到颅底或从颅底延伸而来(如果是单边则为稳定性骨折,或为不稳定性骨折) **3 型**:枕骨髁横行骨折,由强行旋转/弯曲形成,引起翼状韧带损伤,翼状韧带从齿状突的上外侧部延伸到枕骨髁的内面。骨折碎片从中间移位进入枕骨大孔。翼状韧带损伤可导致枕颈交界处的不稳定

表 1.8(续) 脊柱创伤性病变

病变	影像学表现	点评
寰枕关节脱位 (**图 1.283**)	**CT:**从斜坡底部到齿状突尖端之间距离的异常增加,采用斜坡底部-轴向间隙(BAI)或/和斜坡底部-齿状突间隙(BDI)。BAI 是从斜坡底部至 C2 椎体背侧表面划线之间的距离(正常成人的 BAI 范围是 4~12 mm,儿童则为 0~12 mm)。BDI 仅适用于 13 岁以上的患者,是从斜坡底部到齿状突尖端之间的距离(正常范围是 2~12 mm) **MRI:**枕部与寰椎之间的韧带断裂,在 T2WI 和脂肪抑制 T2WI 上呈高信号,由邻近软组织中的出血/血凝块引起。T2WI 上的异常高信号可见于脑干和上脊髓的挫伤,伴有或不伴有神经横断	不稳定性损伤,源于高动能伤害(通常是机动车碰撞)引起的枕部、C1 和上齿状突之间的韧带断裂。通常伴有脑干和脑神经外伤性损伤,在儿童中比在成人中更常见
Jefferson C1 骨折 (**图 1.284**)	累及 C1 前后弓、边缘毛糙的骨折,通常位于前弓和后弓之间的连接处,常有多个骨折部位	C1 椎弓的压缩爆裂骨折,通常是稳定性的,但当横向韧带断裂或前弓粉碎时,可为不稳定性的。通常伴有其他颈椎骨折

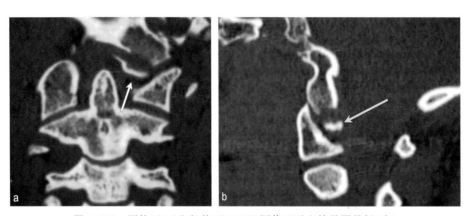

图 1.282 冠状面(**a**)和矢状面(**b**)CT 图像显示左枕骨髁骨折(↑)

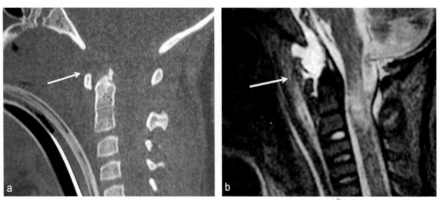

图 1.283 (**a**)7 岁女孩,坠落伤之后,矢状面 CT 显示寰枕关节脱位伴有斜坡底部与 C1 前弓间距的不正常增加(↑);(**b**)5 岁男孩,矢状面 STIR 显示翼状韧带中断(↑)和累及上颈髓的拉伸损伤,呈边界不清的髓内高信号

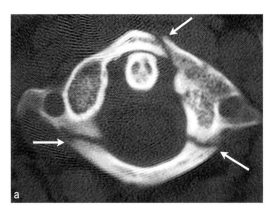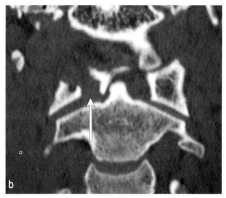

图 1.284　(a)45 岁女性,横断面 CT 显示 Jefferson 骨折伴有 C1 的前弓和后弓的骨折(↑);(b)1 岁男孩,Jefferson C1 骨折,冠状面 CT 显示齿状突与 C1 侧块间距的扩大(↑)

表 1.8(续)　脊柱创伤性病变

病变	影像学表现	点评
C2 齿状突骨折 (**图 1.285 和图 1.286**)	**Ⅰ 型**:横韧带以上齿状突上部的骨折(不稳定性),源于翼状韧带的撕裂 **Ⅱ 型**:横行骨折穿过齿状突的下部(可能是不稳定性) **Ⅲ 型**:倾斜骨折累及齿状突和 C2 椎体(通常是稳定性)	累及齿状突上部、中部、下部的创伤性骨折
C2 体部骨折,Ⅰ 型 (**图 1.287**)	C2 下终板的骨折,伴有泪滴状碎片	C2 椎骨上下终板的拉伸损伤伴泪滴状骨折
C2 体部骨折,Ⅱ 型	水平骨折面穿过 C2 椎体的下部	水平剪切骨折穿过 C2 椎体的下部(低于 C2 齿状突Ⅲ型骨折)
C2 体部骨折,Ⅲ 型(爆裂骨折)	C2 体部的粉碎性骨折,伴有或不伴有椎体与后弓的分离(Hangman 骨折)。C2 体部的断裂碎片经常向外移位,±碎片向后延伸引起椎管受压	由轴向压缩力引起的 C2 体部创伤性粉碎性骨折。伴有刽子手骨折时是不稳定性的,±脊髓挫伤
C2 体部骨折,Ⅳ 型	穿过 C2 的矢状面骨折	穿过 C2 的矢状面严重不稳定性骨折
C2 刽子手骨折 (**图 1.288**)	**CT:**C2 双侧椎弓根骨折的断裂环使 C2 体部和 C2 后弓分离。颅骨、C1 和 C2 体部与 C3 相比向前移位 **MRI:**通常在骨髓和邻近软组织内可见 T2WI 和脂肪抑制 T2WI 上的高信号,通常伴有前纵韧带、后纵韧带和棘韧带的断裂。T2WI 上的异常高信号可见于上颈髓挫伤,伴有或不伴有神经横断	外伤性双侧椎弓根骨折引起的不稳定性损伤通常源于过伸和牵引机制,伴有 C2 体部与 C2 后弓的分离。骨折可延伸到 C2 体部和/或通过横突孔引起椎动脉损伤、阻塞,通常伴有脊髓损伤

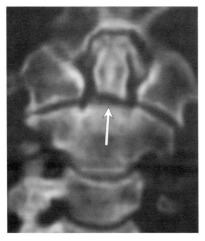

图 1.285 冠状面 CT 显示穿过齿状突底部骨折(↑)(Ⅱ型齿状突骨折)

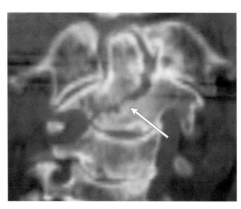

图 1.286 冠状面 CT 显示累及 C2 齿状突和体部斜行骨折(↑)(Ⅲ型齿状突骨折)

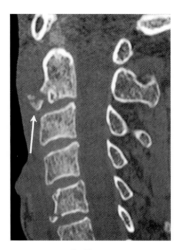

图 1.287 矢状面 CT 显示 C2 下终板骨折伴有泪滴状碎片(↑),代表Ⅰ型 C2 体部骨折,源于过伸创伤。C5 椎体的下前部亦可见一小的泪滴状骨折

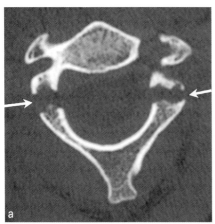

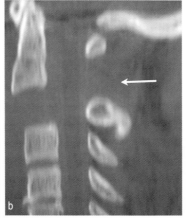

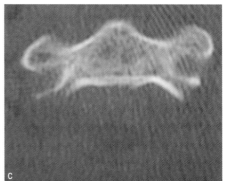

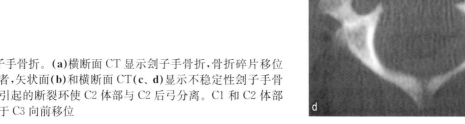

图 1.288 C2 刽子手骨折。(a)横断面 CT 显示刽子手骨折,骨折碎片移位极小(↑);另一患者,矢状面(b)和横断面 CT(c、d)显示不稳定性刽子手骨折,双侧椎弓断裂引起的断裂环使 C2 体部与 C2 后弓分离。C1 和 C2 体部(b↑)及颅骨相对于 C3 向前移位

表 1.8(续) 脊柱创伤性病变

病变	影像学表现	点评
颈椎过曲损伤 (**图 1. 289** 和**图 1. 290**)	**CT**:矢状面骨折伴有椎体前部的压缩,且有椎体前下部的泪滴状骨折或从下终板延伸至前上皮质边缘的四边形骨折。骨折的椎体通常相对于下面的椎体向前半脱位,造成脊柱后凸。小关节由于断裂而增宽。由于椎间盘损伤,骨折椎体下方的椎间盘高度降低。通常而言,可见椎前软组织肿胀,十棘突间距增宽 **MRI**:通常在骨髓和邻近软组织内可见 T2WI 和脂肪抑制 T2WI 上的高信号,通常伴有前纵韧带、后纵韧带和棘韧带的断裂。T2WI 上的异常高信号可见于上颈髓的挫伤,伴有或不伴有神经横断	屈曲压缩损伤在颈椎骨折中占 15%,经常发生在机动车碰撞、坠落和潜入浅水区。骨折累及椎体的前部,50% 的骨折也累及后部结构,±后韧带撕裂。泪滴式过曲损伤导致所有韧带、小关节和椎间盘的断裂,可伴有脊髓挫伤或横断伤。四方形骨折从下延伸至上皮质边缘伴有前纵韧带、后纵韧带和椎间盘的断裂。通常伴有脊髓挫伤或横断伤
颈椎过伸损伤 (**图 1. 291**)	**CT**:横断面 CT 图像上椎骨弓(椎板、小关节、棘突)骨折,矢状面 CT 图像显示小关节排列不齐和/或脊椎滑脱 **MRI**:通常可见后部结构骨髓和邻近软组织内 T2WI 和脂肪抑制 T2WI 上高信号,通常伴有前纵韧带和棘韧带的断裂,±后纵韧带断裂。T2WI 上异常高信号可见于脊髓的挫伤,伴有或不伴有神经横断	头部和上颈椎向后移位造成的伸展损伤,导致椎弓(椎板)和/或后部结构的骨折,±前纵韧带断裂。椎体后柱的断裂导致不稳定,可伴有脊髓挫伤、椎动脉损伤(夹层/阻塞)及其他椎骨骨折

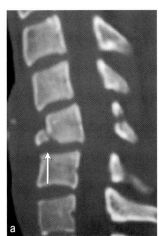
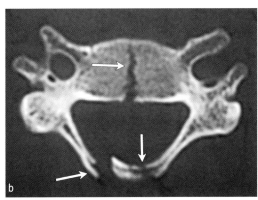

图 1.289 20 岁女性,矢状面(a)和横断面(b)CT 显示过曲损伤导致椎体前部的泪滴状骨折(a↑)与穿过椎体的矢状骨折(b 上↑),亦可见累及椎板的后方骨折(b 下↑),可见椎前软组织肿胀,以及棘突间距增宽

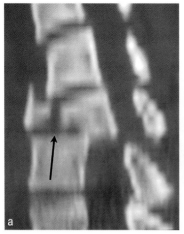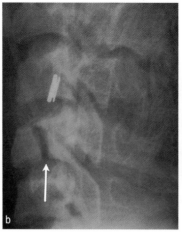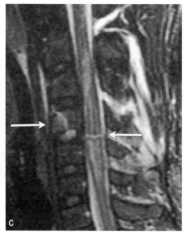

图 1.290 (a)矢状面 CT 显示从下终板延伸到上终板的四边形骨折(↑),椎体的骨折部分相对于下面的椎体半脱位,导致脊柱后凸,亦可见累及后部结构的骨折;(b)另一患者的侧位 X 线片显示 C4 椎骨过曲四边形骨折(↑);(c)矢状脂肪抑制 T2WI 上线性骨内高信号(c 左↑),亦可见累及后部结构的骨折和脊间韧带的断裂,此处可见边界模糊的高信号。可见脊髓的严重损伤,边界模糊的髓内高信号和代表脊髓横断伤的高信号线样水平带(c 右↑)

图 1.291 (a)矢状面 CT 显示累及颈椎的过伸损伤,C5～C6 椎间盘前缘增宽(左↑)以及 C4、C5 和 C6 棘突的骨折(右↑);(b)矢状面脂肪抑制 T2WI 显示断裂的后部结构骨髓内和邻近软组织内的高信号(↑),包括 C5～C6 椎间盘。可见脊间韧带和前纵韧带断裂的高信号,亦可见代表脊髓挫伤的异常髓内高信号

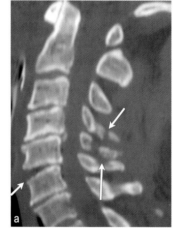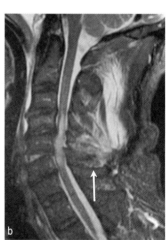

表 1.8(续) 脊柱创伤性病变

病变	影像学表现	点评
颈椎过曲旋转损伤 (图 1.292 和图 1.293)	**CT:**椎体和后部结构的旋转脱位,±抬升或高位的小关节,±小关节面骨折,±椎体骨折。对于单侧锁定的小关节,横断面 CT 图像显示旋转的半脱位,没有正常的小关节结构(小关节面裸露征)。矢状面 CT 图像显示小关节高位或抬升 **MRI:**通常在后部结构的骨髓内和邻近软组织内可见 T2WI 和脂肪抑制 T2WI 上的高信号,±椎动脉的损伤/阻塞	过曲旋转力导致脊柱韧带(小关节囊、环状韧带和/或纵向韧带)的创伤性断裂,伴有累及小关节面的半脱位,骨折或没有骨折,可表现为单侧或双侧小关节的交锁

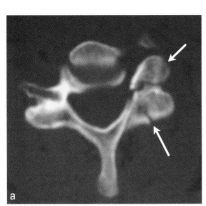
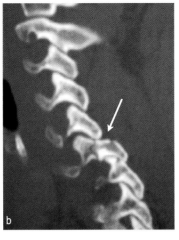

图 1.292 横断面(a)和矢状面(b)CT 图像显示椎骨和左侧后部结构的旋转半脱位伴有小关节骨折(↑)

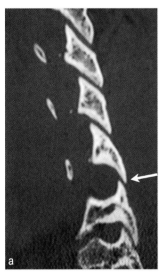
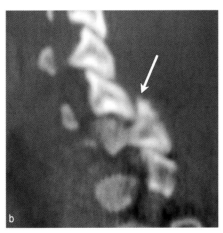

图 1.293 (a)矢状面 CT 显示高位的小关节(↑);(b)另一患者矢状面 CT 显示旋转半脱位和抬升的小关节伴骨折(↑)

表 1.8(续) 脊柱创伤性病变

病变	影像学表现	点评
颈椎过伸旋转损伤（**图 1.294**）	关节柱、椎弓根和/或椎板的单侧骨折，±椎动脉的损伤/阻塞	单侧椎板或小关节面骨折伴有韧带断裂（前环状韧带和关节囊韧带），源于过伸和旋转联合损伤机制
颈椎爆裂骨折（**图 1.295**）	椎体的粉碎性骨折，延伸越过上下终板，不伴有后部结构的骨折	累及颈椎椎体上下终板的粉碎性骨折，继发于轴向压缩机制，不伴有累及后部结构的骨折。如果同时累及前柱和中间柱，则为不稳定性
颈椎骨折/脱位（**图 1.296**）	后部结构（椎板、小关节、棘突）的粉碎性骨折，伴有向前、向外和/或向后的半脱位，±椎体、椎间盘、横突的骨折	高度不稳定性骨折，累及所有的前中后三柱，源于剪切、旋转和牵拉机制，累及椎体的半脱位骨折通常也包括椎间盘的撕裂

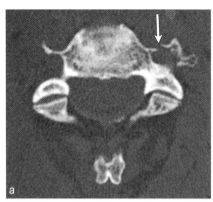
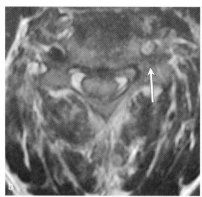
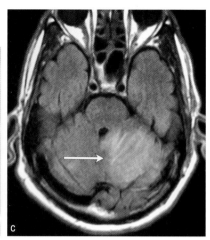

图 1.294 (a)横断面 CT 显示越过左侧横突孔的骨折(↑);(b)伴有左侧椎动脉阻塞,在横断面 T2WI 上呈高信号(↑)(缺乏正常的流空信号);(c)横断面 FLAIR 上可见椎动脉阻塞引起左小脑半球和小脑蚓部梗死(↑)

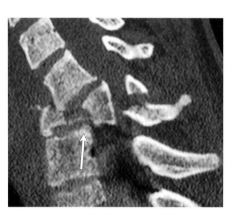

图 1.295 矢状面 CT 显示椎体的爆裂骨折(↑),伴有后缘的骨折碎片延伸入严重变窄的椎管,亦可见后部结构的骨折

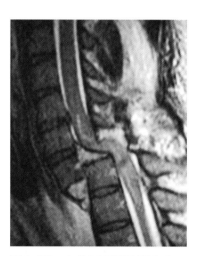

图 1.296 矢状面 T2WI 显示 C7～T1 的骨折/脱位,所有三柱和韧带断裂以及脊髓横断伤

表 1.8(续) 脊柱创伤性病变

病变	影像学表现	点评
颈椎侧屈损伤	矢状面骨折或关节柱排列不稳,±椎体和横突骨折	损伤的侧屈机制导致单侧关节柱骨折,±椎体和横突的骨折
铲土者骨折 (**图 1.297**)	C6 和/或 C7 棘突的撕脱骨折。偶尔发生于其他平面	稳定性骨折,由后面的棘上韧带引起 C6 或 C7 棘突的撕脱骨折,是继发于双臂伸展举起重物时强大剪切力的结果
胸椎/腰椎前部压缩性骨折 (**图 1.298**)	前部楔形的椎体,源于上终板和前部皮质边缘的骨折。椎体内经常可见多发骨折,椎体高度降低伴正常骨密度达到 50%。因缺乏后柱的严重损伤,通常没有半脱位	椎体前部屈曲引起的骨折,源于轴向负荷损伤,仅累及前柱而避开中柱和后柱。可因创伤而发生于正常或骨质疏松的骨骼中。骨质疏松症骨折可有愈合延迟或不充分,从而导致进行性高度降低,通常是稳定性的,因为缺乏中间和后柱的累及,可累及超过单一平面

表 1.8(续) 脊柱创伤性病变

病变	影像学表现	点评
胸椎/腰椎外侧压缩性骨折	外侧楔形的椎体,由累及上终板和外侧皮质边缘的骨折所引起。通常避开椎体的后部皮质边缘且不伴有向后的骨折碎片。通常发生于 T12~L2 以及 T6 和 T7,20%的病例累及多个椎骨	累及椎体的上终板和外侧终板的不对称骨折,源于不对称轴向负荷±屈曲。可因创伤而发生于正常或骨质疏松的骨骼中。骨质疏松症骨折可有愈合延迟或不充分,从而导致进行性高度降低,通常是稳定性的,因为缺乏中间和后柱的累及,可累及超过单一平面
胸椎/腰椎爆裂性骨折 **(图 1.299)**	椎体的粉碎性骨折,累及上下终板,前后皮质边缘的椎体高度降低,通常伴有骨碎片移位进入椎管,椎弓根增宽。±骨折的椎体和/或小关节排列不稳	累及椎体的不稳定性粉碎性压缩骨折,源于轴向压迫机制,不伴有累及后部结构的骨折。如果累及前柱和中柱,可为不稳定性
胸椎/腰椎小关节-椎板骨折	累及椎板和小关节的骨折,伴有神经弓/椎弓根的增宽,±椎体和/或小关节的半脱位/脱位,±椎体的粉碎	累及后柱的骨折,源于伸展、屈曲-牵拉或屈曲-旋转,通常发生于 T11 和 L4 之间。当累及所有三柱时,就会发生不稳定性骨折;当累及1~2柱时,可为稳定性

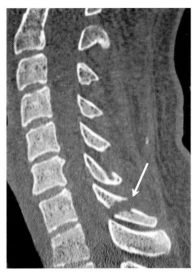

图 1.297 矢状面 CT 显示 C7 棘突骨折(↑)(铲土者骨折)

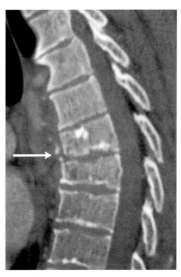

图 1.298 矢状面 CT 显示两个相邻的胸椎椎体前部楔形骨折畸形(↑)

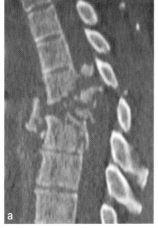
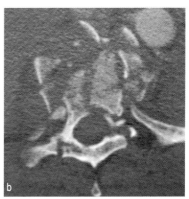

图 1.299 矢状面(a)和横断面(b)CT 图像显示邻近胸椎爆裂骨折

表 1.8(续) 脊柱创伤性病变

病变	影像学表现	点评
胸椎/腰椎 Chance 骨折（图 1.300）	**MRI:**急性/亚急性骨折,皮质边缘尖锐成角,在受累椎体和后部结构骨髓内近乎完全或完全不正常的信号(通常在 T1WI 上呈低信号、T2WI 和脂肪抑制 T2WI 上呈高信号)。在骨折后的早期,可见强化,在骨折终板的皮质边缘没有破坏性的改变,±后缘的骨折碎片进入椎管,±半脱位,±脊柱后凸,±硬膜外血肿 **CT:**累及前、中、后柱的骨折,伴有椎体前部的楔形变和椎体高度降低通常大于 50%,即使骨密度正常。横行的骨折平面贯穿椎体和后部结构,伴有小关节和棘间韧带的断裂/分离以及棘突间距的扩大,±椎体的粉碎性骨折,±椎体后缘骨折碎片进入椎管,±骨折上方椎骨的向前移位(牵拉骨折)	高速碰撞引起的不稳定性弯曲-牵拉损伤,可能与汽车安全带的位置或坠落有关,导致前柱的压缩以及中柱和后柱的牵拉。通常发生于 T11 和 L3 之间
胸椎/腰椎骨折-脱位	后部结构(椎板、小关节、棘突)的粉碎性骨折,伴有向前、向外和/或向后的半脱位,±累及椎体、椎间盘、横突和/或肋骨的骨折	高度不稳定性骨折,累及所有三柱,由剪切、旋转和牵拉机制所引起。累及椎体的半脱位骨折通常也包括椎间盘撕裂
强直性脊柱炎的骨折（图 1.301 和图 1.302）	**MRI:**在椎体角、骶髂关节和其他骨骼骨髓内的活动性炎症部位可见 T2WI 上高信号且有强化的区域。炎症的进展导致椎体扁平伴有矿化的骨赘越过椎间盘、骨质疏松、骶髂关节处的侵蚀,最终越过这些关节和小关节导致关节融合。骨折可贯穿椎体和/或椎间盘,并伴有 T2WI 上的高信号。MRI 可显示前纵韧带和后纵韧带和/或棘间韧带断裂,以及脊髓损伤 **CT:**由前纵韧带和后纵韧带骨化引起的脊柱僵硬、骨赘形成,以及骨质疏松增加了轻微创伤引起脊柱骨折的倾向。骨折可贯穿椎体和/或椎间盘,也伴有寰枢关节不稳定	与人类白细胞抗原 HLA-B27 相关的自身免疫性疾病。炎症累及骶髂关节、椎间盘椎体连接部、脊柱韧带、椎间关节、肋椎关节以及寰枢关节,表现包括骨炎、骨赘炎、椎间盘椎体侵蚀、前纵韧带与后纵韧带的钙化、关节骨性融合和骨质疏松

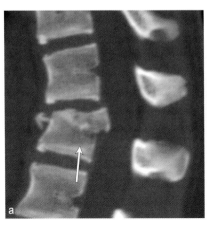 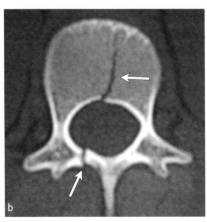

图 1.300 腰椎 Chance 骨折。矢状面 **(a)** 和横断面 **(b)** CT 显示横行骨折 (↑)贯穿腰椎椎体和后部结构(Chance 骨折)

图1.301　(a、b)两名强直性脊椎炎患者的矢状面CT图像显示横行骨折贯穿椎体和后部结构，分别源于屈曲(a↑)和过伸(b↑)损伤

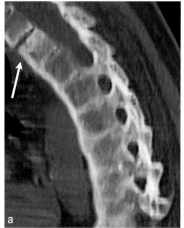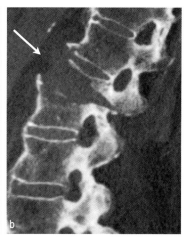

图1.302　(a)强直性脊椎炎患者的矢状面CT显示骨折穿过前纵韧带、C7椎体的前上部和C6～C7椎间盘(↑)；(b)矢状面脂肪抑制T2WI上相应的高信号(↑)，以及硬膜外血肿、脊髓挫伤和后方棘间韧带断裂

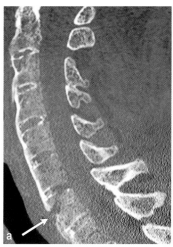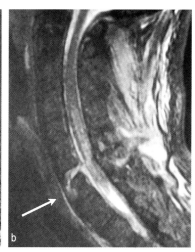

表1.8(续)　脊柱创伤性病变

病变	影像学表现	点评
骨折(恶性相关性) (图1.303)	**MRI:**单发或多发的、边界清晰或模糊的浸润性病变,累及椎骨骨髓、硬膜外软组织和/或硬膜,T1WI上呈低-中等信号,T2WI上呈低、中等和/或高信号,通常＋强化,±骨质破坏,一个或多个椎骨的病理骨折椎体,±神经组织或血管受压 **CT:**骨折通常伴有椎骨皮质边缘的破坏性改变,±压缩椎体外凸的弯曲形态,±椎旁肿块,±其他椎骨的破坏性病变	骨内肿瘤伴有骨质破坏,且降低了对轴向负荷保持完整性的能力,并降低了轻微外伤时骨折的阈值
硬膜外血肿	**MRI:** **急性血肿**(＜48小时)是一种在T1WI上呈低-中等信号、T2WI上呈不均匀高信号的硬膜外积聚,±脊髓受压,±极少的血肿中心和/或边缘型强化 **亚急性血肿**(＞48小时)是一种在T1WI上呈中等-稍高信号、T2WI上呈不均匀高信号的硬膜外积聚,±脊髓受压,±血肿中心和/或边缘以及邻近硬膜的混杂型强化 **陈旧性血肿**:在T1WI和T2WI上呈多变/不均匀信号的硬膜外积聚,±脊髓受压 **CT:**低-中等和/或稍高密度的硬膜外积聚,±脊髓受压,±极少的血肿边缘型强化	急性硬膜外血肿的信号通常继发于脱氧血红蛋白,而亚急性出血继发于高铁血红蛋白。陈旧性硬膜外血肿在MRI上的混杂信号与不同状态的血红蛋白及其分解产物有关。可为自发性,也可由外伤引起的,或为凝血病、腰椎穿刺、脊髓造影或手术的并发症。硬膜外血肿的CT表现取决于年龄、凝血块形成和收缩的程度

表 1.8(续) 脊柱创伤性病变

病变	影像学表现	点评
峡部裂 (**图 1.304**)	**MRI:**对峡部裂的新鲜皮质破裂病例而言,可见同侧椎弓根和峡部骨髓内 T2WI 和脂肪抑制 T2WI 上的异常高信号。陈旧性峡部裂病例中骨髓信号通常是正常的 **CT:**脊椎滑脱伴有单侧或双侧峡部区的皮质不连续	峡部裂是指峡部的皮质缺损,这可能是源于导致脊柱滑脱的创伤性或应力性损伤,伴有椎管和/或神经孔的狭窄。发生于 6% 的人群中
峡部应力性损伤/骨折 (**图 1.305**)	**MRI:**在 T2WI 和脂肪抑制 T2WI 上的异常高信号可见于椎弓根和同侧峡部的骨髓内。皮质边缘可保持完整(应力性损伤),或伴有轻度的皮质不规则,而没有直接的破裂(不完全应力性骨折)	累及峡部的疲劳型应力性损伤,如果不休息的话,最终会进展为伴有皮质破裂的应力性骨折和峡部裂

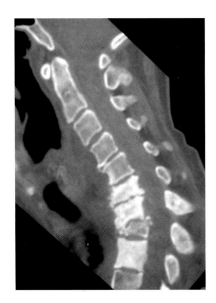

图 1.303 矢状面 CT 显示累及多个椎骨的溶骨性和成骨性转移,以及累及 T1 椎体的病理性骨折

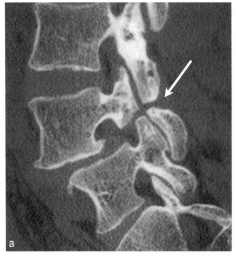
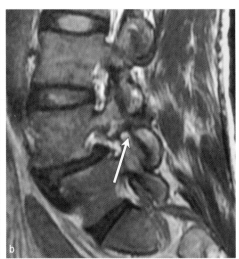

图 1.304 矢状面 CT(**a**)和矢状面 T2WI(**b**)显示脊椎滑脱和 L4 峡部的断裂(峡部裂)(↑)

图 1.305　矢状面脂肪抑制 T2WI 显示 L5 椎弓根和峡部骨髓内的异常高信号（↑），不伴有皮质破裂，代表可能进展为应力性骨折的应力性损伤

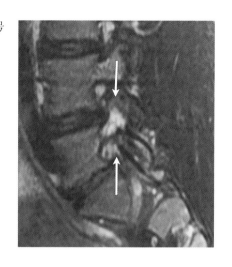

表 1.8(续)　脊柱创伤性病变

病变	影像学表现	点评
椎缘骨（图 1.306）	**MRI:**通过椎骨终板的椎间盘突出将一小三角形骨片从相邻椎体上分开。最常见于椎体的前上角，而在后角则较少。通常没有骨髓水肿 **CT:**椎体前上部与邻近椎体分离的小三角形骨片	椎骨环形骨突正常情况下在 6～13 岁骨化。骨突和椎体之间的边界在 18 岁左右在骨骼成熟之前是薄弱带。当椎间盘突出通过椎体和环形骨突之间的薄弱带延伸入椎体时，就会出现椎缘骨。最常见于椎体的前上角，而发生于后角骨突则较少。前缘的椎缘骨通常是无症状的
急性许莫结节畸形（图 1.307）	**MRI:**由椎间盘物质进入邻近椎体终板引起的局灶性凹陷。急性/亚急性病变伴有边界模糊的骨髓水肿改变，在 T1WI 上呈低-中等信号，在 T2WI 和脂肪抑制 T2WI 上呈高信号(可形成同心环样表现)，且有强化。许莫结节压迫终板的皮质边缘是完整的，在 T1Wl 和 T2WI 上呈低信号 **CT:**皮质终板的局灶性受压，皮质边缘完整	许莫结节是椎间盘物质突出进入椎骨终板，可为散发性/自发性或与创伤有关。使骨骼变弱的情况(退行性疾病、骨质软化、感染、骨内肿瘤)，易形成许莫结节。反应性水肿改变可见于邻近许莫结节的骨髓组织，源于肉芽组织和/或炎症。急性许莫结节形成可伴有突然发作的局部背痛和相应的骨髓水肿
神经根撕裂（图 1.308）	**MRI:**神经根撕裂可视为硬膜内或硬膜外积液内(假性脊膜膨出)伴有球形末端的不连续神经。常见表现(在高达 95% 的患者中)是出现在斜角肌周围软组织中，在 T1WI 上呈中等信号，在 T2WI 上呈轻微的高信号，邻近前斜角肌。其他表现包括空神经根袖和创伤后神经根囊肿。如果撕裂的神经根没有被接起来，则在第一年就会出现末端神经瘤，在 T1WI 上呈低-中等信号，在 T2WI 和脂肪抑制 T2WI 上呈轻度不均匀中等-高信号，±强化 **CT 脊髓造影:**在创伤性脊膜膨出/假性脊膜膨出和/或硬膜外间隙内可见对比剂通过硬膜撕裂处	产科创伤可导致脊髓神经根的撕裂，通常累及 C5 和/或 C6 神经，并导致同侧上肢的软瘫。在累及臂神经丛的产科损伤中占比高达 90%，这些神经根的撕裂导致 Erb 麻痹(肩和手臂处于内收和内旋位，肘部伸展和前臂内翻)。在成年人中，神经根撕裂可发生于车祸或坠落造成的钝伤，以及枪伤。这些伤害通常伴有严重的创伤性头部和/或脊椎损伤

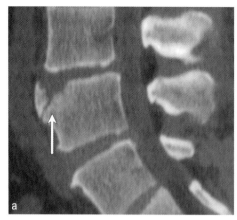
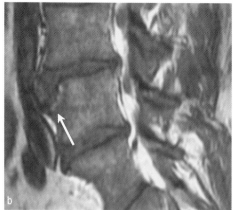

图 1.306 矢状面 CT(**a**)和矢状面 T1WI(**b**)显示 L5 的椎缘骨,其中椎间盘突出通过前上椎体终板,将一小三角形骨片从邻近椎体上分开(↑)

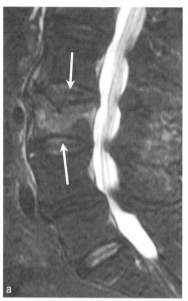
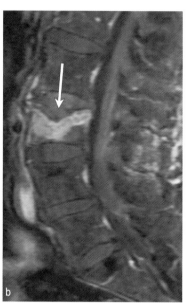

图 1.307 矢状面脂肪抑制 T2WI(**a**)显示急性许莫结节畸形,累及 L3 椎体上终板伴有骨髓高信号(↑),矢状面脂肪抑制 T1WI(**b**)上可见相应的强化(↑)

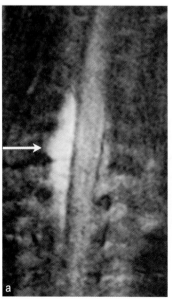
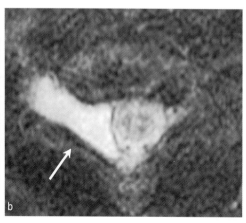

图 1.308 7 天大的女婴,多个低位颈神经根撕裂引起的 Erb 麻痹,冠状面(**a**)和横断面(**b**)T2WI 可见右侧硬膜外积液(假性脊膜膨出)和空神经根袖(↑)

1.9 骶骨与累及骶骨的病变

骶骨

骶骨起源于 5 个独立的低位椎骨,在椎骨之间的原始软骨关节处发育融合。横线通常在融合处持续存在,如冠状面 MRI、CT 和 AP 位 X 线片所见(**图1.309**)。骶骨的上缘以 L5～S1 椎间盘前缘和 L5～S1 小关节的后缘为边界。下缘的边界可为与尾骨的韧带或骨性连接。侧缘是骶髂关节。在 AP 位或冠状面上,骶骨呈三角形的形状,底部位于上方尖端向下。在 5 个骶椎之间有 4 对骶孔,位于骶骨侧块的内侧。在侧面或矢状面上,骶骨前面凹而背面凸。L5 和 S1 之间的夹角可从出生时的 20°增加到成人的 70°。椎板和棘突的融合形成下端椎管的后缘。

脊柱从中胚层 44 个胚节的上 29 个发育而来。S1 到尾骨来源于 31～44 胚节。出生时,5 个骶椎的影像表现类似于腰椎,直到第一年结束骶骨翼开始骨化。每一骶椎都有一个主要的中央骨化中心,以及每一个骶板和每一个后弓的骨化中心。骶骨的融合在青春期开始出现,并在未来的 20 年里从下向上扩展。

腰骶神经丛由 T12～L5 神经根的前支(腰丛)以及 S1～S5 神经根的前支(骶丛)交互连接组成(**图1.310**)。起源于腰骶神经丛的神经控制着骨盆和下肢的主要运动功能,并接收大部分的感觉传入。腰神经丛位于腰大肌的后面。腰丛的神经从腰大肌外侧发出,包括股神经(L2～L4 根),外侧皮神经(L2 和 L3 根),髂腹下神经(T12 和 L1 根),髂腹股沟神经(T12 和 L1 根)以及生殖股(L1 和 L2 根)神经。闭孔神经(L2～L4 根)从腰大肌的内侧边缘延伸入闭孔。骶神经丛位于梨状肌的前面,坐骨神经(L4～S3 根)、阴部神经(S2～S4 根)以及上下臀神经(L4～S1 根)起源于骶丛。由腰骶神经丛起源的神经所支配的肌肉(见附表 6.1 腰骶神经丛神经支配的肌肉)。

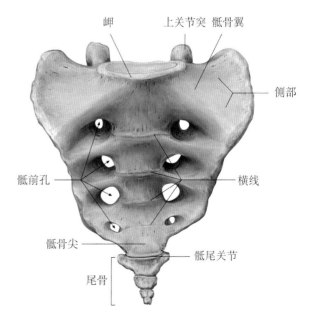

图 1.309 骶骨的冠状面解剖图

(THIEME Atlas of Anatomy: General Anatomy and Musculoskeletal System, © Thieme 2005, Illustration by Karl Wesker.)

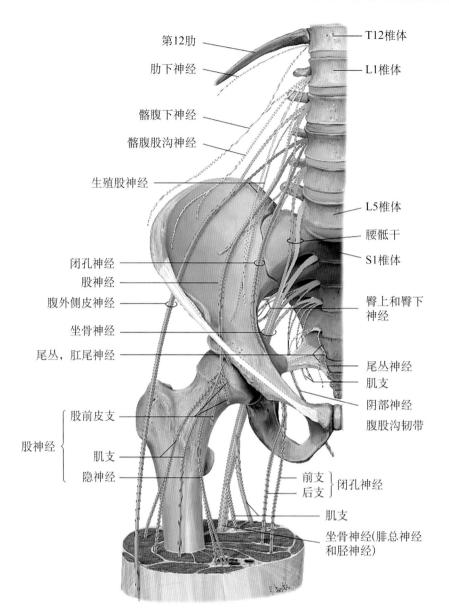

第12肋

肋下神经

髂腹下神经

髂腹股沟神经

生殖股神经

闭孔神经

股神经

腹外侧皮神经

坐骨神经

尾丛，肛尾神经

股前皮支

股神经 { 肌支

隐神经

T12椎体

L1椎体

L5椎体

腰骶干

S1椎体

臀上和臀下神经

尾丛神经

肌支

阴部神经

腹股沟韧带

前支 } 闭孔神经
后支

肌支

坐骨神经(腓总神经和胫神经)

图 1.310　与骨盆骨结构相关的腰骶神经和神经丛的冠状面解剖图

（THIEME Atlas of Anatomy：General Anatomy and Musculoskeletal System，© Thieme 2005，Illustration by Karl Wesker.）

附表 6.1　腰骶丛支配的肌肉

神经	肌肉
股神经	股四头肌、耻骨肌、缝匠肌
髂腹下神经	腹横肌和腹内斜肌
髂腹股沟神经	腹横肌和腹内斜肌
生殖股神经	提睾肌
闭孔神经	大收肌、短伸肌和长肌、耻骨肌、闭孔外肌、股薄肌
坐骨神经	股二头肌、半膜肌、半腱肌、大收肌
阴部神经	膀胱和直肠括约肌
臀上神经	臀中肌和臀小肌、阔筋膜张肌
臀下神经	臀大肌

累及骶骨的病变

- 恶性肿瘤
  - 转移性肿瘤
  - 骨髓瘤/浆细胞瘤
  - 淋巴瘤
  - 白血病
  - 脊索瘤
  - 软骨肉瘤
  - 骨肉瘤
  - 尤因肉瘤
  - 恶性纤维组织细胞瘤
  - 血管内皮细胞瘤
  - 血管外皮细胞瘤
  - 神经母细胞瘤
  - 节细胞神经母细胞瘤和节细胞神经瘤
  - 畸胎瘤
  - 室管膜瘤
- 良性肿瘤
  - 施万细胞瘤（神经鞘瘤）
  - 神经纤维瘤
  - 骨母细胞瘤
  - 骨样骨瘤
  - 骨软骨瘤
  - 内生软骨瘤
  - 软骨母细胞瘤
  - 巨细胞瘤
  - 韧带样纤维瘤
- 肿瘤样病变
  - 血管瘤
  - 骨内脂肪瘤
  - 动脉瘤样骨囊肿（ABC）
  - 单房性骨囊肿（UBC）
  - 骨瘤
  - 骨岛
  - Paget 病
  - 纤维发育不良
  - 含气囊肿
  - Tarlov 囊肿（神经根鞘囊肿）
  - 脊索残留/良性脊索细胞瘤
- 创伤
  - 创伤相关与骨质疏松/骨质不足性骨折
  - 病理性/肿瘤相关性骨折
- 炎症
  - 强直性脊柱炎
  - 其他血清反应阴性脊柱炎
  - 类风湿关节炎
  - 朗格汉斯细胞组织细胞增生症/嗜酸性肉芽肿
  - 髂骨致密性骨炎
- 感染
  - 骨髓炎
  - 结核性脊椎炎
- 造血障碍
  - 骨梗死
- 先天性异常
  - 尾部退化综合征
  - 分节异常
- 发育异常
  - 硬膜扩张
  - 脊膜膨出

表 1.9　累及骶骨的病变

病变	影像学表现	点评
恶性肿瘤		
转移性肿瘤 （图 1.311）	**MRI:**单发或多发边界清晰或模糊的浸润性病变,累及骶骨骨髓、硬膜外软组织和/或硬膜,T1WI 上呈低-中等信号,T2WI 上呈低、中等和/或高信号,通常＋强化,±骨质破坏,±病理性椎骨骨折,±神经组织或血管受压 **CT:**单发或多发边界清晰或模糊的侵袭性病变,累及骶骨骨髓、硬膜和/或柔脊膜,呈低-中等密度。±强化,±骨髓质和骨皮质的破坏（透射线性）,±骨质硬化,±病理性椎骨骨折,±硬膜外肿瘤延伸引起神经组织或血管的压迫	转移性病变代表位于分隔或远离其来源部位或器官中的增生性肿瘤细胞。转移性癌是累及骨的最常见恶性肿瘤。在成人中,转移到骨骼的病变最常发生于肺癌、乳腺癌、前列腺癌、肾癌、甲状腺癌以及肉瘤。肺、乳腺、前列腺的原发性恶性肿瘤占骨转移的 80%
骨髓瘤/浆细胞瘤 （图 1.312）	**MRI:**多发性骨髓瘤或单发性浆细胞瘤是累及骶骨、硬膜外软组织及硬膜的边界清晰或模糊的弥漫性浸润性病变。累及骶骨体部最典型,累及后部结构很少见,除非到晚期。骨髓瘤很少累及软组织而不伴有骨质破坏的改变。病变在 T1WI 上呈低-中等信号,在 T2WI 上呈中等-高信号,通常＋强化 **CT:**累及骶骨和硬膜的边界清晰或模糊的弥漫、浸润性、透射线性病灶。骶骨体部累及为特点,而后部结构很少涉及,除非到晚期。病变呈低-中等密度且可见强化。±病理性骨折,±硬膜外肿瘤延伸引起椎管受压	骨髓瘤是恶性肿瘤,由单克隆起源的增生性抗体分泌浆细胞组成。多发性骨髓瘤原发于骨髓内。孤立性骨髓瘤或浆细胞瘤是一种罕见的变异,在单一部位的骨或软组织中出现浆细胞组成的肿瘤样肿块。在诊断和后期发现的病例中,高达 18% 的病例是髓外/骨外骨髓瘤。在美国,每年有 14 600 例新病例发生。多发性骨髓瘤是成人中最常见的原发骨肿瘤。发现时的中位年龄 60 岁,大多数患者年龄超过 40 岁。肿瘤发生于椎骨>肋骨>股骨>髂骨>肱骨>颅面骨>骶骨>锁骨>胸骨>耻骨>胫骨。髓外骨髓瘤通常发生于椎旁和/或硬膜外的部位,可与骨内的肿瘤分开或毗邻

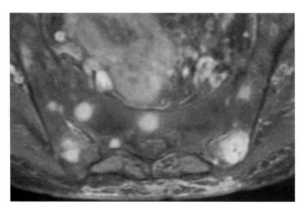

图 1.311　83 岁男性,横断面脂肪抑制 T1WI 显示骶骨和髂骨中多发强化的转移性病变

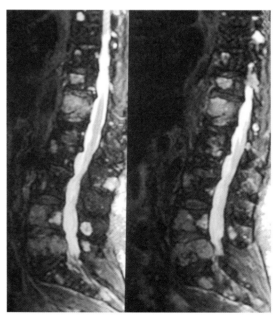

图 1.312　多发性骨髓瘤,脂肪抑制 T2WI 显示椎体和骶骨骨髓中内多发高信号的病灶

表 1.9(续) 累及骶骨的病变

病变	影像学表现	点评
淋巴瘤 (图 1.313)	**MRI:**单发或多发边界清晰或模糊的浸润性病变,累及骶骨、硬膜外软组织和/或硬膜,T1WI 上呈低-中等信号,T2WI 上呈中等-高信号,通常＋强化,±骨质破坏。在霍奇金病中骶骨的弥漫性累及可形成"象牙椎",在 T1WI 和 T2WI 均呈低信号 **CT:**单发或多发边界清晰或模糊的浸润性透射线性病变,累及骶骨的骨髓、硬膜和/或柔脊膜,呈低-中等密度,病理性椎骨骨折,±硬膜外肿瘤扩展引起神经组织或血管受压。可有强化,±骨质破坏。在霍奇金病中骶骨的弥漫性累及可形成骨质硬化类似"象牙椎"表现,呈弥漫性高密度	淋巴瘤可在受累椎体内的单发或多发部位引起不同程度破坏性或浸润性的骨髓/骨质改变。淋巴瘤可从骨延伸至椎管内或椎管外的邻近软组织,或最早只累及硬膜外软组织或仅蛛网膜下腔。可发生于任何年龄(高峰发病年龄为 30～50 岁)
白血病 (图 1.314)	**MRI:**累及骨髓的单发或多发边界清晰或模糊的浸润性病变,在 T1WI 上呈低-中等信号,T2WI 和脂肪抑制 T2WI 上呈中等-高信号,通常有强化,±骨质破坏和骨外延伸 **CT:**累及骶骨骨髓的单发或多发边界清晰或模糊的浸润性透射线性病变	累及骨髓的淋巴组织肿瘤,也可在周围血液中发现肿瘤细胞。在儿童和青少年中,急性淋巴细胞白血病(ALL)是最常见的类型。在成人中,慢性淋巴细胞白血病(小淋巴细胞性淋巴瘤)是最常见类型的淋巴细胞白血病。髓性白血病是来源于异常骨髓祖细胞的肿瘤。急性髓细胞性白血病(AML)发生于青少年和青年,占儿童白血病的 20%。慢性粒细胞性白血病(CML)通常累及 25 岁以上的成年人

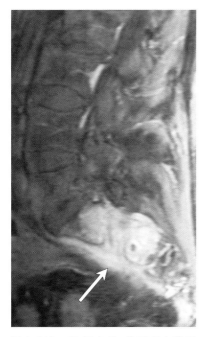

图 1.313 77 岁女性,非霍奇金淋巴瘤,矢状面脂肪抑制 T1WI 显示骶骨骨髓内强化的肿瘤,伴有骨质破坏和骨外肿瘤延伸进入骶孔及骶前和硬膜外软组织(↑)

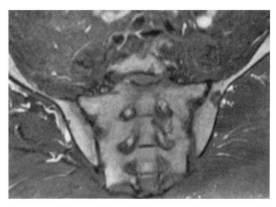

图 1.314 70 岁男性,肥大细胞白血病,冠状面脂肪抑制 T1WI 显示骶骨和髂骨骨髓内弥漫性异常强化

表 1.9(续)　累及骶骨的病变

病变	影像学表现	点评
脊索瘤 (图 1.315)	**MRI:**肿瘤通常位于中线部位,且常有分叶状或浅分叶状的边缘。病变可累及骨髓,伴有骨小梁和骨皮质的破坏并向骨外延伸。典型的脊索瘤在 T1WI 上呈低-中等信号,而在 T2WI 上则呈明显不均匀的高信号。脊索瘤通常有强化,且通常为不均匀的方式 **CT:**边界清晰、分叶状、透射线性病变,呈低-中等密度,通常有强化(通常不均匀)。可为局部侵袭性且伴有骨质侵蚀/破坏,±向椎管延伸	罕见的、局部侵袭性的、生长缓慢的、低级至中级的恶性肿瘤,起源于沿骨轴的异位脊索残留,占原发性恶性骨肿瘤的 2%~4%,占原发性骨肿瘤的 1%~3%,占颅内肿瘤的<1%。病人的年龄从 6 岁到 84 岁不等(中位年龄 58 岁)。脊索瘤在男性中多于女性(2/1)。部位:骶骨(50%)>颅骨(35%)>椎骨(15%)

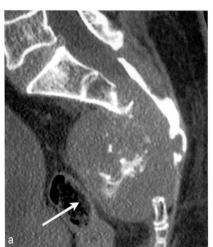
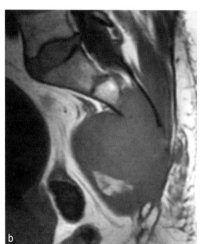
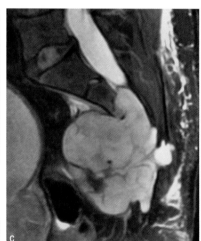
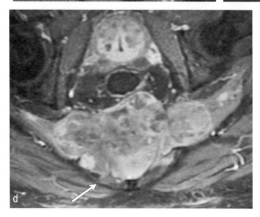

图 1.315　68 岁男性,矢状面 CT(**a**)显示骶骨脊索瘤破坏骨质,伴有骨外肿瘤延伸进入椎管和骶前软组织(↑)。肿瘤含有破坏的骨碎片,矢状面 T1WI(**b**)上大多为中等信号,矢状面脂肪抑制 T2WI(**c**)上大多为高信号,横断面脂肪抑制 T1WI(**d**)上的不均匀强化(↑)

表 1.9(续) 累及骶骨的病变

病变	影像学表现	点评
软骨肉瘤 (图 1.316)	**MRI**:肿瘤通常在 T1WI 上呈低-中等信号,质子密度加权成像(PDWI)上呈中等信号,T2WI 上呈不均匀的中等-高信号。± T2WI 上低信号区与矿化的软骨基质有关。病变通常有不均匀强化。可见随着肿瘤向骨外延伸所引起的皮质破坏区 **CT**:分叶状透射线性病灶,呈低-中等密度,±基质矿化,可有强化(通常是不均匀的)。可为局部侵袭性且伴有骨质侵蚀/破坏;可累及骶骨的任何部分	软骨肉瘤是肉瘤样基质内含有软骨形成的恶性肿瘤,占恶性骨病变的 12%~21%,占原发骨肉瘤的 21%~26%,平均年龄 40 岁,中位年龄 26~59 岁。是罕见的、生长缓慢的肿瘤(占骨肿瘤的 16%),通常发生于成人(高峰期在 50~60 岁),男性>女性,散发性(75%),其他软骨病变如软骨瘤、骨软骨瘤等的恶性退化/转化(25%)
骨肉瘤 (图 1.317)	**MRI**:破坏性的骨髓质内恶性病变,在 T1WI 上呈低-中等信号,T2WI 上呈混杂的低、中等、高信号,通常伴有基质矿化/骨化(T2WI 上低信号),且通常有强化(通常是不均匀的)。皮质破坏区常见,肿瘤由此扩展到骨外软组织。低信号源于针状、反应性骨膜反应和瘤骨形成 **CT**:破坏性的恶性病变,呈低-中等-高密度,在病变内或骨外肿瘤延伸之内通常＋基质矿化/骨化,可有强化(通常是不均匀的)。骨皮质破坏和肿瘤的硬膜外延伸可压迫椎管和脊髓	恶性肿瘤由增殖性肿瘤梭形细胞组成,产生骨样和/或未成熟的瘤骨,最常起源于骨髓质内。两个高峰发病年龄,较大的发病年龄出现在 10~20 岁,占超过一半的病例;第二个小高峰出现在 60 岁以上的成年人,占所有病例的 10%。骨肉瘤在儿童中作为原发性肿瘤而发生,在成人中与 Paget 病、骨辐射、慢性骨髓炎、骨母细胞瘤、骨巨细胞瘤和纤维性发育不良有关
尤因肉瘤 (图 1.318)	**MRI**:累及骨髓的破坏性恶性病变,T1WI 上呈低-中等信号,T2WI 和脂肪抑制 T2WI 上呈混杂的低、中等和/或高信号,通常有强化(通常不均匀)。常可见肿瘤通过皮质破坏部位向骨外延伸。肿瘤的硬膜外延伸可以压迫椎管和脊髓 **CT**:累及骶骨的破坏性恶性病变,透射线性的低-中等密度。典型者缺乏基质矿化,可有强化(通常是不均匀的)	骨的恶性原始肿瘤,由伴有圆形细胞核的未分化小细胞组成。占原发性恶性骨肿瘤的 6%~11%,占原发性骨肿瘤的 5%~7%。通常发生于 5~30 岁,男性多于女性。尤因肉瘤通常有染色体 11 和 22:t(11;22)(q24:q12)的异位,导致 11q24 上的 *FL1-1* 基因与 22q12 上的 *EWS* 基因融合。局部侵袭性,具有较高的转移潜力

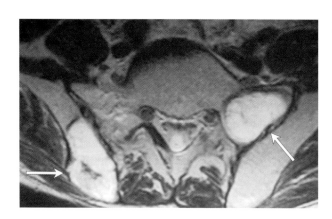

图 1.316　57 岁男性，左侧骶骨翼和右侧髂骨的转移性软骨肉瘤病变，横断面 T2WI 显示其大部分呈高信号(↑)

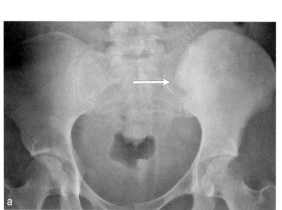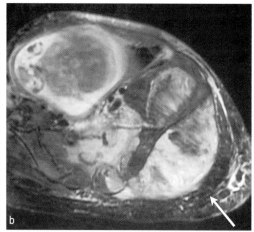

图 1.317　18 岁女性，骨肉瘤。(a)AP 位 X 线片显示累及左侧髂骨并延伸至骶骨的致密恶性肿瘤基质(↑)；(b)横断面脂肪抑制 T2WI 显示左侧髂骨和骶骨内的肿瘤呈混杂低和高的骨髓信号，皮质破坏不规则，以及高信号的骨外肿瘤延伸和肿瘤基质矿化的低信号区(↑)

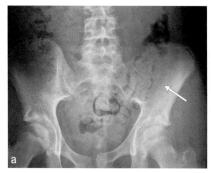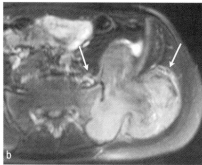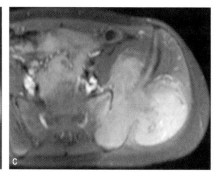

图 1.318　11 岁女性。(a)正位 X 线片显示尤因肉瘤引起左侧髂骨和邻近骶骨的破坏(↑)，肿瘤通过被破坏的骨皮质延伸到邻近软组织；(b)横断面脂肪抑制 T2WI 上呈轻微的高和低信号(↑)；(c)横断面脂肪抑制 T1WI 上肿瘤表现为不均匀强化

表1.9(续)　累及骶骨的病变

病变	影像学表现	点评
恶性纤维组织细胞瘤（图1.206）	**MRI:**骨髓内病变,伴有不规则边缘,皮质破坏区并向骨外延伸。肿瘤通常在 T1WI 上呈低-中等信号,T2WI 和脂肪抑制 T2WI 上呈不均匀的中等-高信号。可伴有骨梗死、骨囊肿、慢性骨髓炎、Paget 病以及其他经治疗的原发性骨肿瘤。病变通常有明显不均匀的强化 **CT:**肿瘤通常伴有皮质破坏区和骨外软组织肿块。肿瘤呈低-中等密度且可有强化。骨皮质破坏和肿瘤的硬膜外延伸可以压迫椎管	恶性肿瘤累及软组织且罕有累及骨骼,起源于未分化的间质细胞。世界卫生组织(WHO)现在使用未分化多形性肉瘤来命名多形性恶性纤维组织细胞瘤。含有细胞分化受限的细胞,如纤维母细胞、肌样纤维母细胞、组织细胞样细胞、间变性巨细胞和炎性细胞等混合物。占原发性恶性骨肿瘤的 1%～5% 或占所有原发性骨肿瘤的 1%～3%。患者的年龄 11～80 岁(中位年龄 48 岁,平均年龄 55 岁)
血管内皮细胞瘤（图1.240）	**MRI:**骨髓内肿瘤,通常边缘锐利,可有浅分叶。病变通常在 T1WI 上呈低-中等和/或高信号,在 T2WI 和脂肪抑制 T2WI 上呈不均匀的中等-高信号伴有或不伴有低信号区,可为多灶性病变,通常出现肿瘤通过皮质破坏区向骨外延伸。病变经常表现为明显的不均匀强化 **CT:**病变通常边缘锐利,可有浅分叶,且通常为低-中等密度,可为骨内透射线性的病变或硬膜外软组织病变,可为多灶性病变。可见肿瘤通过皮质破坏区向骨外延伸,病变可有强化	低级别的成血管/内皮恶性肿瘤,具有局部侵袭性,与高级别的内皮肿瘤如血管肉瘤相比罕有转移。在原发性恶性骨肿瘤中占比不足 1%。患者年龄 10～82 岁(中位年龄 36～47 岁)。多灶性病变患者比单灶性肿瘤患者平均年轻 10 岁
血管外皮细胞瘤（图1.319）	**MRI:**病变通常在 T1WI 上呈低-中等信号,T2WI 上呈稍高-高信号。在 T1WI 和 T2WI 上,在肿瘤内和/或在肿瘤边缘可见代表血管的细管状流空信号,也可以排列成"辐轮状"模式,典型者有强化 **CT:**肿瘤通常边界清晰。骨内病变可为透射线性,伴有或不伴分叶状边缘,且骨外病变可为低-中等密度。病变可含有稍明显的中央或外周血管,±出血区,可有强化	可能为血管周起源的罕见恶性肿瘤,显示周细胞样分化伴有不同形状的周细胞(卵圆形、圆形、梭形)和邻近覆以内皮细胞的不规则分支血管。可发生于软组织中而在骨骼中较少发生,占原发性骨肿瘤<1%,可见于 1～90 岁(中位年龄 40 岁)

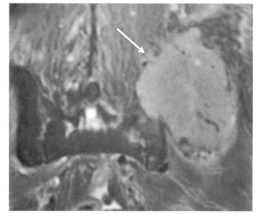

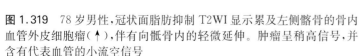

图1.319　78 岁男性,冠状面脂肪抑制 T2WI 显示累及左侧髂骨的骨内血管外皮细胞瘤(↑),伴有向骶骨内的轻微延伸。肿瘤呈稍高信号,并含有代表血管的小流空信号

表 1.9(续) 累及骶骨的病变

病变	影像学表现	点评
神经母细胞瘤 (图 1.320)	**MRI:** 肿瘤具有清晰或模糊的边缘,且在 T1WI 上通常呈低-中等信号。T1WI 上的高信号区可出现在出血部位。在 T2WI 和脂肪抑制 T2WI 上呈均匀或不均匀的中等、稍高和/或高信号。T2WI 上的高信号区出现在出血或坏死的部位。在 T2WI 上见到的小片低信号可继发于钙化和血液产物,可在肿瘤内见到 T2WI 上的流空信号,可有轻度到明显的不均匀强化。MRI 可显示肿瘤延伸入椎管和骨髓 **CT:** 肿瘤可为卵圆形或球形,有清晰或模糊的边缘。通常呈低-中等密度,可见肿瘤内的钙化高达 90%,直径达 4 cm 的低密度区可由坏死和/或出血所引起。肿瘤可表现为轻度到明显的不均匀或均匀强化,病变可延伸入椎管、包裹或压迫血管,或侵入邻近软组织。神经母细胞瘤可出现侵蚀和侵入邻近骨 **核医学:** 超过 90% 的神经细胞瘤浓聚[123]I 间碘苯甲胍(MIBG),用于评估诊断和治疗后的疾病范围。[18]F FDG PET/CT 可用以评估对 MIBG 弱浓聚的神经母细胞瘤病变范围	神经母细胞瘤是交感神经系统的恶性未分化肿瘤,由神经嵴产生的神经外胚细胞组成。大多数神经母细胞瘤是散发性的,诊断时的中位年龄为 22 个月。(家族性神经母细胞瘤患者的中位年龄为 9 个月)。96% 发生于 10 岁内,而 3.5% 发生于 20 岁内。在出生 1 个月内诊断的恶性肿瘤中,神经母细胞瘤占比高达一半。位于肾上腺髓质(35%~40%)>肾上腺外腹膜后(25%~35%)>后纵隔(15%~20%)>颈部、骨盆(1%~5%)。神经母细胞瘤可发生于任何有交感神经组织出现之处。66% 的患者在诊断时发现神经母细胞瘤的转移。转移性病变发生于骨,其次是肝、肺、脑和硬膜。<15 岁患有神经母细胞瘤儿童的 5 年生存率为 70%。<1 岁患有神经母细胞瘤的儿童中,具有肿瘤超倍体/三倍体,肿瘤 TRKA 表达 A±C、无肿瘤 MYCN 扩增且无染色体 1 p 缺失,其存活率超过 90%。1 岁以上患有Ⅲ期或Ⅳ期神经母细胞瘤的儿童,3 年无事件存活率分别为 50% 和 15%
节细胞神经母细胞瘤和节细胞神经瘤 (图 1.321)	**MRI:** 节细胞神经母细胞瘤具有类似于神经母细胞瘤的特征。节细胞神经瘤是边界清晰的球形或卵圆形肿瘤,在 T1WI 上呈低-中等信号,相对于肌肉而言呈低或等信号。在 T2WI 和脂肪抑制 T2WI 上,病变通常表现为均匀或不均匀的中等、稍高到高信号。在 T2WI 上的小片或线样低信号可分别继发于钙化和纤维组织。肿瘤表现为轻度到明显的强化,通常在动态 MRI 上不显示早期强化,然而延迟图像可显示渐进性强化。MRI 可显示肿瘤延伸入椎管和骶孔 **CT:** 节细胞神经母细胞瘤具有类似于神经母细胞瘤的特征。节细胞神经瘤是边界清晰的球形或卵圆形肿瘤,呈低-中等密度,CT 值范围 27~36 HU。在 60% 肿瘤中可见细小和/或粗大的钙化。肿瘤通常表现为轻度到中度不均匀或均匀强化 **核医学:** 像神经母细胞瘤一样,节细胞神经母细胞瘤也浓聚[123]I 间碘苯甲胍(MIBG)	节细胞神经母细胞瘤和节细胞神经瘤是交感神经系统肿瘤,由神经嵴产生的神经外胚细胞组成。肿瘤在细胞成熟程度、原始神经母细胞分化程度、神经鞘基质发育程度等方面各不相同。节细胞神经母细胞瘤是由成熟的神经节细胞和未成熟的神经母细胞组成的中度恶性肿瘤。患者的年龄从 1~38 岁(中位年龄 22 个月)。节细胞神经母细胞瘤进一步归类为混合亚型(神经鞘基质丰富),或结节亚型(神经鞘基质丰富/基质为主和基质缺乏)。可发生于任何有交感神经组织的部位,包括肾上腺髓质(35%~40%)>肾上腺外腹膜后(25%~35%)>后纵隔(15%~20%)>颈部、骨盆(1%~5%)。节细胞神经瘤是罕见的良性病变,由神经节细胞和神经鞘基质构成且缺乏神经母细胞和有丝分裂象。患者的年龄 4~44 岁(中位年龄 7 岁)。发生于后纵隔(41.5%)>腹膜后(37.5%)>肾上腺(21%)>颈部(8%)>其他部位,如骨骼、心脏、精索和肠道

图 1.320 1 岁男孩,矢状面 T2WI(a)显示骶前神经母细胞瘤呈混杂的低和高信号(↑),脂肪抑制 T1WI(b)上显示不均匀强化(↑)

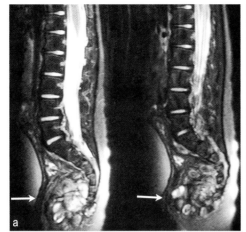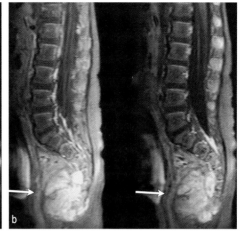

图 1.321 4 岁女童,矢状面(a)和冠状面(b)脂肪抑制 T2WI 显示骶前节细胞神经瘤(↑)通过多个骶孔延伸入椎管,肿瘤呈不均匀稍高信号且边缘清晰

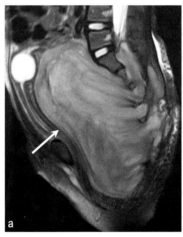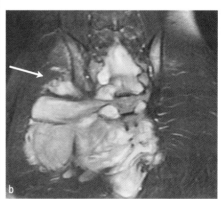

表 1.9(续) 累及骶骨的病变

病变	影像学表现	点评
畸胎瘤 (图 1.322)	**MRI:**在 T1WI 和 T2WI 上呈多样化的低、中等和/或高信号的局灶性病变,±强化。可有钙化和囊变,也有脂肪成分 **CT:**局限性病变,有多样化的低、中等和/或高密度,±强化。可有钙化和囊肿,也有脂肪成分	畸胎瘤是第二常见的生殖细胞肿瘤。最常发生于儿童中,且在男性中多于女性。有良性和恶性两种类型。**成熟畸胎瘤**含有来源于外胚层、中胚层(软骨、骨、肌肉和/或脂肪)以及内胚层(含有肠道或呼吸道上皮的囊肿)的分化细胞。**不成熟畸胎瘤**含有部分分化来的外胚层、中胚层或内胚层细胞
室管膜瘤 (图 1.323)	**MRI:**硬膜内、局灶性、分叶状病变,可为位于脊髓内的髓内病变或硬膜囊内的髓外病变。罕有位于低位硬膜囊并侵犯骶骨且累及骶尾软组织。病变通常为 T1WI 低-中等信号和 T2WI 中等-高信号,±黏蛋白或出血所致的 T1WI 点状高信号,±T2WI 上的周边低信号环(含铁血黄素),±肿瘤囊变(T2WI 高信号) **CT:**病变通常为中度密度,±出血	位于脊髓圆锥或马尾/终丝的室管膜瘤通常为黏液乳头型,且被认为是起源于终丝的室管膜胶质细胞。稍好发于男性。通常,室管膜瘤是生长缓慢的肿瘤伴有长期的背疼、感觉缺失、运动无力以及膀胱和肠道功能障碍,±慢性骨侵蚀,伴有椎体的扇形变及椎间孔的扩大。可发生于低位硬膜囊并累及骶骨

表 1.9(续)　累及骶骨的病变

病变	影像学表现	点评
良性肿瘤		
施万细胞瘤(神经鞘瘤) (**图** 1.324)	**MRI:**局灶性、类圆形、卵圆形或分叶状病灶,T1WI 上呈低-中等信号,T2WI 上呈高信号,且通常有显著的强化,±肿瘤播散入 CSF,±骨质侵蚀或侵犯。较大病变中可由于囊变和/或出血而造成 T2WI 高信号及强化的不均匀 **CT:**病变呈中等密度,±强化。较大病变可有囊变和/或出血	起源于不对称神经鞘的包膜内肿瘤,神经鞘瘤是最常见的硬膜下髓外肿瘤。常见于成人,出现疼痛、神经根病、感觉异常和下肢无力。免疫反应 S-100 阳性。多发神经鞘瘤见于神经纤维瘤病Ⅱ型(NF2)

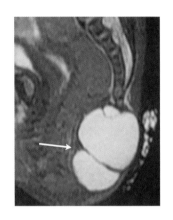

图 1.322　1 天大女婴,矢状面脂肪抑制 T2WI 显示邻近尾骨的高信号畸胎瘤(↑)

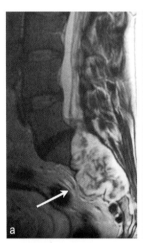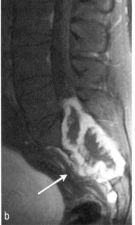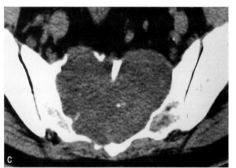

图 1.323　41 岁男性。(**a**)矢状面 T2WI 显示骶管中央的室管膜瘤具有不均匀的高和低信号(↑);(**b**)矢状面脂肪抑制 T1WI 上的不均匀强化(↑);(**c**)肿瘤在横断面 CT 上呈中度密度,并引起邻近骶骨的侵蚀

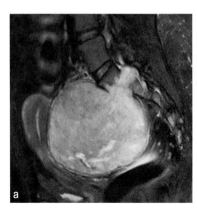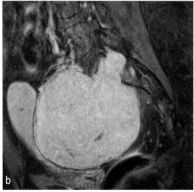

图 1.324　28 岁女性。(**a**)矢状脂肪抑制 T2WI 显示骶管内的巨大神经鞘瘤,S1 椎间孔扩大,骶前软组织,边界清晰及不均匀高信号;(**b**)神经鞘瘤在矢状面脂肪抑制 T1WI 上有明显强化

表 1.9(续)　累及骶骨的病变

病变	影像学表现	点评
神经纤维瘤 (图 1.325)	**MRI:**分叶状、球形或卵圆形的髓外病变,±边缘不规则,±哑铃状向硬膜外延伸。病变在 T1WI 上呈低-中等信号,T2WI 上呈高信号,且有明显强化。±椎间孔的侵蚀,±椎体背侧缘的扇形改变(慢性侵蚀或神经纤维瘤病Ⅰ型的硬膜扩张)。T2WI 高信号和强化在较大的病灶中是不均匀的 **CT:**病变通常为中等密度,有强化,邻近骨侵蚀	神经纤维瘤是一种常见的髓外硬膜下肿瘤,常伴有硬膜外延伸。常见于成人,出现疼痛、神经根病、感觉异常和下肢无力。多发性神经纤维瘤常见于神经纤维瘤病Ⅰ型
骨母细胞瘤 (图 1.326)	**MRI:**病变表现为球形或卵圆形区域,直径>1.5~2 cm,位于骨髓质和/或骨皮质内。病变在 T1WI 上呈低-中等信号,在 T2WI 和脂肪抑制(FS)T2WI 上呈低-中等信号和/或高信号。钙化或矿化区域可在 T2WI 表现为低信号区。增强后,骨母细胞瘤显示出不同程度的强化。骨皮质增厚区和骨髓质硬化区可见于骨母细胞瘤附近,通常在 T1WI、T2WI 和脂肪抑制 T2WI 上呈低信号。边界模糊的骨髓信号改变区在 T1WI 上呈低-中等信号、在 T2WI 和 FS T2WI 上呈高信号,且相应的强化可见于骨母细胞瘤邻近的骨髓内及邻近的骨外软组织中 **CT:**膨胀性透射线性的椎骨病变,直径通常>1.5 cm,位于后部结构或骶骨翼,±硬膜外延伸(40%),呈低-中等密度,通常为骨质硬化区所包裹,可有强化,±脊髓/椎管受压	罕见的良性成骨性肿瘤,组织学上与骨样骨瘤有关。骨母细胞瘤比骨样骨瘤更大并呈渐进增大。占原发性良性骨肿瘤的 3%~6%,占所有原发性骨肿瘤的 1%~2%。1/3 的骨母细胞瘤累及脊柱。发生于 1~30 岁的患者中(中位年龄 15 岁,平均年龄 20 岁)
骨样骨瘤 (图 1.327,亦见图 1.209)	**MRI:**骨样骨瘤通常表现为骨骼的致密梭形增厚,并在 T1WI、T2WI 和脂肪抑制(FS)T2WI 上呈低信号。在增厚的骨骼内部,通常可见直径<1.5 cm 的球形或卵圆形区域(瘤巢)。相对于邻近的皮质增厚区域,骨巢可有不规则的、明显的或不明显的边缘。瘤巢在 T1WI 上可呈低-中等信号,在 T2WI 和 FS T2WI 上可呈低-中等信号或高信号。瘤巢内的钙化在 T2WI 上可呈低信号。增强后,瘤巢可见不同程度的强化 **CT:**位于后部结构中的骨内局灶性透射线性病变,直径通常<1.5 cm。低-中等密度的中央区可有强化,围绕着高密度的外周区(反应性骨质硬化)	良性骨病变,含有带血管骨小梁的瘤巢,围绕着成骨细胞性的硬化。14%的骨样骨瘤位于脊柱,通常发生于 5~25 岁的患者中(中位年龄 17 岁),且男性多于女性。病变伴有局灶性疼痛和触痛,通常于夜间加重,阿司匹林可缓解。骨样骨瘤占原发性良性骨肿瘤的 11%~13%。治疗采用手术或经皮消融技术

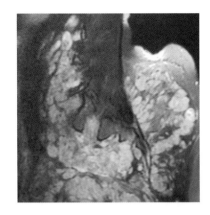

图 1.325　7 岁男性,神经纤维瘤病Ⅰ型,矢状面脂肪抑制 T2WI 显示累及多个骶孔和邻近软组织的巨大丛状神经纤维瘤

图 1.326　12 岁男性,左侧骶骨骨母细胞瘤,正位 X 线片(**a**)和横断面 CT(**b**)显示透射线性病变,含有致密钙化,围绕着薄的硬化边缘(↑),明显的致密硬化反应可见于邻近病变的骨内;冠状面脂肪抑制 T2WI(**c**)上,病变周边呈中等至稍高的信号,围绕着低信号和稍高信号的中心区(↑);冠状面脂肪抑制 T1WI(**d**)上,病变有轻度-中度的强化(↑),T2WI 上边界模糊的高信号区和相应的强化可见于邻近成骨细胞瘤的骨髓和软组织内(**c、d**)

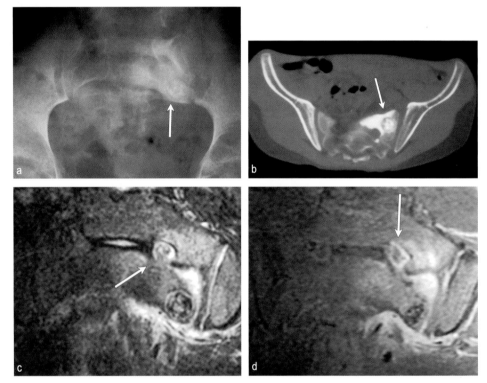

图 1.327　(**a**)17 岁女性,骶骨内骨样骨瘤的横断面 CT(↑),表现为小的含有钙化的透射线性病变,围绕着薄的硬化边缘。明显的致密硬化反应可见于邻近病变的骨内;(**b**)矢状面脂肪抑制 T2WI 上,病变周边呈中等至稍高信号,围绕着低信号和稍高信号的中心区(↑);(**c**)病变在矢状面脂肪抑制 T1WI 上有中等强化(↑),T2WI 上边界模糊的高信号区和相应的强化可见于邻近骨髓和软组织内(**b、c**)

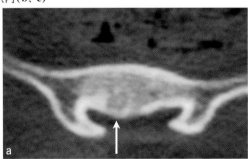

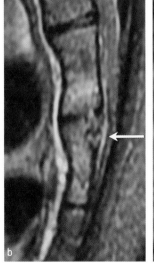

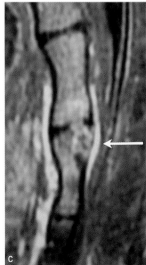

表 1.9(续) 累及骶骨的病变

病变	影像学表现	点评
骨软骨瘤 (**图 1. 328**,亦见**图 1. 211** 和**图 1. 212**)	**MRI:**起源于皮质外层的局灶性外凸病变,中心区域在 T1WI 和 T2WI 上呈类似于骨髓的中等信号,周边有 T1WI 和 T2WI 低信号带的围绕。在儿童和年轻人中通常可见软骨帽。当软骨帽的厚度>2 cm 时,恶性的可能性增高。 **CT:**典型者起源于椎体的后部结构,局灶性无柄或凸起的骨性病变,伴有与骨髓髓腔相连的中心区,±软骨帽。当软骨帽的厚度>2 cm 时,恶性的可能性增加	良性的软骨类肿瘤,起源于骨形成过程中生长板周边的缺陷,伴有向外的骨生长并覆以软骨帽。通常为良性病变,除非伴有疼痛和软骨帽的增大。骨软骨瘤为常见病变,占原发性骨肿瘤的 14%～35%。发生于中位年龄为 20 岁的患者中;高达 75%的患者<20岁。可为多发性病变(遗传性骨软骨瘤)且恶性的可能性增高
内生软骨瘤 (**图 1. 329**)	**MRI:**分叶状、边界清晰的髓内骨病变,可见轻微扇贝样的骨内膜,很少发生骨皮质的膨胀。病变通常在 T1WI 上呈低-中等信号,在 T2WI 和脂肪抑制 T2WI 上,通常病灶大多呈高信号,伴有灶性和/或带状低信号,代表基质矿化与纤维束的区域。在 T2WI 上,病变外的骨髓中通常未见异常的高信号区域。病变通常有不同形式的强化(周边曲线样分叶状,中央结节样/小叶间隔和外周分叶状,或不均匀弥漫性) **CT:**分叶状透射线性病变,呈低-中等密度,±基质矿化,可有强化(通常不均匀)。可为局灶侵袭性的,且伴有骨质侵蚀/破坏	良性骨髓内病变,由透明软骨组成,占良性骨肿瘤的 10%。内生软骨瘤可为单发性(88%)或多发性(12%)。奥利尔病(Ollier's disease)是一种软骨发育不良性疾病,累及骨内成骨且导致多发性内生软骨瘤(内生软骨瘤病)。混合性软骨瘤病是一种内生软骨瘤病和骨软骨瘤病的合并症,且罕见。马富奇病(Maffucci's disease)是指一种多发性内生软骨瘤和软组织血管瘤的综合征,且非常罕见。患者年龄 3～83 岁(中位年龄 35 岁,平均年龄 38～40 岁),高峰为 30 岁和 40 岁,发病率在男性和女性中都一样
软骨母细胞瘤	**MRI:**肿瘤通常具有清晰的分叶状边缘,典型者在 T1WI 上呈低-中等的不均匀信号,并在 T2WI 上呈混杂性的低、中等和/或高信号。T2WI 上的低信号区继发于软骨基质矿化和/或含铁血黄素沉积。可见分叶状、边缘或间隔的强化。T2WI 和脂肪抑制 T2WI 上边界模糊的高信号且有相应强化的区域,通常见于邻近病变的骨髓中,代表由肿瘤前列腺素合成所引起的炎症反应 **CT:**肿瘤通常是透射线性的,伴有分叶状的边缘,且通常呈低-中等密度。高达 50%的肿瘤有软骨基质矿化,病变可有强化,皮质破坏并不常见,可发生继发于病灶的骨膨胀	良性的软骨类肿瘤,伴有软骨样细胞和软骨基质形成区,软骨母细胞瘤通常发生于儿童和青少年(对长骨病变而言,中位年龄 17 岁,平均年龄 16 岁;而对其他骨病变而言,平均年龄 28 岁)。大多数明确诊断的病例位于 5～25 岁。很少发生于脊柱和骶骨,脊柱肿瘤通常累及胸椎的椎体和椎弓根

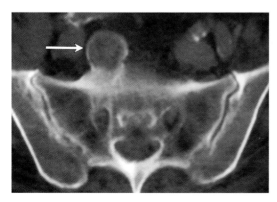

图 1.328 横断面 CT 显示骶骨前缘突出的骨软骨瘤(↗)

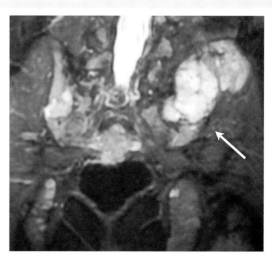

图 1.329 4 岁女性,奥利尔病,冠状面脂肪抑制 T2WI 显示累及骨盆的多发内生软骨瘤呈高信号(↗)

表 1.9(续) 累及骶骨的病变

病变	影像学表现	点评
巨细胞瘤 (图 1.330)	**MRI:**分叶状、球形或卵圆形的髓外病变,±边缘不规则,±哑铃状向硬膜外延伸。病变在 T1WI 上呈低-中等信号,T2WI 上呈高信号,且有明显强化。±椎间孔的侵蚀,±椎体背侧缘的扇形改变(慢性侵蚀或神经纤维瘤病 1 型的硬膜扩张)。T2WI 高信号和强化在较大的病灶中是不均匀的 **CT:**病变通常为中等密度,有强化,邻近骨侵蚀	侵袭性肿瘤,由肿瘤性单核细胞和散在的多核性骨细胞样巨细胞所组成。占原发性非恶性骨肿瘤的 23%,占所有原发性骨肿瘤的 5%～9%。患者的中位年龄为 30 岁。局部侵袭性病变很少转移。通常累及长骨,只有 4% 累及椎骨。发生于青少年和成人(20～40 岁)
骨韧带样纤维瘤 (图 1.215)	**MRI:**分叶样病变伴有不连续的过渡带。病变通常在 T1WI 上呈低-中等信号,在 T2WI 上呈不均匀的中等-高信号。病变在 T1WI 和 T2WI 上可见内部或边缘区域、继发于病灶内致密胶原成分的低信号带,和/或在 T2WI 上源于囊性区的高信号灶。在 T2WI 上的曲线样低信号区可见于病变的边缘。病变有不同程度和不同形式的强化 **CT:**典型的透射线性、分叶状、位于中央的病变,伴有不连续的过渡带,有或没有边缘的骨小梁表现,骨膨胀伴皮质变薄,反应性硬化,和/或骨膜反应。病变通常没有基质矿化	骨韧带样纤维瘤是一种罕见的骨内硬纤维肿瘤,由邻近胶原且含有细长或梭形细胞的良性纤维组织所构成,占原发性骨病变的 <1%。发生于 1～71 岁的患者中(平均年龄 20 岁,中位年龄 34 岁),高峰出现在 20 岁

肿瘤样病变

病变	影像学表现	点评
血管瘤 (图 1.331,图 1.217 和图 1.218)	**MRI:** 骨病变通常边界清晰,常在 T1WI、T2WI 和脂肪抑制 T2WI 上呈中等至高信号。在 T1WI 上,血管瘤的信号通常等于或高于邻近正常骨髓的信号而低于脂肪组织,可见病灶内增厚的低信号骨小梁,血管瘤通常有强化(轻度到明显)。血管瘤的骨外延伸缺乏脂肪组织,并导致 T1WI 上的中等信号骨内血管瘤伴有的病理骨折通常会导致骨髓在 T1WI 上呈低-中等信号 **CT:**局灶性或弥漫性的髓内骨病变,通常为透射线性,不伴有骨小梁的破坏。通常呈低-中等密度伴有椎体骨小梁的增厚,可有强化,且 30% 的病例为多发	骨和/或软组织的良性错构瘤样病变。累及脊柱最常见的良性病变,发生于女性要多于男性,是由骨髓内覆以内皮细胞的毛细血管和海绵状间隙组成,伴有垂直骨小梁的增厚和次级骨小梁的减少。可见于 11% 的尸检中,通常无症状,很少引起骨膨胀和导致神经受压的硬膜外延伸(通常在胸椎区),骨折伴硬膜外血肿的可能性增加
骨内脂肪瘤 (图 1.332)	**MRI:**病变在 T1WI 和 T2WI 上均呈高信号,与脂肪成分有关,± T2WI 上高信号的囊性区,± T1WI 和 T2WI 上低信号的钙化。病灶内脂肪在脂肪抑制(FS)T1WI 和 FS T2WI 上信号被抑制,± FS T1WI 上的周边环样强化和中心强化 **CT:**病变因脂肪成分而呈低密度,±水样密度的囊性区,±钙化,±菲薄的硬化边缘	不常见的良性错构瘤,由成熟的白色脂肪组织组成,不伴有细胞异型性。骨样或软骨样化生伴黏液样变可与脂肪瘤伴发,占骨肿瘤的 0.1%,且很可能被低估了

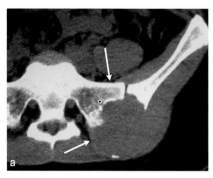
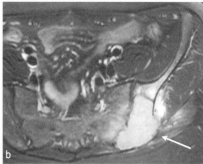
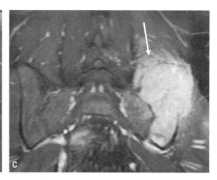

图 1.330 23 岁女性,横断面 CT(**a**)显示中等密度的巨细胞瘤破坏左后髂骨并延伸到骶骨(↑),肿瘤在横断面脂肪抑制 T2WI(**b**)上呈高信号(↑),在冠状面脂肪抑制 T1WI(**c**)上有强化(↑)

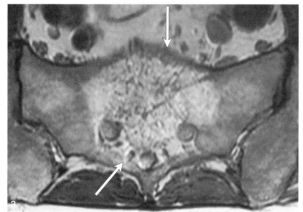
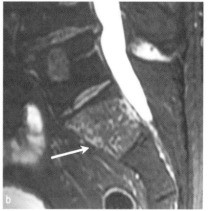

图 1.331 59 岁女性,横断面 T2WI(**a**)和矢状面脂肪抑制 T2WI(**b**)显示骶骨内血管瘤(↑),其主要为高信号,并伴有低信号的增厚骨小梁,在 L5 椎体中亦可见一小的血管瘤

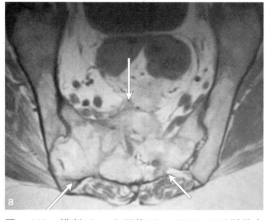
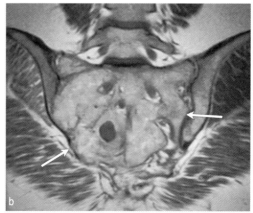

图 1.332 横断面(**a**)和冠状面(**b**)T1WI 显示骶骨内高脂肪信号的脂肪瘤(↑)伴有慢性骨膨胀和骶孔狭窄(**b**)

表 1.9(续) 累及骶骨的病变

病变	影像学表现	点评
动脉瘤样骨囊肿 (ABC) (图 1.333,亦见图 1.220)	**MRI**:ABC 在 T1WI 和 T2WI 上通常可见低信号的环,靠近正常髓质骨且位于骨外软组织之间。在 T1WI 和 T2WI 上呈低、中等和/或高信号的不同组合,以及液-液平面,通常可见于 ABC 内。在病灶边缘和内部间隔可见不同程度的强化 **CT**:局灶性膨胀性病变,通常呈不同的低、中等、高和/或混杂密度,±围以菲薄的骨壳,±分叶,±单个或多个液-液平面,±病理性骨折	肿瘤样膨胀性骨病变,含有充满血液的海绵状间隙。ABC 可为原发性骨病变(66%)或继发于其他骨病变/肿瘤(如骨巨细胞瘤、软骨母细胞瘤、骨母细胞瘤、骨肉瘤、纤维性发育不良、纤维肉瘤、恶性纤维组织细胞瘤以及转移性疾病),占原发性骨肿瘤样病变的 11%,患者的年龄通常在 1～25 岁(中位年龄 14 岁)。发病部位:腰椎>颈椎>胸椎。临床表现可有神经功能缺损和疼痛
单房性骨囊肿(UBCs) (图 1.221)	**MRI**:UBCs 为局灶性病变,伴有 T1WI 上低信号的薄壁围绕着 T1WI 上低-中等信号且 T2WI 上高信号的液体,可出现液-液平面。可发生轻度到中度的骨膨胀,伴有不同程度的表面皮质变薄。对于无病理性骨折的 UBCs,在病变的边缘可见菲薄的边缘强化。伴有病理性骨折的 UBCs 可在 T1WI 上呈不均匀或均匀的低-中等或稍高信号,在 T2WI 和脂肪抑制 T2WI 上呈不均匀或均匀的高信号,不规则的周边强化以及内部间隔的强化 **CT**:局灶性、髓质内、透射线性病变,边界清晰且可为光滑的或轻微分叶状。UBCs 内没有基质矿化。UBCs 不伴有骨外软组织肿块。CT 扫描可显示液-液平面和纤维性间隔	骨髓内非肿瘤性的空腔,充满浆液或浆液血性液体。占原发性骨肿瘤样病变的 9%,85% 发生在 20 岁内(中位年龄 11 岁)。通常发生于长骨而很少发生于椎骨和骶骨

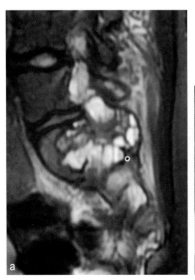
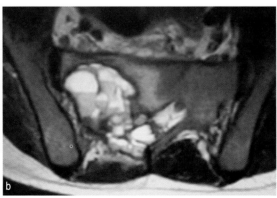

图 1.333　9 岁男童,矢状面(a)和横断面(b)T2WI 显示骶骨内的动脉瘤样骨囊肿含有多个液-液平面

表 1.9(续) 累及骶骨的病变

病变	影像学表现	点评
骨瘤 （图 1.334）	**MRI:**典型者表现为边界清晰的致密性骨区，在 T1WI、T2WI 和脂肪抑制 T2WI 上呈低信号。骨瘤无邻近软组织的浸润。骨瘤不伴有骨质破坏区或软组织肿块。骨瘤不伴有骨膜反应，除非正巧伴有先前的外伤 **CT:**通常表现为局限性还透射线的卵圆形或球形灶，累及骨皮质表面或位于骨髓质内，可有或不接触骨皮质的内层	良性原发性骨肿瘤，由致密的层状、非板层状和/或致密的骨皮质组成，通常位于骨表面。多发性骨瘤常发生于加德纳综合征中，这是一种常染色体显性疾病，伴有肠道息肉病、纤维瘤和硬纤维瘤。骨瘤在原发性良性骨肿瘤中占比不足 1%。发生于 16～74 岁的患者中，最常见于 60 岁
骨岛 （图 1.335）	**MRI:**典型者表现为骨髓中边界清晰的致密性骨区，在 T1WI、T2WI 和脂肪抑制 T2WI 上呈低信号。没有骨质破坏或骨膜反应的伴随表现 **CT:**通常表现为骨髓质内边界清晰的不透射线的卵圆形或球形灶，可有或不接触骨皮质的内层	骨岛（内生骨疣）是髓质内非肿瘤性的成熟致密层状骨区，被视为骨成熟过程中局灶性骨吸收障碍而形成的发育异常
Paget 病（畸形性骨炎） （图 1.186 和图 1.223）	**MRI:**大多数累及骶骨的病例都是在晚期或非活动期。表现为骨膨胀和皮质增厚，在 T1WI 和 T2WI 上均呈低信号。增厚皮质的内缘可为不规则且不清晰的。骨髓内可见 T1WI 和 T2WI 上的低信号区，继发于增厚的骨小梁。在晚期或非活动期 Paget 病中，骨髓的信号可类似于正常骨髓，含有脂肪信号的灶性区，继发于硬化区的 T1WI 和 T2WI 低信号区，并可见脂肪抑制 T2WI 上的高信号区，源于水肿或持续的纤维血管组织 **CT:**累及骶骨的膨胀性硬化/溶解过程，伴有混杂的中等-高密度。骨髓质和骨皮质之间不规则/不清晰的边界，也可导致弥漫性硬化——"象牙椎"	Paget 病是一种慢性骨骼疾病，其内有无序的骨吸收和网织状的骨形成，导致骨性畸形。副黏病毒可能是病原体。高达 66% 的 Paget 病患者是多骨型。Paget 病伴发继发性肉瘤样变的风险不足 1%。2.5%～5% 发生于 55 岁以上白种人中，而 10% 发生于 85 岁以上。可导致椎管和神经孔的狭窄
骨纤维结构不良 （见图 1.224）	**MRI:**其特征取决于骨板、胶原、梭形成纤维细胞、出血和/或囊性改变的比例。病变通常是边界清晰的，在 T1WI 上呈低或低-中等信号。在 T2WI 上，病变呈低、中等和/或高信号的不同组合，常被不同厚度的低信号环所包绕。少数病变中可见内部间隔和囊性变。骨膨胀常见。所有或部分病变可有不均匀、弥漫或周边的强化 **CT:**伴有混杂的中等和高密度的膨胀性过程，通常有磨玻璃样表现	良性骨髓质的纤维-骨性病变，最常见的是散发性累及单一部位，称为单骨性纤维结构不良（80%～85%），或为多部位的（多骨性纤维结构不良）。源于原始骨到成熟板层骨正常重建过程中的发育障碍，伴有发育不良的纤维组织内所产生的未成熟骨小梁。发病年龄为 1～76 年；75% 发生于 30 岁之前，单骨性纤维结构不良的中位年龄 21 岁；多骨性纤维结构不良的平均年龄和中位数年龄在 8～17 岁，大多数病例在 3～20 岁的患者中确诊。纤维结构不良通常累及长骨和颅骨，很少累及椎骨及骶骨，可导致椎管和神经孔狭窄

表 1.9(续)　累及骶骨的病变

病变	影像学表现	点评
含气囊肿 （**图 1. 336**，亦见**图 1. 225**）	**MRI**：骶骨内局灶性的、由气体形成的无信号区 **CT**：骶骨内局灶性的含气体区，±菲薄的硬化边缘	不常见的、良性的、充满气体的骨内病变，发生于骶髂关节附近，且很少位于椎体内。可源于伴有真空现象的退行性椎间盘通过椎体终板延伸而来，或由退行性小关节面剥离产生的氮气所引起。其大小可变或不可变和/或逐渐由液体或肉芽组织所填充

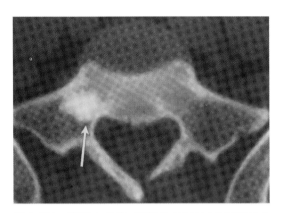

图 1.334　骶骨内骨瘤，横断面 CT 显示为髓质骨内的局灶性、不透射线、卵圆形灶（↑），其密度类似骨皮质

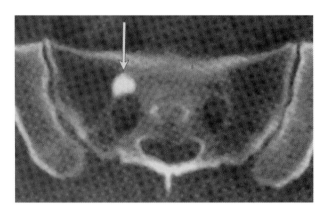

图 1.335　横断面 CT 显示骶骨内的小骨岛（↑），其密度类似骨皮质

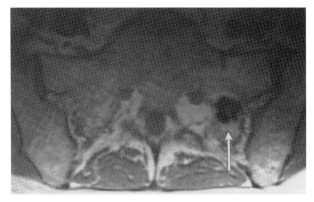

图 1.336　横断面 T1WI 显示骶骨内的小骨气囊呈低信号（↑）

表 1.9(续) 累及骶骨的病变

病变	影像学表现	点评
神经根鞘囊肿/Tarlov囊肿 （图 1.337）	**MRI:** 累及神经根鞘且边界清晰的囊肿，MRI信号与CSF类似，伴有邻近骨结构的慢性侵蚀性改变。骶椎（±骶孔的扩大）＞腰椎的神经根鞘。通常直径为15~20 mm，但可以更大 **CT:** CSF密度的局限性病灶，±邻近骨的侵蚀	发生于神经根的神经束膜和神经内膜之间、充满CSF的囊样扩张。最常累及骶神经根，但可以发生在脊椎任一平面。通常是无症状的，偶然在MRI和CT检查中发现的占4.6%
脊索残留/良性脊索细胞瘤 （图 1.338）	**MRI:** 骶骨内的局灶性或多灶性区，T1WI上呈低-中间信号，T2WI和脂肪抑制T2WI上呈高信号，通常无强化 **CT:** 通常没有任何表现；肿瘤有时会表现为局灶性透射线性异常	在妊娠第五周，脊索为枕骨底部、上颈椎体部和骶骨所包裹。脊索正常退化的缺失，导致骨内空泡细胞的良性聚集。肿瘤的大小通常是稳定的

外伤

病变	影像学表现	点评
创伤相关与骨质疏松/骨质不足性骨折 （图 1.339 和图 1.340）	**MRI:** 急性/亚急性骨折可见锐利成角的骨皮质边缘，骨髓信号近乎完全或完全异常（通常在T1WI上呈低信号，T2WI和脂肪抑制T2WI上呈高信号）。骨折后早期可见强化，骨折的终板皮质边缘没有破坏性改变，±压缩的骶骨节段向外凸的成角样形态，骨碎片向后进入骶管，±骨折畸形导致的骶管受压，±半脱位，±硬膜外血肿，±后部结构的受累骨髓在T2WI和脂肪抑制T2WI上的高信号。慢性愈合期的骨折通常呈正常或接近正常的信号。偶尔，持续性的骨髓信号异常源于不稳定性和异常的轴向负荷 **CT:** 急性/亚急性骨折可见锐利成角的骨皮质边缘，骨折的终板皮质边缘没有破坏性改变，±压缩骶骨节段向外凸的成角样形态，±骨碎片向后进入骶管，±半脱位	骶骨骨折可由正常骨密度患者的外伤所引起。骨质减少患者的骨折阈值降低，与类固醇、化疗、放疗、骨质疏松、骨质软化、代谢（钙/磷）障碍、维生素缺乏、Paget病和遗传性疾病（成骨不全等）有关
病理性/肿瘤相关性骨折 （图 1.203）	**MRI:** 骶骨的受累部分呈近乎完全或完全异常的骨髓信号（通常是在T1WI上呈低信号，在T2WI和脂肪抑制T2WI上呈高信号，偶尔在T2WI上的低信号源于伴有硬化反应的转移瘤）。病变通常有强化，±皮质边缘的破坏性改变，±压缩骶骨节段外凸的弓形形状，±骶旁肿块病灶，±其他无骨折的骨内球形或弥漫性信号异常 **CT:** 与透射线性和/或硬化性骨病变有关的骨折，±皮质边缘的破坏性改变，±压缩骶骨节段弓形外凸，±骶旁肿块病灶，±其他无压缩骶骨和/或可见低位椎体内球形或边界模糊的病灶	当骶骨的骨小梁被转移性骨内病变或原发性骨肿瘤破坏时，骨折的阈值就会降低

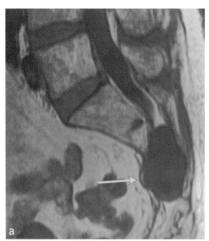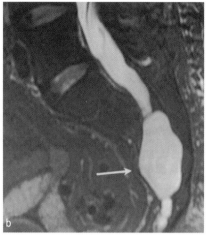

图 1.337 （a）矢状面 T1WI 显示低信号的 Tarlov 囊肿，并侵蚀邻近骨（↑）；(b)囊肿在矢状面脂肪抑制 T2WI 上呈高信号（↑）

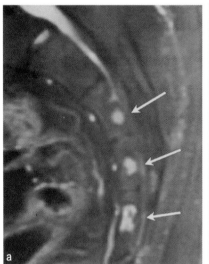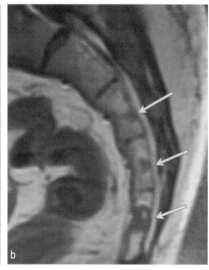

图 1.338 54 岁男性，矢状面脂肪抑制 T2WI(a)显示骶骨内多发、小的、良性脊索细胞肿瘤呈高信号（↑），矢状面 T1WI(b)上呈对应的低-中等信号（↑）

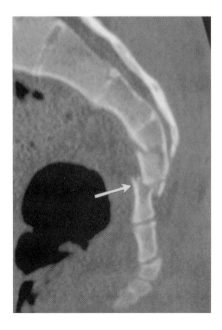

图 1.339 矢状面 CT 显示骶骨的粉碎性创伤性骨折（↑）

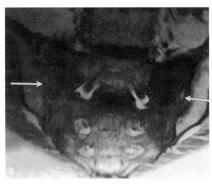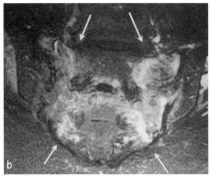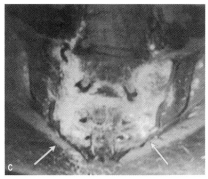

图 1.340 85 岁女性,双侧骶骨不全性骨折,边界模糊的异常骨髓信号区,包括冠状面 T1WI(a)上的低信号(↑)和脂肪抑制 T2WI(b)上的高信号(↑)以及冠状面脂肪抑制 T1WI(c)上对应的强化(↑),脂肪抑制 T2WI 上低信号的匍行、菲薄、曲线样带也可见于骨折部位(b)

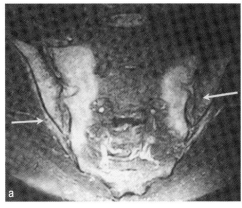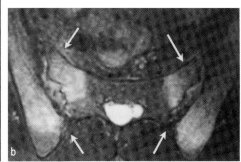

图 1.341 35 岁女性,强直性脊柱炎伴有双侧骶髂关节炎,冠状面(a)和横断面(b)脂肪抑制 T2WI 上表现为边界模糊的骨髓高信号区(↑),骶髂关节也可见异常高信号

表 1.9(续) 累及骶骨的病变

病变	影像学表现	点评
炎症		
强直性脊柱炎 (图 1.341)	**MRI:**T2WI 上的高信号和强化的区域可见于椎体角("亮角征")、骶髂关节和其他骨髓内的活动性炎症部位。炎症活动期可见骶髂关节内 T2WI 上的异常高信号和强化。炎症的进展导致骶髂关节的骨质疏松和侵蚀,± T2WI 高信号和强化见于关节囊(关节囊炎)或附着点(肌腱止点炎) **CT:**骶髂关节的软骨下矿质丢失和侵蚀(在髂骨比在骶骨更明显,因为软骨较薄),±局灶性或弥漫性软骨下硬化,±最终使骶髂关节和椎体小关节融合。骨折风险增加	慢性、渐进性、自身免疫性炎性疾病,累及脊柱和骶髂关节。在 90% 的病例中与 HLA - B27 抗原有关,患者在 20～30 岁时发病,且男性:女性为3:1。炎症发生于附着点(韧带、肌腱、关节囊与骨连接的部位)
其他血清反应阴性的脊柱炎 (图 1.342)	**MRI:**不对称或对称的边界模糊区,在 T2WI 和脂肪抑制 T2WI 上呈高信号并有相应的强化,位于邻近骶髂关节的髂骨和骶骨软骨下骨髓内 **CT:**骶髂关节软骨下矿质丢失和侵蚀(髂骨比骶骨更明显),±局灶性或弥漫性软骨下硬化,±最终使骶髂关节和椎体小关节融合(关节强直)	一组慢性炎性风湿性疾病,可累及脊柱和骶髂关节,包括强直性脊柱炎、反应性关节炎、银屑病关节炎、溃疡性结肠炎和克罗恩病。炎症性肠病患者骶髂关节炎的患病率为 17%,且单侧为 55%,双侧为 45%

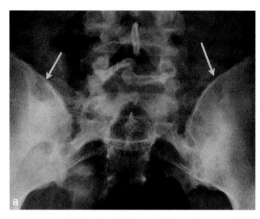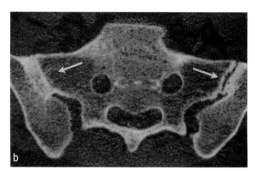

图 1.342 炎症性肠病患者,AP 位 X 线片**(a)**和横断面 CT**(b)**表现为骶髂关节炎引起的慢性改变,右侧骶髂关节的关节强直,左侧骶髂关节狭窄伴有软骨下硬化(↑)

表 1.9(续) 累及骶骨的病变

病变	影像学表现	点评
类风湿关节炎 **(图 1.229)**	**MRI:**附件和轴向滑膜关节皮质终板的侵蚀,包括骶髂关节。不规则、增大、强化的滑膜(血管翳)伴有活动性炎症时,在 T1WI 上呈低-中等信号,在 T2WI 上呈中等-高信号,伴有骶髂关节的侵蚀,±最终的关节强直 **CT:**骨皮质边缘的侵蚀,±关节强直	病因未知的慢性多系统疾病,是一种对称分布、累及附件和中轴骨滑膜关节的持续性炎性滑膜炎。滑膜细胞肥大和增生伴发新生血管形成、血栓形成和水肿,伴有 B 细胞、产生抗体的浆细胞(类风湿因子和多克隆免疫球蛋白)和血管周围单核 T 细胞(CD4$^+$,CD8$^+$)的聚集。T 细胞产生白细胞介素 1、6、7 和 10,以及干扰素 γ、G－CSF 和肿瘤坏死因子 α。这些细胞因子和趋化因子是类风湿关节炎相关炎性滑膜病理学因素,可导致进行性软骨和骨质破坏,引起关节功能紊乱。影响 1% 的世界人口,80% 的成年患者年龄 35～50 岁。最常见的炎性滑膜炎引起软骨、韧带和骨质的破坏/侵蚀性改变。炎性脊膜炎和骶髂关节炎分别发生于 17% 和 2% 的类风湿关节炎患者中
郎格汉斯细胞组织细胞增生症/嗜酸性肉芽肿 **(图 1.230)**	**MRI:**椎体髓内的单发或多发局灶性软组织病变,伴有局部骨质破坏/侵蚀并延伸至邻近软组织中。病变通常在 T1WI 上呈低-中等信号,在 T2WI 上呈混杂的中等-稍高信号,＋强化,±邻近硬膜的强化 **CT:**骨髓内的单发或多发局灶性透射线性病变,伴有局部骨质破坏/侵蚀并延伸至邻近软组织中。病变通常呈低-中等密度且可有强化,±邻近硬膜的强化。病变的进展可引起病理性骨折	网状内皮系统疾病,骨髓起源的树状朗格汉斯细胞以局部病灶或弥漫性方式浸润不同的器官。朗格汉斯细胞具有偏心的卵圆形或卷曲的细胞核位于白色至嗜酸性细胞质中。病变通常由朗格汉斯细胞、巨噬细胞、浆细胞和嗜酸性粒细胞组成。病变具有免疫活性的 S－100、CD1a、CD207、HLA－DR 和 β$_2$-微球蛋白。在 ＜15 岁儿童中的患病率为 2/10 万,只有 1/3 的病变发生于成人。局限性病灶(嗜酸性肉芽肿)可为单发或多发的。单发病变在男性中比女性更常见,且在＜20 岁的患者中更常见。骨髓质中组织细胞的增殖导致骨皮质的局限性破坏,并延伸至邻近的软组织。多发病变在＜2 岁儿童中与勒-雪病(Letterer-Siwe disease,淋巴结病和肝脾肿大)有关,在 5～10 岁儿童中与韩-雪-柯病(Hand-Schuller-Christian's disease,淋巴结病、突眼症和糖尿病)有关

表 1.9(续) 累及骶骨的病变

病变	影像学表现	点评
髂骨致密性骨炎 (图 1.343)	**MRI:**软骨下骨质硬化区通常在 T1WI 和 T2WI 上呈相应的低信号区。此外,在骨髓内亦可见脂肪抑制 T2WI 上小的轻微高信号不规则区域,以及轻度的不规则强化 **CT:**一侧或两侧骶髂关节的软骨下骨质硬化区	单侧或不对称或对称性双侧骨质硬化过程,位于骶髂关节附近(髂骨比骶骨更明显)和/或耻骨联合的软骨下骨髓内,通常发生于女性且常与怀孕有关。软骨下骨通常边界清晰,骶髂关节通常完整。这些表现可能会持续或逆转
感染		
骨髓炎 (图 1.344)	**MRI:** **骨髓炎**表现为骨髓内的边界模糊区,T1WI 呈低-中等信号,T2WI 和脂肪抑制 T2WI 呈高信号,伴有强化,±皮质边缘不规则的缺损(在 T1WI 和 T2WI 上线样低信号的缺失),+骶旁软组织的强化,±硬膜外和/或骶旁脓肿,表现为 T1WI 低信号、T2WI 高信号并围绕着 T1WI 上边缘环形强化的积液,±病理性骨折畸形 **化脓性关节炎**在骶髂关节内有 T2WI 高信号的液体,通常伴有邻近骨皮质的侵蚀和/或破坏,以及邻近骨髓内 T2WI 上的高信号且有强化,±脓肿高达 50% **CT:**边界模糊的透射线性区,累及骨髓和骨皮质,±邻近骶旁软组织内的液体积聚。骨髓内和骶旁软组织内的病灶可有强化,不同强化±硬膜外脓肿/骶旁脓肿,±病理性骨折,±骶管受压	可源于远处感染或静脉药物滥用的血源性来源(最常见);可为手术、外伤或糖尿病的并发症;或可由邻近软组织感染传播而来。革兰阳性菌(金黄色葡萄球菌、表皮葡萄球菌、链球菌等)占化脓性骨髓炎的 70%,革兰阴性菌(铜绿假单胞菌、大肠杆菌、变形杆菌等)占 30%。真菌性骨髓炎可与化脓性感染表现类似。硬膜外脓肿可由炎性蜂窝织炎的硬膜外肿物演变而来,可由骶旁炎性脓肿或椎体骨髓炎/椎间盘炎延伸而来。可能与手术并发症、硬膜外麻醉、糖尿病或免疫功能低下有关。化脓性骶髂关节炎是一种罕见的感染,仅占脓毒性关节炎病例的 2%

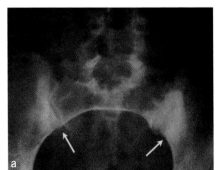
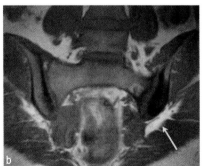
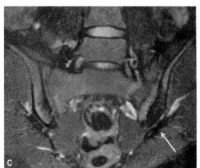
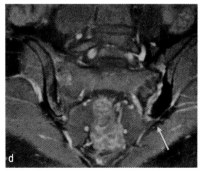

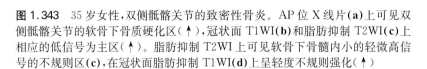

图 1.343 35 岁女性,双侧骶髂关节的致密性骨炎。AP 位 X 线片(**a**)上可见双侧骶髂关节的软骨下骨质硬化区(↑),冠状面 T1WI(**b**)和脂肪抑制 T2WI(**c**)上相应的低信号为主区(↑)。脂肪抑制 T2WI 上可见软骨下骨髓内小的轻微高信号的不规则区(**c**),在冠状面脂肪抑制 T1WI(**d**)上呈轻度不规则强化(↑)

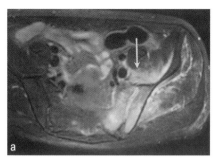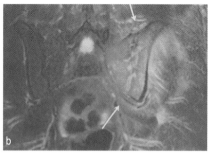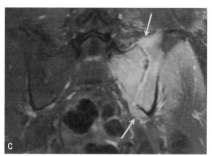

图 1.344 29 岁男性,化脓性骨髓炎,横断面**(a)**和冠状面脂肪抑制 T2WI**(b)**显示左侧骶髂关节、骶骨髓内和左侧髂骨以及邻近骨外软组织内边界模糊的异常高信号(↑),冠状面脂肪抑制 T1WI**(c)**上可见相应的异常强化(↑)

表 1.9(续) 累及骶骨的病变

病变	影像学表现	点评
结核性脊椎炎 (见**图 1.250**)	**MRI:**骨髓内的边界模糊区,T1WI 上呈低-中等信号,T2WI 和脂肪抑制 T2WI 上呈高信号,且有强化;±骶旁脓肿,其在 T2WI 上呈高信号且有周边环形强化;±皮质骨边缘的不规则缺损(T1WI 和 T2WI 上线性低信号的消失);±硬膜外脓肿(T2WI 上的高信号积液围绕着 T1WI 上周边环形强化);±病理性压缩变形;±骶管受压 **CT:**边界模糊的透射线性区,累及终板和软骨下骨,±邻近骶旁软组织内的液体积聚(硬膜外脓肿/骶旁脓肿);±病理性骨折,±骶管受压	最初累及骨髓,伴有沿着邻近软组织和前纵韧带处的骨外播散,常伴有骶旁和椎旁脓肿,这可能比骨异常更为明显
造血异常		
骨梗死 (**图 1.232**)	**MRI:**在缺血的早期,脂肪抑制(FS)T2WI 上可见骨髓内弥漫性边界模糊的高信号区。在骨梗死区内,T1WI 和 T2WI 上曲线样低信号代表骨髓内常见的纤维化区。除了上述发现外,还可见骨髓内 T1WI 上低信号、T2WI 和 FS T2WI 上高信号的不规则区域,代表水肿形成的液性区、缺血/梗死区,或可能出现的骨折。偶尔可见 T1WI 和 T2WI 上呈高信号的不规则区域,源于出血伴有纤维化和液性区。双边征(T2WI 上相邻的曲线样低信号和高信号带)经常可见于梗死的边缘,代表骨质吸收和愈合的边界。在注射对比剂后,可见由内部肉芽组织形成的不规则强化 **CT:**局灶性环形病灶或在髓质骨内边界模糊的密度增高区,通常无强化,±合并的骨折	骨梗死是累及骨小梁和骨髓的缺血性坏死区。可为特发性或由外伤、皮质类固醇治疗、化疗、放疗、阻塞性血管疾病、胶原血管疾病和其他自身免疫性疾病、代谢蓄积性疾病(戈谢症等)、镰状细胞病、地中海贫血、高压事件/潜水病、怀孕、酗酒、胰腺炎、感染和淋巴增殖性疾病所引起。骨坏死在黄骨髓中比红骨髓中更常见
先天性异常		
尾部退化综合征 (**图 1.41**,**图 1.42** 和**图 1.345**)	骶骨/尾骨的部分或完全性发育不全,±累及下段胸腰椎。对称性骶骨发育不全>腰椎发育不全>腰椎发育不全伴髂骨融合>单侧骶骨发育不全。最低正常椎体水平以下的硬脊膜和椎管显著狭窄,±脊髓脊膜膨出、脊髓纵裂、脊髓栓系、终丝增厚和脂肪瘤	与椎管形成和退化分化失败有关的先天畸形,导致部分骶骨发育不全和/或远端胸腰部发育不全,±伴发其他异常,如肛门闭锁、肛门直肠闭锁/狭窄、生殖器畸形和肾发育不良。轻型可无临床相关性。其他类型可有或没有远端肌无力,瘫痪,下肢发育不全,感觉缺陷,括约肌松弛,或神经源性膀胱

表 1.9(续) 累及骶骨的病变

病变	影像学表现	点评
分节异常 （**图 1.345**）	**半椎体或半骶骨段**：楔形的椎体或骶骨段，±相邻椎体或骶骨段向半椎体或受累骶骨段缩短侧变形 **蝴蝶椎或骶骨段**：成对的半椎体或半骶骨段的高度压缩，位于椎体或骶骨段的正中矢状部位，±相邻椎体或骶骨段向正中矢状压缩部变形	因胚胎发育异常而引起的分节异常，累及椎体或骶骨段的软骨化或骨化中心。中线旁软骨化中心的异常可致无法融合，导致椎体或骶骨段一侧骨化中心的形成失败。在异常胚胎发育中，椎体或骶骨段的每一侧都有永存的分离骨化中心，导致蝴蝶椎或骶骨段（融合失败）
发育异常		
硬膜扩张 （**图 1. 45** 和 **图 1.46**）	**MRI**：硬膜扩张的表现包括由含脑脊液的扩张硬膜引起邻近椎体和/或骶骨的侵蚀，±前侧或外侧脊膜膨出 **CT**：硬膜扩张常表现为椎体和/或骶骨段的背侧扇形变，椎间孔和骶孔神经鞘的扩张以及外侧脊膜膨出	可由神经纤维瘤病Ⅰ型或马方综合征所致
脊膜膨出 （**图 1.346**）	脑脊液和脊膜通过椎骨背侧缺损的突出，可由手术椎板切除术或先天性畸形所引起。骶骨脊膜膨出也可通过骶骨缺损向前延伸	获得性脊膜膨出与先天性背侧闭合不全导致的脊膜膨出相比更为常见。骶前脊膜膨出可源于外伤或与间质发育不良（神经纤维瘤病Ⅰ型，马方综合征，尾部退化综合征）伴发

图 1.345 冠状面 T1WI 显示尾部退化，伴有下骶骨和尾骨缺失，以及 S1 水平的矢状裂隙（↑）

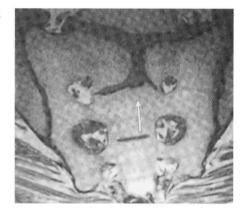

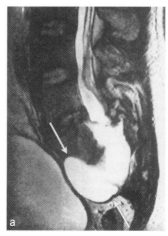

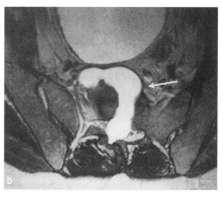

图 1.346 矢状面(**a**)和横断面(**b**)T2WI 显示骶前脊膜膨出（↑）